Kohlhammer

Die Autorin: Brinja Schmidt, M. A. Pädagogik und Musikwissenschaften, ist Krankenschwester mit langjähriger Erfahrung in der Intensivpflege und freiberuflich als Fachautorin tätig.

Brinja Schmidt

Burnout in der Pflege

Risikofaktoren – Hintergründe –
Selbsteinschätzung

2., erweiterte und überarbeitete Auflage

Verlag W. Kohlhammer

2., erweiterte und überarbeitete Auflage 2015

Alle Rechte vorbehalten
© W. Kohlhammer GmbH, Stuttgart
Gesamtherstellung: W. Kohlhammer GmbH, Stuttgart

Print:
ISBN 978-3-17-025767-2

E-Book-Formate:
pdf: ISBN 978-3-17-025768-9
epub: ISBN 978-3-17-025769-6
mobi: ISBN 978-3-17-025770-2

Für den Inhalt abgedruckter oder verlinkter Websites ist ausschließlich der jeweilige Betreiber verantwortlich. Die W. Kohlhammer GmbH hat keinen Einfluss auf die verknüpften Seiten und übernimmt hierfür keinerlei Haftung.

Inhalt

Zur leichteren Orientierung im Text

 Merke Information

 Fallbeispiel 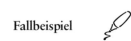 Übung

 Definition

Vorwort zur zweiten Auflage

Vor nunmehr zehn Jahren erschien die erste Auflage dieses Buches. Das Thema Burnout ist nach wie vor aktuell und auch von Fachzeitschriften sowie populärwissenschaftlichen Foren aufgegriffen worden. Nun ist es notwendig, dieses Buch zu aktualisieren. Viele der hier verwendeten Grundmodelle sind heute ebenso gültig wie vor zehn Jahren. An mancher Stelle sind allerdings neue Erkenntnisse hinzugekommen, und mein Erfahrungshorizont hat sich erweitert. Diese Erneuerungen fließen in die Überarbeitung ein.

Ziel ist es hierbei nicht, die allerneuesten quantitativen Studienergebnisse zu referieren, vielmehr werden neue Tendenzen in einem extra Kapitel, »Burnout: Neue Entwicklungen«, skizziert. In jedes weitere Kapitel fließen aktuelle Ergänzungen ein. In diesem Rahmen kommen z. B. Zeitmanagement, Validation, soziale Unterstützung und Konfliktlösung zur Sprache. Diese Aktualisierungen werden auch in den Fragestellungen zur Selbstreflexion aufgegriffen.

Neben pädagogischen Tätigkeiten arbeite ich selbst noch immer am Patientenbett in der Intensivkrankenpflege. So habe ich die Entwicklungen der letzten Jahre am Arbeitsplatz direkt miterlebt und weiß, wie es sich anfühlt, jahrelang pflegerisch tätig zu sein. Mir selbst hat die Erarbeitung und Anwendung des Konzeptes in diesem Buch sehr viel gegeben, in vielen zwischenmenschlichen Bereichen habe ich an Sicherheit gewonnen. Auch meine Kraftressourcen kann ich mir besser einteilen. Durch diese langjährige Selbsterfahrung bin ich weiterhin überzeugt von der Wirksamkeit meines Konzeptes der Selbstachtsamkeit und Selbstreflexion, und ich hoffe, dass meine Leser ebenso positive Erfahrungen machen.

Brinja Schmidt, Mai 2015

9

1 Editorial

Das zentrale Problem vieler Mitarbeiter in helfenden Berufen ist es, eine Balance zwischen mitfühlendem Verstehen einerseits und dem Bedürfnis sich selbst zu schützen andererseits herzustellen. Ist diese Balance gestört, kann das Burnout-Syndrom entstehen. Die große Häufigkeit, mit der es bei Mitarbeitern sozialer Berufe auftritt, zeugt von der Präsenz eines Problems, für das es im Arbeitsalltag wenig Hilfestellungen gibt. Mit diesem Buch möchte ich dazu beitragen, dieses Defizit auszugleichen.

Die eine Seite der Pflegeberufe ist die Lebendigkeit im Umgang mit Menschen, die mich immer wieder in meinem Beruf bestärken. Hierdurch kann das Selbstwertgefühl gefestigt werden, da es angenehm ist, die eigene Kompetenz im pflegerischen Bereich zu spüren. Bei Heilungserfolgen bin ich glücklich, am Genesungsverlauf positiv mitgewirkt zu haben oder einen Menschen begleitet und nach Kräften unterstützt zu haben. Manchmal fühle ich mich durch die entstandene menschliche Nähe bestätigt und erfreut.

Die andere Seite der Pflegeberufe ist die Konfrontation mit traurigen und belastenden Situationen. Ich erlebte bei der Arbeit immer wieder schwierige Situationen, an die ich noch lange Zeit hinterher denken musste. So machen mich menschliche Schicksale manchmal im wahrsten Sinne des Wortes sprachlos. Besonders bei Menschen, deren Lebensumstände sich durch einen Unfall, eine Erkrankung oder emotionale Belastungen extrem ändern (z. B. Querschnittslähmung, Gehirnverletzungen, chronische Atemwegserkrankungen, degenerative Alterungsprozesse, Desorientiertheit und Verwirrungszustände, Panikattacken usw.), stehe ich am Bett, und alles, was ich sagen will, kommt mir plötzlich unwichtig und belanglos vor. Bei anderen Menschen, die beispielsweise auf ihre Situation mit Aggressivität reagieren, fühle ich mich persönlich getroffen und in meiner Hilfsbereitschaft verletzt, obwohl ich eigentlich weiß, dass ihr Verhalten nicht von mir ausgelöst wurde oder nicht gegen mich persönlich gerichtet ist. Sind meine Erfahrungen auch aus dem speziellen Feld der Intensivpflege, so glaube ich, dass sie auf alle Bereiche der Pflege (stationäre Krankenpflege, häusliche Krankenpflege, stationäre Altenpflege, häusliche Altenpflege) zu übertragen sind. Denn in allen Bereichen begegnet man hilfsbedürftigen Menschen, die mit einer schwierigen Lebenssituation fertig werden müssen. Eigentlich wäre es sehr wichtig, der Konfliktbewältigung schon in der Ausbildung dieser Berufe eine angemessene Unterrichtszeit einzuräumen, damit Auszubildende gar nicht erst unter den neuen Belastungen leiden müssen, sondern über ein gewisses Potenzial an Bewältigungsstrategien verfügen, das im Laufe der Berufstätigkeit weiter ausgebaut werden kann.

Während der Jahre meiner Berufstätigkeit war ich häufig zwischen diesen beiden Polen, dem positiven und dem negativen, hin- und hergerissen. Meine Gefühle wechselten von starkem Idealismus während meiner dreijährigen Ausbildung zur Krankenschwester und der ersten Berufsjahre zu innerer Ermüdung und Lustlosigkeit nach ungefähr zehn Berufsjahren. Das führte dazu, dass ich mich zuerst entschloss, meine Stundenzahl zu reduzieren und später dann ein Hochschulstudium der Pädagogik und Musikwissenschaften begann.

In den ersten Semestern des Studiums verrichtete ich die Arbeit als Krankenschwester in der Intensivkrankenpflege routinemäßig und ohne viel über die Problematik des Berufes nachzudenken, da andere Studieninhalte meine Aufmerksamkeit in Anspruch nahmen. Die Beschäftigung mit studienbezogenen Themen eignete sich oft gut dazu, belastende zwischenmenschliche Situationen im Arbeitsalltag schnell zu vergessen.

Ich war lange Zeit der Meinung, dass die Unsicherheiten, die ich in einigen zwischenmenschlichen und emotionalen Situationen immer wieder verspürte, auf mangelnde Berufserfahrung zurückzuführen sind. Inzwischen ist mir aber klar geworden, dass ein Mangel an Ausbildung, bezogen auf diese speziellen Situationen in der Pflege, dafür verantwortlich ist.

Der Abschluss meiner Ausbildung lag bei der Neuerscheinung des Buches 14 Jahre zurück, und damals waren es zwölf Jahre, die ich in der Intensivkrankenpflege tätig war. Zu dem Zeitpunkt musste ich erkennen, dass ich in der ganzen Zeit kaum eine Möglichkeit fand, mich zur Thematik der Gesprächsführung mit Patienten und hinsichtlich des Umgangs mit den eigenen Gefühlen gegenüber Patienten weiterzubilden. Die stationsinternen und innerbetrieblichen Fortbildungsangebote haben häufig Inhalte, die sich auf medizinische, gerätetechnische oder körperpflegerische Aspekte beschränken.

Als mir das Defizit bewusst wurde, suchte ich nach einer Möglichkeit, mein Studium mit meinem Arbeitsalltag zu verknüpfen. Angeregt durch viele Situationen, in denen tragische Geschehen in der Intensivkrankenpflege mich belasten und intensive Kontakte zu Patienten mich bereichern, kam mir die Idee, mich der Problematik des Umganges mit belastenden Situationen im Pflegealltag in meiner Examensarbeit anzunehmen. Ich war selbst überrascht, wie sehr mich die Arbeit an diesem Projekt fesselte und Gefühle in mir weckte, die ich bis dahin noch nie wahrgenommen hatte. Erst durch die Beschäftigung mit diesem Thema und der damit verbundenen Selbstreflexion wurde mir klar, welche Situationen ich mit Patienten als besonders belastend empfinde und welche als unbeschwert. Meine eigenen Reaktionsmuster in solchen Situationen hatte ich mir ebenfalls nur sehr selten bewusst gemacht. Gleichzeitig stellte ich aber auch fest, dass gerade die Wahrnehmung solcher Gefühle und Verhaltensstrukturen eine wichtige Voraussetzung dafür ist, das eigene Verhalten zu verändern. Indem ich die Pflegesituationen bewusst gestalte oder mich in belastenden Situationen rechtzeitig distanzieren kann, kann ich meine Kraft besser einteilen.

Die Struktur der zwischenmenschlichen Beziehungen zwischen dem Pflegepersonal, den Patienten/Betreuten und deren Angehörigen ist sehr komplex und verläuft selten nach Mustern, die im alltäglichen Leben erlernt werden. Patienten und Angehörige befinden sich meistens in einem Zustand außergewöhnlicher psychischer und körperlicher Beanspruchung. Diese Beanspruchung schlägt sich auf die allgemeine Kommunikationsfähigkeit nieder, was sich dann auch auf das Pflegepersonal auswirkt. Ebenso wird das Personal sehr häufig mit extremen Gefühlslagen von Patienten und Angehörigen konfrontiert, wie Trauer, Niedergeschlagenheit, Angst und Aggressivität.

Durch verschiedene Aspekte des Pädagogikstudiums auf die Problematik der zwischenmenschlichen Interaktion aufmerksam geworden, bemerkte ich in vielen Situationen des Arbeitsalltages, dass es bei der Verständigung und bei der Zusammenarbeit mit Kollegen, Patienten und Betreuten zu Problemen kommt, bei denen viel Kraft verloren geht. An mir selbst und an meinen Kollegen konnte ich Verhaltensmuster erkennen, die von vorbehaltlosem Mitleid über Berufsmüdigkeit bis zu Gefühlskälte und Zynismus reichen. Auf der Suche nach Möglichkeiten zur Bewältigung dieser alltäglichen Gefühlsschwankungen fand ich wiederum wenig Hilfe.

Bei Weiterbildungen wird dieser Aspekt nur selten aufgegriffen, und zusätzlich ist es im Schichtdienst schwierig, an regelmäßigen Veranstaltungen teilzunehmen. Supervisionsgruppen finden oftmals stationsintern statt. Dabei wird häufig nicht bedacht, dass es Überwindung kostet, vor seinen Kollegen die eigenen Empfindungen auszubreiten und zu benennen, gerade dann, wenn es Probleme im Kollegium gibt. In der Literatur gibt es zwar etliche Bücher, die die Problematik des Burnout-Syndroms aufgreifen, aber nur wenige gehen über rein theoretische Erläuterungen hinaus. Daher habe ich mich dazu entschlossen, diese Weiterbildung in Form eines »Arbeitsbuches« anzubieten, in dem theoretische Abschnitte durch praktische ergänzt werden. Das hat den Vorteil, dass sich jeder erst einmal intensiv mit sich selbst beschäftigt und sich über seine eigenen Verhaltensmuster klar werden kann. Weiterhin kann das Arbeitstempo selbst bestimmt werden. Die Aufgabenstellungen können mit größter Offenheit bearbeitet werden, da es niemanden gibt, dem man Rechenschaft schuldet. Auch ungünstige Arbeitszeiten wirken sich auf die Arbeit mit diesem Buch nicht negativ aus, es kann jederzeit zur Hand genommen werden.

Um die Lesbarkeit meiner Texte zu verbessern, werde ich im Laufe dieses Buches von Krankenschwestern, Pflegern, Betreuern, Altenpflegern usw. sprechen. Da es ungünstig ist, in Form von Aufzählungen immer alle angesprochenen Berufsgruppen zu erwähnen, sollten sich alle in Pflegeberufen tätigen Personen beiderlei Geschlechtes gleichermaßen angesprochen fühlen. Ebenso werde ich bei kranken und pflegebedürftigen Menschen von Patienten, Betreuten, Hilfsbedürftigen bzw. von (Heim-)Bewohnern sprechen. Da viele der behandelten Sachverhalte auf alle Pflegeberufe zutreffen, werden im Zweifelsfall immer alle dieser o. g. Personen gemeint sein.

Bei der Literaturrecherche fiel mir auf, dass es im Pflegebereich eine Reihe von Büchern gibt, die ganz klare Verhaltensrichtlinien vorschlagen.

Das Verhalten, das für den einen hilfreich ist, muss für den anderen durchaus nicht vorteilhaft sein. Angeregt durch zahlreiche negative Beispiele aus der Literatur wurde mir klar, dass die Aufstellung von Verhaltensmaßregeln, wie sie dem Kranken- und Altenpflegepersonal oft nahe gelegt werden, nicht zu dem gewünschten Erfolg führen würde. Wenn es so einfach wäre, diesen Verhaltens- und Empfindensvorschlägen nachzugehen, gäbe es viele Probleme (z. B. Burnout-Syndrom, Gewalt in der Pflege, Kommunikationsschwierigkeiten) nicht. Die Frage ist eher, warum es den Pflegenden manchmal nicht möglich ist, den Patienten/Betreuten auch psychisch zu unterstützen, obwohl bekannt ist, dass Helfer empathisch, verständnisvoll, gesprächsbereit, freundlich usw. sein sollten. Ich habe aus diesem Grund nach anderen Möglichkeiten gesucht, diesen Problemen zu begegnen, nämlich nach Hilfestellungen, seine eigene Haltung zu finden und seinen persönlichen Lösungsweg selbst zu gestalten.

Aus dieser Erkenntnis entstand das Konzept dieses Buches: eine Form zu bieten, aus der jeder Lesende seinen individuellen Gewinn und Anregungen zur persönlichen Entwicklung ziehen kann.

2   Aufbau und Anwendung dieses Buches

Dieses Buch bietet theoretisches Wissen und praktische Unterstützung zur Bewältigung emotionaler Belastungen in Pflegeberufen. Da es in diesen Berufen in verschiedensten Bereichen zu Problemen kommen kann, bei denen unnötig viel Kraft ungünstig eingesetzt wird, werden in den einzelnen Kapiteln verschiedene Themenbereiche behandelt. Dachte man früher, dass es verstärkt die sozialen Berufe sind, in denen die Burnout-Symptomatik auftaucht, so weiß man heute, dass Burnout eigentlich in allen erdenklichen Berufsfeldern auftreten kann. Daher wäre es hilfreich, sich die Anforderungsspektren jeweils genauer anzusehen. In Pflegeberufen liegt der Schluss nahe, dass ein Zusammenhang von Burnout mit dem menschlichen Miteinander besteht. Daher habe ich viele Themen eingebracht, die sich auf problematische Situationen im zwischenmenschlichen Bereich beziehen.

Gegenstand und methodisches Vorgehen

Die Kapitel sind jeweils so aufgebaut, dass sich der theoretischen Abhandlung eines Themengebietes ein Arbeitsteil anschließt. Dieser dient der Selbstreflexion und der Umsetzung von vorgestellten Anregungen in die Praxis. Wie mit den Praxisteilen umgegangen werden soll, erfahren Sie in Kapitel 3, das sich mit der Persönlichkeitsentwicklung beschäftigt.

In diesem Kapitel wird dargestellt, dass Lernprozesse und Entwicklung nicht mit dem Erwachsensein aufhören. Der Begriff des »lebenslangen Lernens« wird aufgegriffen, um Entwicklungsprozesse zu illustrieren. Es werden Bereiche abgesteckt, in denen Persönlichkeitsentwicklung stattfinden kann, sowie Möglichkeiten aufgezeigt, anhand derer man Entwicklungen erfassen kann.

Kapitel 3: Persönlichkeitsentwicklung

Dieser theoretische Teil des Buches ist wichtig, um eine ungefähre Vorstellung von dem zu bekommen, was unsere jeweilige Persönlichkeit ausmacht. Dann kann man das Konzept dieses Buches besser verstehen und großen Nutzen daraus ziehen.

Es basiert darauf, dass persönliche Lernprozesse durch Selbstreflexion und Selbstwahrnehmung unterstützt werden können. So bekommt man auf individueller Ebene die Möglichkeit, etwas zu verändern, wenn die äußeren Gegebenheiten starr und unveränderbar sind und man das Gefühl hat, sich in einer Sackgasse zu befinden.

Darüber hinaus befasst sich dieses Kapitel mit der Bewältigung von krisenhaften Erlebnissen und deren Potenzial, Veränderungen zu verursachen. Es dient dazu, die Notwendigkeit der Bearbeitung der Aufgaben in den folgenden Kapiteln verständlich zu machen und zu unterstreichen. Die Ausführlichkeit, mit der dieser Themenkomplex theoretisch abgehandelt wird, soll eine Ahnung davon vermitteln, in welchen Bereichen die eigene Entwicklung stattfinden kann. Es soll deutlich werden, dass diese Entwicklung kein passiver Vorgang ist, sondern dass man ihn selbst unterstützen kann. Durch die eigene Aktivität lernt man, auch mit schwierigen Anforderungen des Lebens besser umzugehen.

Kapitel 4: Das Burnout-Syndrom: Grundlagen

Im 4. Kapitel wird das Burnout-Syndrom näher untersucht. Es wird erläutert, was Burnout eigentlich ist, wie es dazu kommt, und wie dieses Phänomen verläuft. Es werden Risikofaktoren beschrieben, die das Burnout-Syndrom begünstigen. Weiterhin werden zahlreiche Symptome aufgezeigt, anhand derer man Burnout-Tendenzen erkennen kann. Es werden Möglichkeiten der Vorbeugung und Begegnung mit Burnout theoretisch aufgezeigt. Daran schließt sich ein praktischer Arbeitsteil an, der helfen soll, die theoretischen Möglichkeiten umzusetzen und zu vertiefen.

Kapitel 5: Burnout: Neue Entwicklungen

Hier werden die neuen Entwicklungen der letzten Jahre, die sich um den Begriff »Burnout« ergeben haben, aufgegriffen. Die Ergebnisse des »Stressreport 2012«, eine Erhebung der Bundesanstalt für Arbeitsschutz und Arbeitsmedizin, werden referiert. Einige Aspekte werden kritisch hinterfragt. Positive wie negative gesellschaftliche Entwicklungen werden skizziert, und sich daraus ergebende Fragestellungen werden im Reflexionsteil aufgegriffen.

Kapitel 6: Stress

Im 6. Kapitel wird das Thema Stress behandelt. Stress ist eng mit der Burnout-Thematik verbunden, da alle übermäßigen Belastungen zu Burnout führen können. Das Stresserleben ist die psychische Bewertung von Situationen und deren körperliche Folgen. In diesem Kapitel werden verschiedene Stresskonzeptionen vorgestellt. Dabei werden die körperlich-hormonellen, die emotionalen und die verhaltensbezogenen Stressreaktionen umrissen. Stressreaktionen haben aber auch einen Sinn, der sich evolutionär erklären lässt, und sie bergen Chancen, Verhaltensmuster zu ändern oder weiterzuentwickeln.

Im Zusammenhang zum Thema Stressbewältigung floss in den letzten Jahren vermehrt der Begriff »Resilienz« in die Fachliteratur ein, darauf wird kurz eingegangen. Ebenso wird das Thema »Zeitmanagement« angeschnitten. Im praktischen Teil werden zahlreiche Strategien zur Stressbewältigung vorgestellt.

Kapitel 7: Bewältigungsstrategien von Patienten/ Betreuten

Im 7. Kapitel stehen die Bewältigungsstrategien von Patienten und Betreuten im Mittelpunkt. Pflegenden ist aus dem Arbeitsalltag bekannt, dass Menschen unterschiedlich auf Erkrankungen und körperliche Einschränkungen reagieren. Hier werden die verschiedenen Typologien beschrieben und charakterisiert. Weiterhin wird dargestellt, wie diese Verhaltensmuster entstehen. Im Arbeitsteil dieses Abschnitts soll herausgefunden werden, mit welchem Bewältigungsverhalten man besser bzw. schlechter umgehen kann.

Ein spezielles Bewältigungsverhalten in traumatischen Situationen ist die »Posttraumatische Belastungsstörung«. Dieses Verhalten wird ebenfalls näher untersucht und erklärt. Auch Helfende bleiben von traumatischen Situationen nicht unberührt. Im praktischen Teil können die Auswirkungen

16

auf das eigene Verhalten reflektiert werden, wodurch die Belastungen eine Entschärfung erfahren.

Es gibt immer Patienten, die als »besonders schwierig« im Umgang empfunden werden. Diesem Problem widmet sich ein eigener Abschnitt.

Das 8. Kapitel befasst sich mit dem großen Feld der Kommunikation. Es werden einige grundlegende Kommunikationsmodelle vorgestellt, ohne jedoch theoretisch zu sehr in die Tiefe zu gehen. Das Hauptanliegen dieses Kapitels ist es, praktische Tipps zur Gesprächsgestaltung zu liefern. Voraussetzung für eine bewusste Gesprächsführung ist die Fähigkeit, bei der Wahrnehmung von Informationen die Inhalte und die eigenen Interpretationen auseinander zu halten. Weiterhin wird der Umgang mit Konflikten erläutert, die Art und Weise, wie sich Spannungen auf unser Gesprächsverhalten auswirken, und Möglichkeiten aufgezeigt, diese Reaktionsschemata zu durchbrechen. Es wird die Kommunikationstechnik der »Validation« vorgestellt, die derzeit hauptsächlich in der Pflege von demenzkranken Patienten eingesetzt wird. Im praktischen Teil dieses Kapitels kann der Leser über sein eigenes Zuhör- und Sprechverhalten reflektieren und die Unterscheidung von Informationsgehalt und Interpretation üben.

Kapitel 8: Kommunikation

Im 9. Kapitel steht der Themenkomplex Mitleid – Einfühlsamkeit im Zentrum des Interesses. Neben neurophysiologischen Abläufen wird die Bedeutung der Begriffe hier hinterfragt. Was bedeutet es für den Arbeitsalltag, wenn Pflegende »mitleiden«, und warum wird es in vielen Fällen von unserem Berufsstand verlangt? Ebenso wird der Begriff »einfühlen« (Empathie) näher untersucht. Ist es möglich, sich in schwer kranke oder andere pflegebedürftige Menschen hineinzuversetzen, ohne selbst zu viel Kraft zu verlieren? Wie kann man diese Erfahrungen bewältigen? Beide Verhaltensweisen sind im Arbeitsalltag nur schwer zu unterscheiden. Die Begriffe Mitleid und Empathie bergen unterschiedliche Qualitäten. Im praktischen Teil kann anhand von Beispielen das eigene Verhalten erfahren und bewusst gemacht werden.

Kapitel 9: Mitleid/Einfühlsamkeit

Im 10. Kapitel wird auf den Umgang mit schwierigen Gefühlslagen näher eingegangen. Im Pflegealltag ist man häufig mit unangenehmen Stimmungen und Stimmungsschwankungen konfrontiert. Das Pflegepersonal muss diese Stimmungen auffangen und abschwächen, ohne selbst in den Strudel dieser Gefühle zu gelangen. Das ist oft sehr schwer. Am Beispiel von Ärger, Scham, Angst, Aggression, Niedergeschlagenheit und Trauer wird auf die Probleme dieser Emotionen eingegangen und Hinweise zum Schutz der eigenen Ressourcen gegeben. In den Arbeitsteilen soll herausgefunden werden, für welche Gefühlslagen Sie besonders empfänglich sind und welche Ihnen Probleme bereiten. Es kann geübt werden, Distanz aufzubauen, ohne auf unbewusste Abwehrmechanismen wie Zynismus oder Ignoranz zurückgreifen zu müssen.

Kapitel 10: Schwierige Gefühlslagen

Im 11. Kapitel werden verschiedene Aspekte der professionellen Beziehung zu Patienten und Betreuten aufgezeigt. Was verbirgt sich hinter dem Begriff »professionelle« Beziehung? Worin unterscheidet sie sich qualitativ von einer privaten Beziehung? Im Berufsleben sind diese Strukturen schwer zu differenzieren. Zunächst werden die Grenzen und Überschneidungen

Kapitel 11: Pflegebeziehung

zwischen diesen Bereichen theoretisch erörtert. Grundsätzliche Aspekte von Bündnissen, wie z. B. ausgesprochene und unausgesprochene Erwartungen, werden behandelt. Ziel ist es, in diesem Kapitel zu lernen, die Form der Beziehung zu Patienten und Betreuten selbst bewusst zu gestalten. So kann man lernen, Nähe zuzulassen, wenn man es für angemessen hält, und Distanz aufzubauen, wenn man Distanz braucht.

Kapitel 12: Beziehung zu Kollegen/Mobbing

Im letzten, dem 12. Kapitel geht es um Beziehungen zu Kollegen. So kraftspendend und bereichernd enge Beziehungen zu Kollegen sein können, so kraftraubend und gesundheitsschädigend können sich Konflikte am Arbeitsplatz auswirken. In diesem Kapitel werden verschiedene Beziehungsmuster wie Abhängigkeit, Macht, Sexualität und Einschmeicheln vorgestellt. Im Arbeitsteil kann reflektiert werden, wie man selbst in Konfliktsituationen reagiert und ob es gegebenenfalls Reaktions- und Beziehungsmuster gibt, die häufig wiederkehren. Sozialer Unterstützung ist ein eigener Abschnitt gewidmet.

Mobbing ist ein Problem, von dem viele Arbeitnehmer heutzutage betroffen sind. Mobbing raubt Kraft und Wohlbefinden, und zwar nicht nur die Kraft des Betroffenen, sondern es wirkt sich auf die gesamte Arbeitsatmosphäre aus. Wie es dazu kommt und wie man damit umgehen kann, ist ebenfalls Thema dieses Kapitels.

Ganze Teams können in den Zustand von Burnout geraten, dieses Thema und auch das Gebiet der Konfliktlösung bilden zwei Absätze dieses Kapitels. Abschließend wird die Ressource, die einem der Humor bieten kann, geschildert.

Kapitel 13

Zum Abschluss dieses Buches werden die wichtigsten Erfahrungen und Erkenntnisse, die im Laufe der Arbeit erworben wurden, zusammengefasst.

Christliche Grundhaltung

In unserer Gesellschaft war der christliche Glaube in den letzten Jahrhunderten, besonders für Pflegeberufe, sehr prägend. Daher beziehen sich einige Kapitel vor allem auf diese Tradition. Es ist mir wichtig anzumerken, dass es nicht in meiner Absicht liegt, Angehörige anderer Glaubensrichtungen, die hier nicht explizit erwähnt werden, auszugrenzen.

Allgemeine Hinweise

Ebenfalls möchte ich darauf hinweisen, dass dieses Buch das Resultat einer Forschungsarbeit ist, in der ich dieses Konzept entwickelt habe.

Die Auswahl der theoretischen Modelle, anhand derer ich Sachverhalte darstelle, erhebt nicht den Anspruch auf wissenschaftliche Vollständigkeit. Es gibt viele andere Forscher, die sich mit diesen Themen beschäftigen, hier aber nicht erwähnt werden. Auch die Erläuterung der verwendeten Modelle unterliegt meiner subjektiven Sichtweise. In vielen Fällen sind die Modelle wesentlich komplexer, als ich sie in diesem Buch darstellen konnte. Interessierte Leser finden am Ende jedes Kapitels Literaturhinweise, die einer Vertiefung der Themen dienen.

3 Persönlichkeitsentwicklung

3.1 Was bedeutet der Begriff »Persönlichkeitsentwicklung«?

Die menschliche Persönlichkeit ist ein umfassender Begriff dafür, was wir eigentlich sind. Ist bei Kindern die Entwicklung in vielen verschiedenen Bereichen leichter zu erfassen, weil sie im Kindes- und Jugendalter schneller verläuft und leichter zu erkennen ist, kann man Entwicklungen im Erwachsenenalter nicht mehr so leicht mitverfolgen. Daher wurde lange Zeit angenommen, dass die Entwicklung nach der Kindheit, Jugend und Pubertät abgeschlossen sei. Erwachsene wurden sozusagen als »fertige« Menschen angesehen.

Entwicklung bei Kindern/Erwachsenen

Heutzutage weiß man, dass dem nicht so ist, sondern dass auch erwachsene Menschen sich entwickeln. Ein gutes Beispiel dafür, dass dies auch schon immer so war, ist die in Sagen und Märchen häufig auftretende Figur der alten, weisen Frau bzw. des Mannes. In all diesen Geschichten steht das hohe Alter für zunehmende Lebenserfahrung. Die alten Menschen werden oft von Jüngeren aufgesucht, um Ratschläge zu bekommen. In unserer Gesellschaft haben ältere Menschen häufig diesen Status eingebüßt. Äußere Entwicklungen gehen rasant voran, als Beispiel mögen die Fortschritte in der Computertechnologie dienen. Mit diesen Entwicklungen Schritt zu halten ist schon für Erwachsene manchmal schwierig, die mit diesen Medien wenig Kontakt haben. Umso schwieriger ist es für ältere Menschen mitzuhalten. Dadurch kommt es, dass ihre Lebenserfahrung den Jüngeren in vielen Bereichen als nicht mehr zeitgemäß erscheint und nicht mehr gefragt ist. Was den Umgang mit Menschen und die sozialen Erfahrungen betrifft, kann man allerdings nicht von überholten Erfahrungen sprechen. Ein höheres Lebensalter bedeutet häufig auch heute noch eine große soziale Kompetenz.

Die Persönlichkeit entwickelt sich in unterschiedlichen Bereichen, die teilweise eng miteinander verknüpft sind. Geschwindigkeit und Form, in der sich Persönlichkeitsentwicklung vollzieht, ist in den einzelnen Feldern ganz unterschiedlich und von vielen äußeren (Umfeld, Lebensbedingungen) und inneren Faktoren (Wesenszüge, Gedanken, Emotionen) abhängig. Auch der Lebensweg (Biografie) spielt hierbei eine Rolle. Die folgenden Ausführungen sollen einen kleinen Überblick über verschiedene Entwicklungsfelder geben, denn erst, wenn man eine Vorstellung davon hat, was

Verschiedene Entwicklungsbereiche

Persönlichkeitsentwicklung eigentlich ist und was sie bewirken kann, kann man aus diesen Erkenntnissen für sich selbst Nutzen ziehen. Oft ist es einem gar nicht bewusst, in wie vielen Bereichen Entwicklung stattfindet und welches Potenzial ihr innewohnt. Entwicklung, darunter stellt man sich vielleicht Lebenserfahrung oder ein Konglomerat verschiedener Wesensmerkmale vor. Um in diese Vorstellungen etwas Klarheit zu bringen, ist den meiner Meinung nach wichtigsten Entwicklungsbereichen nun jeweils ein kleiner Absatz gewidmet.

Körperliche Entwicklung

Dieser Bereich der Entwicklung ist sehr anschaulich, da körperliche Veränderungen direkt erkennbar sind. Kinder wachsen und verändern ihre Proportionen. Im Erwachsenenalter sind Veränderungen z. B. während Schwangerschaften, bei Gewichtsverlust oder -zunahme feststellbar. Auch körperliche Alterungsprozesse gehören in diesen Bereich.

Entwicklung der Grob- und Feinmotorik

Die Koordinationsfähigkeit der Bewegungen entwickelt sich im Kindes- und Jugendalter, gut nachvollziehbar durch Beobachtungen von außen. Aber auch im Erwachsenenalter werden Bewegungsabläufe vervollkommnet. Die technische Perfektion und Ausdrucksfähigkeit von Berufsmusikern mag hierfür ein gutes Beispiel sein. Auch im handwerklichen Bereich, beim Handarbeiten oder im Sport kann man diese Entwicklung im Erwachsenenalter nachvollziehen.

Geistige Entwicklung

Reflex/Wiederholung   Der Pädagoge Jean Piaget (Piaget 1999) hat sich durch die Erforschung der Entwicklung des Denkens im Kindes- und Jugendalter ausgezeichnet und damit wichtige Grundlagen für seine Nachfolger gelegt, die die weitere Ausbildung dieses Bereiches mit fortschreitendem Lebensalter erforschen. Zunächst übt ein Säugling einfache Reflexmuster. Er saugt und bekommt Milch, er greift nach etwas und freut sich, wenn er irgendetwas zu fassen kriegt, er strampelt und bewegt sich, bis er sich zufällig auf den Bauch dreht usw.

Dann erkennt das Kind die Folgen seines Handelns und erprobt diese durch häufige Wiederholungen. Es übt die Bewegungen, die zum Umdrehen geführt haben bewusst, bis es das Umdrehen kann. Ein Beispiel aus dem späteren Alter ist das Türmchenbauen mit Holzklötzen und das anschließende Umstoßen desselben.

Daraufhin wird dieses Wissen um die Folgen des Handelns bewusst eingesetzt, um die gewünschten Folgen oder Reaktionen hervorzurufen, z. B. wird ein Ball einer Person aktiv zugespielt, damit diese ihn zurückspielt.

Oder es kommt zu Trotzanfällen, um die Eltern dazu zu bewegen, die Wünsche des Kindes zu befriedigen.

Auf der nächsten Ebene wird symbolisches Denken möglich. Ein Kind kann sich an Dinge erinnern, die nicht mehr vorhanden sind, z. B. an ein Polizeiauto, das es vor einiger Zeit gesehen hat. Vorher waren nur die Dinge vorhanden, die das Kind direkt sehen konnte. Mit dieser Erfahrung lässt die Trennungsangst der Kinder nach, da sie wissen, dass die Eltern noch vorhanden sind, auch wenn sie diese gerade nicht sehen können.

Symbolisches Denken

Anschauliches Denken ist der nächste Entwicklungsschritt. Nun können beobachtete Abläufe aus der Weltsicht eines Kindes erklärt werden. So machen sich Kinder häufig ihre eigenen Gedanken über das, was sie sehen. Ein Felsen befindet sich z. B. dort, wo er ist, weil er sich ausruhen möchte, oder die Sonne geht abends unter, weil sie müde ist. Auch Erwachsenen sind solche Erklärungsmuster bekannt.

Anschauliches Denken

Später werden Zahlenbegriffe, Zeit- und Raumkonzeptionen und Klassenbildungen (wie: Tauben sind Vögel, Vögel sind Tiere) möglich. Es wird erkannt, dass manche Sachverhalte umkehrbar sind und dass sich Handlungen in Gedanken zurückverfolgen lassen. Es wird gelernt, einfache, logische Vorgänge von Anfang bis zum Ende durchzuführen.

Weitere Entwicklungsschritte

Erst danach ist das Denken so weit entwickelt, dass Hypothesen aufgestellt werden können. In Diskussionen oder beim Theaterspielen können verschiedene Standpunkte eingenommen werden, die nicht der eigenen Überzeugung entsprechen müssen.

Vernetztes, vielperspektivisches Denken bildet sich im Erwachsenenalter mehr oder weniger aus. Die Fähigkeit zur geistigen Weiterentwicklung tragen wir alle in uns.

Selbstverständnis

Babys haben noch keine Vorstellung von sich selbst. Alles, was wahrgenommen wird, wird als Teil des eigenen Körpers angesehen. Dann erfahren sie, dass ihr Körper nicht mehr zu dem der Mutter gehört, sondern ein eigener ist.

Babys/Kleinkinder

Kleinkinder lernen, dass andere Menschen (zunächst wird diese Erfahrung in der Beziehung zu den Eltern gemacht) andere Gefühle und Bedürfnisse haben als sie selbst. Dabei stehen die eigenen Bedürfnisse zunächst im Mittelpunkt. In dieser Phase ist es noch nicht möglich, die verschiedenen Bedürfnisse verschiedener Menschen zu koordinieren.

Der nächste Schritt ist es, wahrzunehmen, dass andere Menschen auch andere Gedanken haben als sie selbst. So formt sich Schritt für Schritt die Vorstellung über das, was man eigentlich selbst ist. Das geschieht in Auseinandersetzung mit anderen Kindern und Bezugspersonen, wobei die eigenen Interessen im Mittelpunkt stehen.

Im Jugendalter besteht das Selbst aus vielen wechselseitigen Beziehungen zu Altersgenossen. Die anderen sind enorm wichtig, um sich selbst wahrzunehmen. Jugendliche existieren sozusagen durch die Nähe, Liebe

Jugendliche

und Anerkennung von anderen. Die Auseinandersetzung mit anderen ist in dieser Phase stark durch Gruppen- und Modeinteressen bestimmt.

Durch die zunehmende Fähigkeit über Beziehungen zu reflektieren werden eine Kontrolle und die Koordination verschiedener Beziehungen möglich – es entwickelt sich Eigenständigkeit. Erst wenn man seiner Selbst sicher ist, können grundsätzliche Anschauungen und Auffassungen gelebt werden, die einen zur Wahrnehmung und echter Akzeptanz anderer befähigen. In diesem Zusammenhang ist der Name Kegan (Kegan 1986, 2011) zu erwähnen, der diesen Bereich erforschte.

Erleben und Bewusstsein

Die Wahrnehmungen in diesem Bereich resultieren hauptsächlich daraus, inwieweit die Entwicklung des Selbst- und des Weltverständnisses ausgeprägt ist.

Welt der Bilder und Symbole

Kleine Kinder erleben ihre Umgebung häufig durch Bilder und Symbole. Die Welt ist voller Zauber und unerklärlicher Dinge. Daraus entsteht das Gefühl der Bedrohung, der Mystik und des Staunens.

Lustbefriedigung

In der weiteren Entwicklung wird die Welt als Instrument der eigenen Lustbefriedigung erlebt, was zu häufigen Auseinandersetzungen führt, da Kinder nur ihre eigenen Bedürfnisse sehen und befriedigen möchten.

Anerkennung von Regeln/Zielorientiertes Handeln

Später erweitert sich die Sichtweise. Regeln, Normen und Institutionen werden unhinterfragt anerkannt. So kommen z. B. Grundschulkinder der 1. oder 2. Klasse selten auf die Idee, die Schule schwänzen zu wollen. In dieser Phase werden vorhandene Rollenbilder (z. B. Mutter – Vater) übernommen. Normalerweise werden Regeln in der Schule oder im Sportverein anerkannt. All dies gibt den Kindern Sicherheit und kanalisiert ihre Angst vor Unberechenbarem. Die genannten Beispiele beziehen sich verallgemeinernd auf den Normalfall, liegen Verhaltens- oder Entwicklungsstörungen vor, verläuft diese Phase individuell anders.

Zielorientiertes, konkurrierendes Handeln folgt dieser Phase, bis die Fähigkeit erlangt wird, auf andere einzugehen und Toleranz zu zeigen. In dieser Periode kann auch Verletzlichkeit oder Orientierungslosigkeit Ausdruck des eigenen Erlebens sein, da Werte und Normen hinterfragt werden und keine Sicherheit mehr bieten.

Selbstbewusstsein

Erst später ist eine offene, wohlwollende Haltung gegenüber sich selbst und anderen möglich. In diesem Bereich sind die Namen Wilber (Wilber 2001, 2006), Damasio (Damasio 2002, 2013) und Fuhr (Fuhr & Gremmler-Fuhr 2000) zu nennen, durch deren Arbeit die Erforschung der menschlichen Bewusstseinsentwicklung Auftrieb erhielt.

Moralische Grundwerte und Verantwortungsgefühl

Moralisches Handeln von eigenen Bedürfnissen bestimmt

Der Soziologe Kohlberg (Kohlberg 1978, 2006) entwarf dieses Modell der Moralentwicklung. Zu Beginn der Entwicklungslinie steht der Kampf ums Überleben, wie er z. B. in Extremsituationen, im Kriegszustand oder in

Katastrophenfällen heute noch zu finden ist. Auch Babys haben viele Reflexe, die ihnen in ihrer Hilflosigkeit das Überleben erleichtern.

Später bestimmen Lust und Unlust sowie Angst vor Bestrafungen oder die Aussicht auf Belohnungen das moralische Handeln. Diese Phase steigert sich zu einer Entwicklungsstufe, in der mit aller Macht versucht wird, die eigenen Interessen durchzusetzen. Hierbei existieren noch keine Schuldgefühle. Erst danach kommt es zur wechselseitigen Fairness, es werden Verträge geschlossen (z. B. »Wenn du mir etwas abgibst, gebe ich dir auch etwas ab!«).

Im weiteren Verlauf der Entwicklung tritt der Wunsch auf, der Vorstellung von einem »guten Kind« zu entsprechen. Das ist die Grundlage, auf der dann Regeln und Gesetze anerkannt werden. Wird diese Anschauung ausgeweitet, wird eine Orientierung am Staatssystem möglich. In diesem Sinne wird auch die demokratische Gesetzgebung anerkannt. Ist die Moralentwicklung weit fortgeschritten, wird eine Orientierung am eigenen Gewissen und an universalen ethischen Prinzipien möglich. Dann werden Menschenrechte und Demokratie anerkannt, ohne dass man per Gesetz dazu verpflichtet werden muss. Nächstenliebe und Hilfsbereitschaft werden aus eigener Überzeugung gelebt, ohne dass unbedingt ein Glaubensgerüst dahinter stehen muss, dem man sich verpflichtet fühlt. Diese ethischen Prinzipien hat man verinnerlicht.

Orientierung an ethischen Prinzipien

Weltbild und Glaube

Der Theologe Fowler (Fowler 2000) beschrieb diese Dimension der Entwicklung bezüglich des christlichen Glaubens.

Am Anfang dieser Entwicklung empfindet das Kind sich selbst und die Welt als eins. Daraufhin werden verschiedene Lebewesen und Objekte wahrgenommen, als hätten sie magische Kräfte. Auch unbelebten Gegenständen wird Leben zugesprochen. Diese Haltung zeigt sich häufig in den Äußerungen von Kindern, z. B. wenn die Sonne hinter Wolken verschwindet, sagen sie: »Die Sonne versteckt sich!«. Aberglauben ist ebenfalls ein Ausdruck eines solchen Weltbilds, denn man selbst verfügt auch über magische Kräfte. Der Ausspruch: »Wenn du nicht aufisst, gibt es morgen schlechtes Wetter!« dürfte allen Lesern bekannt sein und trifft diesen Sachverhalt gut.

Die Welt und das Kind sind eins

Die nächste Entwicklungsstufe ist die Vorstellung von Gut und Böse. Es wird geglaubt, dass das Gute belohnt und das Schlechte bestraft wird. Das führte zur Ausprägung von Ehre und Anständigkeit. Gottesvorstellungen lehnen sich an Gerichtsbarkeit und Gerechtigkeit an.

Gut und Böse

Im weiteren Verlauf kommt es zu einer Entmystifizierung der kindlichen Glaubensvorstellungen, häufig wird sich an wissenschaftlichen Erkenntnissen orientiert. In dieser Entwicklungsphase kommt es z. B. zur Auseinandersetzung mit der Schöpfungsgeschichte, in der Adam und Eva als Vorfahren der Eltern beschrieben werden, und der Evolutionstheorie, die sagt, dass die Menschen von den Affen abstammten. Später entwickelt sich

Entmystifizierung/ Tolerante Glaubensauffassung

23

eine übergreifende, tolerante Glaubens- und Weltauffassung, die ökumenisch und dialogorientiert ist.

Bedürfnisse

Grundbedürfnisse

Menschliche Bedürfnisse verändern sich im Laufe des Lebens. Zu Beginn stehen die Grundbedürfnisse nach Nahrung und Wärme sowie das Bedürfnis nach physiologischem Überleben im Zentrum. Weiterhin können das Streben nach Vitalität, nach Sexualität, nach emotionalem Austausch und nach Kommunikation als Grundbedürfnisse bezeichnet werden. Physiologisches Wohlbefinden wird durch Schutz und Geborgenheit, Autonomie, Macht und Initiative gestillt. Der Psychologe Abraham Maslow (Maslow 1981, 2010) sprach hierbei von Mangelbedürfnissen.

Wachstumsbedürfnisse

Sind die Grundbedürfnisse befriedigt, treten Wachstumsbedürfnisse auf. Damit sind Sicherheitsstreben, Leistungsstreben, Identitätsfindung und das Bedürfnis nach Selbstverwirklichung gemeint. Auch der Drang, Mitgefühl und Liebe zu geben und zu erfahren, ist ein Wachstumsbedürfnis. Erst im Bereich der Wachstumsbedürfnisse wird der Ausbau der Persönlichkeit möglich. Daraus folgt, dass auch äußere Umstände sich auf die Persönlichkeitsentwicklung auswirken können. In Gebieten, wo Hungersnöte herrschen oder andere Grundbedürfnisse nicht befriedigt werden (z. B. das Sicherheitsbedürfnis in Kriegsgebieten), treten Wachstumsbedürfnisse vorübergehend oder andauernd in den Hintergrund.

Kommunikation und Qualität sozialer Beziehungen

Nonverbale/ritualisierte Kommunikation

Im Neugeborenenalter verläuft die Kommunikation nonverbal, durch Mimik, Gesten und Stimme. Die Bindungen sind meist durch Elternschaft gegeben. Sind keine Eltern vorhanden, werden auch Ersatzpersonen akzeptiert, die das Überleben sichern.

Im weiteren Verlauf nehmen Rituale in der Kommunikation eine große Bedeutung ein, so z. B. das Ins-Bett-Bringen der Kinder. Auch in Stammesorganisationen haben Rituale für die Kommunikation eine große Bedeutung. Strikte Rollenaufteilungen bestimmen die Gemeinschaft. Gefühle der Zugehörigkeit herrschen vor.

Machtbeziehungen

Diese Phase mündet in eine Stufe, auf der Machtbeziehungen Vorrang haben. Es wird sich an einer festen »Hackordnung« orientiert, wobei Pakte zwischen Mächtigen und Untergebenen geschlossen werden. Jeder ist vorrangig auf sich selbst konzentriert und möchte seine Interessen durchsetzen. Auch die Kommunikation ist durch häufige Auseinandersetzungen geprägt.

Gruppenbildung

Durch das sich Hineinversetzen in andere werden Zusammenhalte in Gruppen möglich. Soziale Hierarchien sind für das Funktionieren ausschlaggebend, wie z. B. die Anerkennung der Autorität einer Lehrkraft aufgrund ihrer Funktion. Loyalität hat in Beziehungen nun eine große

Bedeutung. In der Kommunikation findet man häufig eine Orientierung an Konventionen, wie Höflichkeitsformeln usw.

In der weiteren Entwicklung lässt die Wichtigkeit der Gruppenbildung nach, es stehen Nützlichkeitsbeziehungen im Vordergrund. Erfolg ist ausschlaggebend für die Stellung in der gesellschaftlichen Hierarchie. In der Kommunikation gibt es aufgrund dessen ein Konkurrenzdenken, das sich in sachbezogenen Debatten, Streitgesprächen und Diskussionen zeigt.

Nützlichkeitsbeziehungen

Auf der nächsten Stufe orientiert man sich erneut an einer Gemeinschaft, was häufig in ideologischen Bewegungen ausgelebt wird. Es entsteht ein Gemeinschaftsgeist, der auch ökologische Aspekte umfasst. Die Kommunikationsform dieser Phase ist der Dialog, der eher konsensorientiert verläuft.

Dialogorientierte Kommunikation

> *Impuls:* Es gibt natürlich noch viel mehr Entwicklungslinien, die zu verfolgen zwar interessant, aber in diesem Rahmen zu weit führen würde. An dieser Stelle ist der Leser aufgefordert, sich beispielsweise über die Entwicklung des Rollenverständnisses und der Geschlechtsidentifikation, der Sexualität, der Kreativität oder der Ästhetik Gedanken zu machen.

Die geschilderten Entwicklungsschritte stellen nur eine grobe Orientierung dar. Entwicklung verläuft immer individuell, sodass nicht jede Stufe oder Phase für jeden Menschen die gleiche Ausprägung oder Bedeutung hat. Unsere Persönlichkeit setzt sich aus all den genannten und nicht genannten Entwicklungsdimensionen zusammen.

Individueller Entwicklungsablauf

3.2 Erkennungskriterien für Persönlichkeitsentwicklung

Heutzutage hat man teilweise bereits das Potenzial erkannt, das in dem Wissen um Persönlichkeitsentwicklung steckt. Das Schlagwort »lebenslanges Lernen« und der Anspruch, mit seinen Fähigkeiten am Arbeitsplatz immer auf dem neuesten Stand zu sein, zeugen davon.

Persönlichkeitsentwicklung bei Erwachsenen

Andere Menschen, alte Freunde, die man lange nicht gesehen hat, mögen vielleicht sagen: »Mensch, du hast dich ja zum Positiven verändert!« oder »Du hast dich ja zu deinem Vorteil entwickelt!«, aber was ist damit eigentlich gemeint? Woran machen diese Menschen ihre Beobachtungen fest?

Meistens verläuft die Entwicklung im Erwachsenenalter nicht so schnell und sichtbar, wie es im Kindes- und Jugendalter der Fall ist. Sie verläuft eher schleichend und verdeckt, als dass man die Dinge so einfach benennen könnte, die sich verändert haben. Und doch lassen sich, wenn man genau

Elternschaft Weitere Ursachen für Persönlichkeitsentwicklung können besondere Ereignisse sein, wie etwa Elternschaft. Elternschaft ist für jeden eine neue Herausforderung, außerdem werden emotionale Bindungen eingegangen, Verantwortung übernommen, Liebe gegeben und erfahren usw. Nicht nur Elternschaft, sondern auch die Begegnung mit Krankheit und Tod oder andere Erlebnisse, die einen im Inneren berühren, gehören in diese Kategorie.

Persönlichkeitsentwicklung vom Kind zum Erwachsenen

Lebenskrisen und Bewältigung Lebenskrisen sind die häufigsten Auslöser für Weiterentwicklung. Der Entwicklungspsychologe Erikson (Erikson 1973, 1998) beschreibt die Entwicklung vom Kind zum Erwachsenen als einen lebenslangen Prozess, bei dem die Identität aus einer aufeinander aufbauenden Stufenfolge von Krisenbewältigungen entsteht. Misslingt diese Bewältigung im Verlauf des Lebens, prägen einen diese Erfahrungen genauso wie ein Gelingen der jeweiligen Bewältigung. Er beschreibt jeweils eine zentrale Aufgabe, um die sich ein Lebensabschnitt dreht. Hierbei gibt es jeweils einen positiven und einen negativen Pol. Je nachdem wie diese Lebensaufgaben gelöst oder bewältigt werden, formt sich die Persönlichkeit von Menschen. Die unterschiedlichen Erfahrungen, die einmal in den positiven Bereich hineinreichen, einmal in den negativen, prägen unseren Charakter und unser weiteres Leben.

Säuglingsalter Im Säuglingsalter lernt das Kind die Gegensatzpaare Vertrauen und Misstrauen kennen. Von der Qualität der ersten Beziehungen hängt es ab, ob das Kind zu anderen und zu sich selbst Vertrauen aufbauen kann oder nicht. Wird ein Säugling häufig enttäuscht, weil er lange vor Hunger schreit oder weil andere Unbehaglichkeiten (wie Bauchweh oder ein wunder Po) nicht gelindert werden, kann das Gefühl des Misstrauens das generelle Vertrauen in die Menschen und das Leben an sich zukünftig dominieren, je nachdem wie der Säugling die Situation bewältigt.

2- bis 3-Jährige Im Alter zwischen zwei und drei Jahren erlernt das Kind die Kontrolle über seinen Körper, was von Scham und Zweifel begleitet sein kann. Im negativen Fall, wenn ein Kleinkind zu Sauberkeit gezwungen wird, ehe es selbst dazu bereit ist, lernt das Kind, dass z. B. Ausscheidungen generell etwas »Ekliges, Schlechtes« sind. Ein solches Gefühl wird dann leicht auf das gesamte Gebiet der Körperlichkeit übertragen, was sich später auf die Sexualität auswirken kann. Im positiven Fall erlebt das Kind seine Körperfunktionen als kontrollierbar und als etwas Natürliches, was die Grundlage für ein gesundes Körpergefühl bildet.

4- bis 6-Jährige Bei 4- bis 6-jährigen Kindern stehen Initiative gegen Schuldgefühle im Mittelpunkt. Kinder versuchen in diesem Alter, ihren Aktionsradius zu vergrößern, ihr Sprachvermögen zu verbessern und ihre Bewegungsmöglichkeiten zu erweitern. Sie entfalten in jeglicher Hinsicht große Initiative. Werden diese Initiative und Neugier durch starke Reglementierungen von Erziehungspersonen behindert (früher wurden Kinder eingesperrt oder körperlich gezüchtigt, wenn sie zu aktiv waren), entwickelt das Kind

28

Schuldgefühle und schränkt seine Eigeninitiative ein. Vorherrschende Passivität in allen Lebensbereichen kann die negative Folge hiervon sein. Im positiven Fall wird ein Kind in seiner Erfahrungssuche bestärkt.

Schulkinder entwickeln einen Werksinn, bei dem die eigene Nützlichkeit im Vordergrund steht. Der Gegenpol ist das Gefühl von Minderwertigkeit, wenn das Kind merkt, dass andere Kinder viel mehr können oder Dinge besser machen. Diese Phase ist für die Entwicklung des Selbstwertgefühls besonders wichtig. Werden die Dinge, die ein Kind malt, herstellt, singt, schreibt, liest usw. mit den Maßstäben Erwachsener beurteilt und nicht gelobt, ist es für das Kind im weiteren Leben schwer, ein generelles Vertrauen in die eigenen Fähigkeiten aufzubauen. **Schulkinder**

Im jugendlichen Alter stehen Identitätsfindung gegen Identitätsverwirrung im Mittelpunkt. In der Gruppe von Gleichaltrigen werden Gruppenmeinungen, einheitliche Kleidung oder gleicher Musikgeschmack kultiviert. Durch die Anerkennung der anderen ist es nach und nach möglich, abweichende Meinungen zu bilden und sich abzugrenzen. Misslingt die Aufgabe, zu einer eigenen Identität zu finden, entstehen Unordnung und Verwirrung. Dann wird es für einen immer wichtig sein, sich an anderen zu orientieren. Die Meinung anderer bleibt dann der Rahmen, innerhalb dessen man die eigene Identität definiert. **Jugendliche**

Im jungen Erwachsenenalter kreist die Problematik um Intimität versus Isolation. Gelingt es, intensive, enge Bindungen einzugehen, ist die Krise positiv bewältigt worden. Der negative Fall wäre hierbei die grundsätzliche Distanzierung von anderen Menschen. Führt z. B. eine gescheiterte Beziehung dazu, dass enorme Bindungsängste entstehen, neigt man dazu, sich zu isolieren, um einen solchen Schmerz nicht noch einmal erleben zu müssen. **Erwachsene**

Der Wunsch, sich fortzupflanzen und eine Familie zu gründen oder allgemeiner gesprochen: das Bestreben kulturelle Werte und Erfahrungen an andere weiterzugeben, wird Generativität genannt. Diese Aufgabe steht in der nächsten Phase auf der einen Seite, auf der anderen Seite steht die Selbstabsorption. Damit ist ein allgemeines Desinteresse an der Weitergabe der eigenen Kultur und die Verarmung zwischenmenschlicher Beziehungen gemeint. Je nachdem wie die Problemstellung bewältigt wird, wird das Leben eingerichtet.

Als letzte Stufe nennt Erikson die Pole Integrität und Lebensekel. Im reifen Alter hat der Mensch seinen Sinn des Lebens gefunden und ist mit sich selbst zufrieden. Auf der anderen Seite steht das Misslingen des Lebensplans, was zu Enttäuschung, Überdruss und Verzweiflung führt. Diese Haltung habe ich häufig bei verbitterten alten Menschen gefunden. In der Pflege ist es besonders schwer, mit dieser Haltung umzugehen, da man dieses grundsätzliche Lebensgefühl auch durch eine noch so gute Betreuung kaum positiv beeinflussen kann. Aber auch Menschen, die zu Integrität gefunden haben, habe ich in der Pflege oft erlebt. Diese Menschen strahlen etwas Positives aus und zehren von ihrem erfüllten Leben auch noch in Zeiten der Krankheit. **Alte Menschen**

> *Wichtig:* Krisen sind Situationen, in denen man keinen Ausweg für sich erkennen kann. Es fehlen sinnvolle Handlungsalternativen, Gefühle von Verwirrung und Chaos herrschen vor. Ängste treten auf, Panik, Frust bis hin zu Wutanfällen, die durch Hilf- und Hoffnungslosigkeit ausgelöst werden. Es kann zu Zuständen der Isolation von der Außenwelt kommen und zu der Vorstellung, keine Zukunft mehr zu haben. Eine Krise ist von Selbstzweifeln und depressiven Stimmungslagen geprägt. Auslöser für Krisen wird jeder Leser für sich selbst kennen, es seien hier nur einige genannt: Trennungen, Krankheiten, Belastungssituationen, Entscheidungssituationen, Wechsel in der Lebensführung – kurzum alle negativen Ereignisse, die die Zukunft beeinflussen.

Krisenbewältigung Da Persönlichkeitsentwicklung auch in eine Sackgasse geraten und stagnieren oder sogar rückläufig sein kann, muss man sich wie Adl-Amini (Adl-Amini 1992) und Kegan (Kegan 1986, 2011) die Frage stellen, was eine Krise zu einer »Entwicklungskrise« macht. Jede Krise birgt auch die Gefahr des Rückzugs. Aus Angst vor neuen Handlungsmustern wird dann lieber auf Altbewährtes zurückgegriffen. In diesem Falle hätte sich durch eine Krise gar nichts verändert. Eine Grundvoraussetzung dafür, dass eine Krise konstruktiv bewältigt werden kann und zu Entwicklung führt ist, sie als solche wahrzunehmen. Oft ist die Tendenz vorhanden, Krisen zu verleugnen, zu verdrängen oder zu bagatellisieren. Diese Strategien tragen nicht dazu bei, die Probleme, die zu einer Krise geführt haben, zu erkennen und zu lösen. Treten dann in der Zukunft ähnlich schwierige Situationen auf, wird man keine anderen Möglichkeiten haben, sie in Angriff zu nehmen, als die, die man vorher schon hatte.

Das Benennen von Problemen in einer Krise bewirkt, dass man sich ein kleines Stück aus der eigentlichen Situation herauszieht und davon entfernt. Diese kleine Distanz kann einem schon neue Handlungsmöglichkeiten eröffnen, die man nicht erkennen kann, wenn man mit Geist und Seele in der Krise gefangen ist. Das Akzeptieren von Krisen ist in unserer Gesellschaft wenig verbreitet. Krisen lösen Angst aus, daher wird vieles unternommen, um zu vertuschen, dass man in eine Krise geraten ist. Krisen gehören aber zu jedem Leben dazu. Jeder Leser wird selbst schon einige Krisen durchgemacht haben.

Entwicklung neuer Perspektiven Konnte ein Stück Distanz gewonnen werden, was eine gewisse Zeit braucht, werden aus dieser Distanz heraus gegenwärtige Selbst- und Weltvorstellungen in Frage gestellt. Hierdurch eröffnen sich neue Perspektiven, die eine Herausforderung für die eigene Weiterentwicklung darstellen. Im weiteren Verlauf werden die Möglichkeiten dieser neuen Sichtweisen dann erprobt, bis die neuen Verhaltensmuster sich eingeschliffen haben und gegebenenfalls später, durch weitere krisenhafte Erlebnisse erneut in Frage gestellt werden.

Alltagskrisen Es müssen nicht ausschließlich die großen Lebenskrisen sein, die einen in der Entwicklung voranbringen. Auch im Alltag erleben wir häufig kleine, krisenhafte Situationen, die wir bewältigen müssen. Auch die Vielzahl dieser kleinen Aufgaben kann zur Entwicklung beitragen. Meist bleiben einem aber die großen Krisen, die manchmal zu richtig bedeutsamen Entwicklungsschüben führen, besser in Erinnerung.

Da Prozesse dieser Art schwer zu beschreiben sind, möchte ich ein kleines Beispiel aus dem Alltag anbringen, um meine Ausführungen zu illustrieren.

Beispiel: Ich hatte vor einiger Zeit eine ältere Patientin auf der Intensivstation zu betreuen, die zwar wach und ansprechbar war, aber mit einem Gerät beatmet werden musste. Die Patientin kratzte sich ab und zu an der Nase, woraufhin ich ihr jedes Mal erklärte, dass sie nicht an dem Beatmungsschlauch ziehen dürfe, weil sie die Unterstützung des Geräts noch brauche. Sie schien kooperativ zu sein. Nachdem ich sie in einen Sessel gesetzt hatte, zog sie sich diesen Schlauch mit einem schnellen Ruck heraus. Ich fühlte mich für dieses Missgeschick verantwortlich, denn ich hatte die Patientin falsch eingeschätzt und keine Vorsichtsmaßnahmen in Form einer Fixierung der Hände angeregt. Zudem fühlte ich mich persönlich von der Frau enttäuscht. Obwohl sie nicht gleich wieder intubiert werden musste, war mir ganz elend zumute. Ich hatte das Gefühl versagt zu haben und spürte diesen Misserfolg auch körperlich. Nach einiger Zeit war es mir möglich, diese Situation mit etwas mehr Abstand zu betrachten, und ich stellte fest, dass ihr Handeln überhaupt nichts mit mir persönlich zu tun hatte. Der Schlauch hatte die Patientin so gestört, dass sie ihn so oder so versucht hätte herauszuziehen, egal wer am Bett verantwortlich gewesen wäre. Die Alternative wäre gewesen, ihr die ganze Zeit die Hände zu fixieren, was mir bei einem halbwegs orientierten Menschen schwer gefallen wäre. Es kann jedem einmal passieren, einen anderen Menschen falsch einzuschätzen, besonders dann, wenn die Kommunikation durch einen Beatmungsschlauch gestört ist. Als mir das klar wurde, ließen die unangenehmen Gefühle langsam nach. Als Handlungsalternative für ähnliche Situationen nahm ich mir vor, die Patienten in Zukunft noch länger und genauer zu beobachten, um sie hinsichtlich ihrer Kooperationsfähigkeit besser einschätzen zu können.

Was war in dieser Situation nun eigentlich vorgegangen? Zunächst war ich sehr gefangen in meinen Gefühlen. Während ich die Patientin versorgte, sie ins Bett trug und beobachtete, ob sie ausreichend atmete, stand das Handeln im Vordergrund. Währenddessen hatte ich ein flaues Gefühl im Bauch und Schuldgefühle, die der Situation nicht angemessen waren. Als sich die Situation entspannte, da die Patientin ausreichend Luft bekam, wurde ich sauer, weil sie sich meinen Handlungsanordnungen widersetzt hatte. Ich fühlte mich von ihr persönlich hintergangen, woraufhin ich mich von ihr abwandte und zunächst meine anderen Patienten versorgte. Erst als ich eine gewisse Distanz aufgebaut hatte, konnte ich meine Gefühle zu der Situation wahrnehmen und bemerkte, wie unangemessen sie eigentlich waren. Ich erkannte, dass ich einen viel zu hohen Anspruch an die Frau hatte, nämlich verständig zu sein und in ihrer Lage therapeutisch vernünftig zu handeln. Mir war dieser unterschwellige Anspruch nicht bewusst gewesen.

Letztendlich war nichts Einschneidendes passiert, der Patientin ging es sogar besser, da sie den unangenehmen Schlauch los war. Durch das Erkennen meiner eigenen Empfindungen von außen fand ich zu einer neutralen Einstellung gegenüber der Patientin zurück. Vielleicht gelingt es mir in Zukunft aufgrund dieser Erfahrung, in einer ähnlichen Situation die Distanz von vornherein gar nicht erst zu verlieren, sondern das Geschehen etwas neutraler zu betrachten. Das würde mir die unangenehmen Gefühle, die mich viel Kraft kosteten, ersparen.

Sicher können Sie sich ebenfalls an kleine oder große Krisen in Ihrem Leben erinnern. Versuchen Sie sich doch einmal klarzumachen, welche Gefühle während einer Krise vorherrschten, wie diese sich veränderten und wie Sie die Krise schließlich bewältigen konnten. Es würde mich wundern, wenn Sie nicht folgendes Schema (nach Wilber 2001, 2006) bei sich selbst wieder finden würden:

Reflexion Krisenbewältigung
- Das Gefangensein in den eigenen Empfindungen (Identifikation).
- Das Hinterfragen dieser Empfindungen aus einer gewissen Distanz heraus (Differenzierung).
- Die Veränderung der Empfindungen, die andere Handlungsmuster ermöglicht (Integration).

Wenn man es nun schafft, in Zukunft in ähnlichen Situationen zu reflektieren, kann man sicher sein, dass eine Krise zu einer Entwicklung, und sei sie auch noch so klein, führt.

3.4 Was hat das alles mit Burnout zu tun?

Burnout-Syndrom = Krise
Ich habe nun viel über Entwicklung und über Krisen gesprochen. Die Verbindung zum Burnout-Syndrom lässt sich jetzt leicht herstellen, denn auch hierbei handelt es sich um eine Krise größeren Ausmaßes. Burnout-Gefühle sind ein Beispiel dafür, dass eine Entwicklung in eine Sackgasse geraten ist. Es geht kaum noch etwas voran, alles wird immer schlimmer.

Ein zweiter Punkt, den ich bereits erwähnte, ist die Tendenz zur Verleugnung von Krisen. Auch das Burnout-Syndrom wird häufig nicht erkannt, nicht benannt oder unterschätzt. Da die Symptome nur allzu menschlich sind (▶ Kap. 4), denken Betroffene oft, es sei normal, sich lustlos und ausgelaugt zu fühlen.

Ich hätte aber das Kapitel Persönlichkeitsentwicklung nicht so ausführlich bearbeitet, wenn ich nicht überzeugt davon wäre, dass man dem Burnout-Syndrom durch Unterstützung der Persönlichkeitsentwicklung vorbeugen oder Abhilfe schaffen kann. Das kann natürlich nicht von heute auf morgen geschehen, denn Entwicklungsprozesse brauchen Zeit.

Zusammenhang mit Persönlichkeitsentwicklung

Mein Ansatz in diesem Buch ist es, zunächst durch theoretische Passagen Wissenszuwachs zu ermöglichen. In dem sich jeweils anschließenden Arbeitsteil möchte ich die berufliche Selbstreflexion anregen, üben und ausbauen. Diese schriftliche Selbstreflexion ist der Schritt, der es einem erleichtert, Distanz zu dem Geschehen aufzubauen, das uns Probleme bereitet. Meine Fragen sollen helfen überhaupt zu erkennen, wo die Probleme liegen, denn auch das ist ohne Distanz schwer. Die Selbstreflexion soll nicht dazu dienen, sich selbst unter Druck zu setzen und das eigene Verhalten ständig zu bewerten. Mir liegt viel daran, dass Sie zu einem wohlwollenden Begleiter und Beobachter Ihrer Verhaltensweisen und Reaktionen werden.

Arbeitsteil: Selbstreflexion

> *Wichtig:* Persönlichkeitsentwicklung kann zu veränderten Einstellungen und Wahrnehmungen führen. Hierin liegt das Potenzial, mit dem man der Burnout-Problematik begegnen kann.

Nun möchte ich Sie bitten, sich beim Bearbeiten dieses Buches Zeit zu lassen. Kein Mensch kann stundenlang über sich selbst reflektieren, ohne dass es zu anstrengend oder zu langweilig wird. Nehmen Sie dieses Buch von Zeit zu Zeit zur Hand und setzen sich nur jeweils mit einem Thema intensiv auseinander. In einigen Bereichen kommt es zu Überschneidungen, da die Themen manchmal nicht exakt voneinander zu trennen sind. Wenn Sie dann später Ihre Aufzeichnungen erneut zur Hand nehmen, können Sie sicher Veränderungen in den verschiedensten Bereichen ausmachen.

Anregungen zur Lektüre und Arbeit mit dem Buch

Bewusst habe ich diesem Kapitel keinen Arbeitsteil zur Einschätzung der eigenen Persönlichkeit beigefügt. Sie sollten einen anregenden Überblick über dieses Thema und dessen Verknüpfung mit Burnout gewinnen. Die Bereiche, die beim Zustandekommen eines Burnout-Syndroms beteiligt sind, werden in den folgenden Abschnitten ausführlich bearbeitet.

3.5 Literatur

Adl-Amini, B.: Nachtstunden des Lebens. Herder Verlag, Freiburg 1992, 2006
Damasio, A. R.: Ich fühle also bin ich. Die Entschlüsselung des Bewusstseins. Econ Ullstein Verlag GmbH, München 2002, 2013
Erikson, E.-H.: Identität und Lebenszyklus. Suhrkamp Verlag, Frankfurt/Main 1973, 1998
Fowler, J. W.: Stufen des Glaubens. Kaiser, Gütersloh 2000

Fuhr, R./Gremmler-Fuhr, M.: Prophylaxe gegen die Begrenzung des Selbst. Psychotherapie im Dienst der Persönlichkeitsentwicklung und des Wandels. In: Hutterer-Krisch/Renat (Hrsg.): Psychotherapie. Lebensqualität und Prophylaxe. Springer, Wien 1996

Fuhr, R./Gremmler-Fuhr, M.: Grundlinien eines integralen Konzeptes der Persönlichkeitsentwicklung im Rahmen von Ken Wilbers Evolutionsphilosophie. In: Transpersonale Psychologie und Psychotherapie 1/2000

Gudjohns, H.: Abriss der Entwicklungspsychologie: Kindheit. In: Pädagogik 1/1993

Kegan, R.: Die Entwicklungsstufen des Selbst. Fortschritte und Krisen im menschlichen Leben. Kindt Verlag, München 1986, 2011

Kienbaum, J.: Grundriss der Psychologie Bd. 13, Entwicklungspsychologie der Kindheit. Von der Geburt bis zum 12. Lebensjahr. Hrsg.: Leplow, B. Kohlhammer, Stuttgart 2010

Kohlberg, L./Turiel, E.: Moralische Entwicklung und Moralerziehung. In: Portele, G. (Hrsg.) Sozialisation und Moral. Beltz, Weinheim 1978

Kohlberg, L.: Die Psychologie der Moralentwicklung. Hrsg.: Althof, W., unter Mitarbeit von: Noam, G., Oser, F., Suhrkamp, Frankfurt/Main 2006

Maslow, A.: Motivation und Persönlichkeit. Rowohlt Verlag, Reinbek 1981, 2010

Piaget, J.: Über Pädagogik. Beltz, Weinheim 1999

Wilber, K.: Integrale Psychologie. Arbor Verlag, Boston 2001, 2006

Wilber, K.: Eine kurze Geschichte des Kosmos. Fischer, Frankfurt/Main 1997, 2011

4 Das Burnout-Syndrom: Grundlagen

4.1 Was bedeutet Burnout?

Burnout heißt »ausgebrannt sein« und bezeichnet einen plötzlich einsetzenden oder langsam beginnenden Zustand körperlicher, geistiger und gefühlsmäßiger Erschöpfung. Wenn Belastungen und Stress im Arbeitsalltag zu einer dauerhaften Gefährdung der seelischen und körperlichen Gesundheit werden, spricht man von einem Burnout-Syndrom. Burnout lässt sich aus verschiedenen Perspektiven betrachten:

- Aus der Perspektive, die die eigenen Gefühle und Empfindungen des Betroffenen betrachtet.
- Aus der Perspektive, die das Verhalten des Betroffenen thematisiert, das auch für Außenstehende beobachtbar ist.
- Aus der Perspektive, die sich mit den körperlichen Auswirkungen beschäftigt.

Die Burnout-Forscherin Maslach (2001) lieferte eine allgemein anerkannte Definition (Definition 1) von Burnout, die sich hauptsächlich auf die erstgenannte Perspektive der eigenen Befindlichkeit gründet.

Schaufeli & Enzmann (1998) formulierten eine umfassendere Definition (Definition 2), beide möchte ich hier vorstellen.

Definition 1: Ein Burnout-Syndrom liegt vor, wenn sich der Betroffene gefühlsmäßig ausgezehrt fühlt, was mit Empfindungen des Ausgelaugtseins und der Überbeanspruchung einhergeht *(emotionale Erschöpfung)*. Das Erleben der eigenen Nützlichkeit und Effektivität ist stark beeinträchtigt, womit Gefühle der Hilflosigkeit und des Ausgeliefertseins verbunden sind *(reduziertes Wirksamkeitserleben)*. Ein drittes Kennzeichen ist die Versachlichung von menschlichen Beziehungen, die durch gefühllose und abgestumpfte Reaktionen gegenüber Mitmenschen charakterisiert ist *(Depersonalisierung)*. (Maslach 2001)

Definition 2: Burnout ist ein dauerhafter, arbeitsbezogener Seelenzustand »normaler« Individuen. Er ist in erster Linie von Erschöpfung gekennzeichnet, begleitet von Unruhe und Anspannung (distress), einem Gefühl von verringerter Effektivität, gesunkener Motivation und der Entwicklung dysfunktionaler Einstellungen und Verhaltensweisen bei der Arbeit. Diese psychische Verfassung entwickelt sich nach und nach,

> kann dem betroffenen Menschen aber lange unbemerkt bleiben. Sie resultiert aus einer Fehlanpassung von Intentionen und Berufsrealität. Burnout erhält sich wegen ungünstiger Bewältigungsstrategien, die mit dem Syndrom zusammenhängen, oft selbst aufrecht. (Schaufeli & Enzmann 1998)

In der Kranken- und Altenpflege äußert sich der Aspekt der Depersonalisierung in einer starken Distanzierung gegenüber den Patienten und Betreuten bis hin zu einer zynischen Haltung.

Die beiden anderen Perspektiven schildern eher die Auswirkungen, die die eigenen Empfindungen herbeiführen.

4.2   Wie kommt es zu Burnout?

Burnout ein Entwicklungsprozess

Aufgrund dieser Merkmale, die meistens durch detaillierte Gefühlsbeschreibungen und die Stärke ihrer Ausprägung dargestellt werden, wird davon ausgegangen, dass es sich beim Burnout-Syndrom um einen Entwicklungsprozess handelt. Dieser wird in Anlehnung an Burisch (Burisch 1989, 2014), der durch Einbeziehung verschiedenster Forschungsbereiche und vorangehender Theorien einen umfassenden Ansatz entwickelte, modellhaft beschrieben.

Dass der Berufsalltag nie problemlos verläuft, ist sicherlich allen Lesern bekannt. Doch die Frage, wann und warum aus einem ausgeglichenen Verhältnis von Anforderungen, Kräfteverbrauch und Erfolgserlebnissen ein Missverhältnis wird, das einen Burnout-Prozess auslöst, stellt sich jedem Menschen unterschiedlich.

Einbüßen der subjektiven Autonomie

Menschen haben ein gewisses Autonomiestreben. Die Möglichkeit, ihr Leben selbst im Griff zu haben und es weitgehend kontrollieren zu können, erzeugt Selbstvertrauen, Sicherheit und Zufriedenheit. Menschliches Verhalten wird häufiger als man denkt und wahrhaben möchte durch »Kosten-Nutzen-Abwägungen« beeinflusst, auch wenn diese unbewusst ablaufen. Diese betreffen nicht nur die materielle, sondern auch die ideelle Ebene. Als Beispiel mögen die Gedanken: »Ich gebe mir bei der Arbeit besondere Mühe, da ich dann Anerkennung von meinen Kollegen und Patienten bekomme« oder »Ich halte mich mit Kritik an anderen lieber zurück, um mich keinen Gegenangriffen auszusetzen« dienen. Je mehr Freiräume für eigene Entscheidungen und selbstständiges Handeln vorhanden sind, umso unabhängiger und befriedigter fühlt man sich (subjektive Autonomie).

Oft wird eine Diskrepanz zwischen empfundenen Anforderungen und Fähigkeiten und der Möglichkeit einer Bedürfnisbefriedigung wahrgenommen, die »Kosten-Nutzen-Rechnung« geht nicht auf. Sei es durch Fehlkalkulationen unsererseits wie das Ausbleiben von Erfolgserlebnissen oder durch Störfaktoren von außen wie das Vereiteln unseres Handlungszieles durch unerwartete Zwischenfälle – es kommt zu Misserfolgserlebnissen und zu Autonomieeinbußen. Das Selbstwirksamkeitserleben wird vermindert. Der Positiveffekt des Gefühls der eigenen Wirksamkeit wird dadurch leicht zunichte gemacht.

Das Entstehen von Burnout ist unter anderem davon abhängig, wie gut jeder Einzelne mit Misserfolgserlebnissen umgehen kann. Jeder Mensch verfügt über gewisse Strategien, um mit solchen Erlebnissen fertig zu werden. Burnout entsteht erst dann, wenn die Quote der Misserfolge die Kraft der Bewältigungsmechanismen übersteigt.

Zusammenhang Misserfolge/Burnout

Eine übliche Strategie, die Hindernisse, die auf dem Weg unseres Handelns liegen, zu überwinden, ist es, unser Vorhaben abzuändern. Das kann auf verschiedene Weise geschehen und verbraucht unterschiedlich viel Kraft. Eine Möglichkeit ist es, gleich aufzugeben. In diesem Fall muss man zwar keine zusätzliche Kraft in das Vorhaben stecken, aber man muss den Misserfolg verarbeiten. Eine andere Möglichkeit besteht darin, das Handlungsziel durch erhöhten Einsatz doch noch zu erreichen. Hat man mit dieser Strategie Erfolg, kann man, trotz starkem Kräfteverbrauch, dieses positive Gefühl ausschöpfen. Hat man auch mit erhöhtem Einsatz keinen Erfolg, ist das negative Gefühl stärker und die Bilanz des Kraftverbrauchs gegenüber dem Ergebnis stark negativ. Aber auch in diesem Fall kann eine erfolgreiche Bewältigung stattfinden, z. B. indem man für die Zukunft aus den eigenen Fehlern lernt. Zu einem Burnout-Prozess kommt es nur dann, wenn man dauerhaft mehr Kraft einsetzt, als man zur Verfügung hat.

Der oben beschriebene Entstehungsprozess von Burnout ist sehr allgemein gehalten. Wenn dort von Misserfolgserlebnissen die Rede ist, so können es Misserfolge im technischen Umgang mit etwas sowie im Umgang mit Menschen sein. Da ich persönlich der Überzeugung bin, dass gerade der Kräfteverlust im zwischenmenschlichen Bereich sehr zur Entstehung von Burnout beiträgt, werden in diesem Buch hauptsächlich diese Themen behandelt.

Die Abwärtsspirale des Burnout-Prozesses ist leichter zu erfassen, wenn man ihn in verschiedene Phasen unterteilt. Verschiedene Forscher haben den Prozess in unterschiedlich viele Phasen gegliedert. Ich erachte die Anzahl der Phasen als nicht so wichtig, in der Realität gibt es eher fließende Übergänge. Bedeutsam ist es, das prozesshafte Geschehen dieser Abwärtsspirale zu verstehen. Die Phasen oder Kategorien geben zunächst einen Überblick über das Burnout-Geschehen.

Phasen des Burnout-Prozesses

Anfangsphase

**Hohes Engagement/
starker Energieeinsatz**

Die Anfangsphase ist von vermehrtem Engagement und manchmal sogar von idealistischer Begeisterung geprägt. Es wird viel Energie eingesetzt, um der Vorstellung des idealen Arbeitnehmers, im speziellen Fall der idealen Krankenschwester/Altenpflegerin gerecht zu werden, und um Anerkennung zu erhalten. Die häufig übersehene Überforderung, die diese Handlungsorientierung mit sich bringt, führt zu Anspannungen. Es fällt schwer, nach der Arbeit abzuschalten, die nötige Erholung nach einem Arbeitstag ist beeinträchtigt. Wirkt sich die beginnende Erschöpfung auf die Stimmungslage aus, mit der man seine Arbeit verrichtet, kann die Abnahme der Freundlichkeit gegenüber Patienten, alten Menschen und Kollegen die Folge sein. Eine Reaktion könnte sein, dass man, sobald man die Veränderung des eigenen Verhaltens merkt, Schuldgefühle entwickelt, da man sich noch immer an dem Idealbild orientiert. Es kommt in diesem Fall zu einer noch größeren Anstrengung, tüchtig und freundlich zu sein.

Fallstudien haben inzwischen ergeben, dass sich der Zusammenhang zwischen Idealismus und Burnout nicht immer bestätigen lässt – der Prozess ist demnach wesentlich vielschichtiger. Was auch immer die Motivation eines erhöhten Energieeinsatzes sein mag, ob Idealismus, Karrierestreben, allgemeine Vitalität, Machtstreben – er birgt immer die Gefahr von Burnout, sobald das eigene Empfinden dabei nicht mehr positiv ist.

Reduziertes Engagement

**Frustration/
Fehleinschätzungen**

Nach einiger Zeit verringert sich der Optimismus. Um Frustrationen zu vermeiden, werden Situationen umgangen, die als wenig erfolgversprechend eingestuft werden. Es beginnt eine Phase von reduziertem Engagement. Dringt ein solcher Meidungsimpuls ins Bewusstsein, kann dieser erneute Schuldgefühle hervorrufen. Die Handlungsplanung, die Burnoutprädestinierten Menschen zugrunde liegt, wird in einer Neigung zu hoch gesteckten Zielen vermutet. Gleichzeitige Fehleinschätzungen von Aufwand und Zeitfaktor lassen eine positive Handlungsepisode unwahrscheinlich werden. Weiterhin ist in vielen Fällen unbewusst eine häufig sehr hohe Belohnungserwartung vorhanden, was bei Enttäuschungen zu Erschütterungen des Weltbilds führen kann. Nach Frustrationen werden oft Maßnahmen ergriffen, die einen eventuellen Misserfolg mildern sollen, wie z. B. Enttäuschungsvorwegnahmen: »Bestimmt geht es wieder schief«. Auch diese Prophezeiungen führen zu verringertem Einsatz, womit die Wahrscheinlichkeit einer Zielverfehlung wiederum steigt. Gefühle von Hilflosigkeit herrschen in dieser Phase vor. Aus anfänglicher Begeisterung wird Unmut und Unpässlichkeit, was sich auch ins Privatleben auswirkt.

Mit steigender Frustration wird oft der Versuch beobachtet, sich selbst oder äußeren Gegebenheiten die Schuld für dieses Geschehen zuzuweisen. Sucht der Betroffene eher die Schuld in seiner eigenen Unzulänglichkeit, kommt es zu Depressionen. Neigt ein Betroffener eher dazu, die Schuld außerhalb zu suchen, ist eine gereizte Grundstimmung bis hin zu Wut und Aggression die Folge.

Stagnation

Die Ausbildung von mechanisierten Handlungsmustern, die mit geringem Energieaufwand und geringer Enttäuschungsgefahr erreicht werden können, führt zur Phase der Stagnation mit Tendenz zur »beruflichen Deformation«. Dieser, von Fengler (Fengler 2012) geprägte, Begriff umfasst alle Schädigungen, die im Laufe der Berufstätigkeit auftreten und durch sie bedingt sind. Dabei geht es um Fehlentwicklungen, Verschleißerscheinungen, Erstarrung, Entfremdung und Realitäts- und Wahrnehmungsverlusten.

Meidung von Enttäuschungen bis zu Erstarrung von Menschlichkeit

Durch Dauerbelastungen sind Betroffene ständig unter Druck. Der Zeitdruck, der bei der Arbeit herrscht, kann dann auch in der Freizeit kaum abgelegt werden – das ganze Leben verläuft in Hektik. Man lernt, sich diesem Druck zu beugen und versucht trotzdem alles unter einen Hut zu bekommen, ohne große Veränderungen eingehen zu müssen. Die Phase der Stagnation kann mit dem Gefühl der Ablehnung des Berufes, das an Meidungstendenzen zu erkennen ist (z. B. werden keine Fachbücher gelesen, es ist kein berufliches Interesse da, im Privatleben wird das Thema Arbeit vermieden), ebenso einhergehen wie mit Überidentifikation. Überidentifikation ist in diesem Zusammenhang ein Phänomen, bei dem sich Mitarbeiter fast ausschließlich über ihren Beruf definieren. Wahrnehmungsauswahl besagt, dass nur noch berufsbezogene Aspekte des Lebens Bedeutung haben. Interessenverarmung ist in diesem Zusammenhang ebenfalls zu beobachten, Betroffene reduzieren das Leben auf berufsbezogene Interessen und Fragestellungen. Dadurch entsteht eine gedankliche Dürre, das Denken büßt seine Beweglichkeit und Vielfalt ein. Man tritt in einer von einem erwarteten Rolle in Erscheinung, was zu einer Erstarrung von Menschlichkeit führen kann. Die gesamte Gestik und der Ausdruck können hiervon betroffen sein.

Die Gefühlswelt wird also in dieser Phase stark in Mitleidenschaft gezogen und verflacht. Negatives wie Positives erreicht den Betroffenen nicht mehr – er wirkt scheinbar gleichgültig. In dieser Verfassung kann die normale Arbeitsleistung nicht mehr erfüllt werden, es kommt vermehrt zu Fehlern, Konzentrationsschwächen und weiteren Einbußen.

Existenzielle Verzweiflung

Die Konsequenzen dieser Deformation sind auf Dauer Hoffnungslosigkeit, Erschöpfung oder Wut. Signale der Belastung werden nicht mehr wahrgenommen, folglich ist es auch nicht möglich, mit der Situation nutzbringend umzugehen.

Letzte Konsequenz

Die Übergänge zum Stadium der existenziellen Verzweiflung, in dem es zu Apathie kommt, sind fließend.

4.3   Symptome

Symptome

Die Symptome von Burnout werden der Übersichtlichkeit halber aus den oben genannten Perspektiven betrachtet: der geistig-emotionalen, der verhaltensbezogenen und der körperlichen. Hierbei ist anzumerken, dass die aufgeführten Symptome das gesamte Spektrum menschlichen Empfindens betreffen. Es ist absolut normal, all diese Gefühle zu kennen und zu spüren, besonders in Problem- und Krisensituationen. Was das Burnout-Syndrom ausmacht, ist vor allem die Steigerung und die anhaltende Dauer der unten genannten Symptome.

Die wichtigsten Symptome und Merkmale sind in einer Tabelle aufgelistet, die kastenweise von links nach rechts zu lesen ist.

Tab. 1:
Warnsignale der
Anfangsphase

Vermehrtes Engagement/starker Energieaufwand		
Gefühle und Gedanken	**Verhalten**	**Körperliche Merkmale**
• Gefühl der Unentbehrlichkeit • Das Gefühl, nie Zeit zu haben • Das Gefühl, überschüssige Energie zu haben • Gedankenströme	• Hyperaktivität, Hektik • Freiwillige, unbezahlte Mehrarbeit • Verleugnung eigener Bedürfnisse • Verdrängung von Misserfolgen und Enttäuschungen • Beschränkung sozialer Kontakte auf das Arbeitsumfeld	• Beschleunigte Vitalparameter (Puls, Blutdruck, Atemfrequenz) • Schlaflosigkeit • Bedürfnis nach körperlicher Bewegung
Erschöpfung		
• Mattigkeit • Ausgelaugt sein • Kräftemangel • Schlappheit • Unausgeschlafenheit	• Beibehaltung des vertrauten Verhaltens unter erhöhtem Energieaufwand • Verdrängung der Erschöpfung	• Körperliche Entkräftung • Abgespanntheit • Chronische Müdigkeit • Mattigkeit schon morgens beim Aufstehen • Konzentrationsschwächen

Hohes Engagement

Mancher, der an seine Zeit als Berufsanfänger zurückdenkt, wird sich daran erinnern können, dass er sich zu Beginn sehr große Mühe gegeben hat, es allen recht zu machen oder allen zu gefallen. Durchaus normal ist es, etwas Neues mit verstärkter Begeisterung zu beginnen. Dieses Phänomen ist auch im privaten Bereich bekannt, wenn man ein neues Hobby entdeckt oder neue Freunde kennen lernt. Nicht jede anfänglich heftige Begeisterung für den ergriffenen Beruf ist als Anfangssymptom für Burnout zu deuten. Anfängliche Begeisterung für das Berufsfeld hat ja auch viele positive Seiten:

Es geht zügiger, sich das nötige Fachwissen anzueignen, oder man begegnet Patienten/Betreuten und Kollegen mit großer Offenheit.

Als Warnsignal ist eine überdurchschnittliche Begeisterung nur dann zu beurteilen, wenn andere Lebensbereiche dahinter verblassen, wenn für andere Dinge keine Kraft mehr bleibt. Dann kann es sein, dass generell zu viel Kraft für die Arbeit aufgebracht wird und zu wenig Kraft aus anderen Gegebenheiten gezogen wird. Es entsteht ein Ungleichgewicht. Dieses Ungleichgewicht mündet in die Erschöpfung.

Beginn der Erschöpfung

Da die Orientierung am Idealbild einer Pflegeperson aufgrund der hohen Verantwortung für einen hilflosen Menschen aber in vielen Fällen sehr stark ist, werden die ersten Erschöpfungsanzeichen verdrängt. In unserer Leistungsgesellschaft gibt niemand gerne zu, dass er angestrengt oder ermüdet ist, da diese Zustände sehr negativ gewertet werden. Die Warnsignale des Körpers und der Gefühle werden nicht als solche erkannt. Zu oft wird die Strategie »Durchhalten – mit der Zeit kriegt man schon Kondition« gewählt, deren Kosten man später bezahlen muss. Auch bei Gefühlen der Erschöpfung und der Müdigkeit ist es wichtig, zwischen momentanen und dauerhaften Zuständen zu unterscheiden. Nach einem anstrengenden Dienst ist es ganz normal, wenn man geschafft ist. Auch wenn man nach jedem Dienst erschöpft ist, ist das noch normal, immerhin hat man etliche Stunden hart gearbeitet. Wenn man sich dann beispielsweise auf dem Sofa ausruht, kann das sogar sehr angenehm sein, die Arbeit hinter sich zu lassen. Erst wenn eine innere Erschöpfung mit einhergeht oder keine Phasen vorhanden sind, in denen die Erschöpfung in den Hintergrund tritt und Erholung gespürt wird, sollte man sie als Warnsignal betrachten.

Gefühle und Gedanken	Verhalten	Körperliche Merkmale
• Desillusionierung • Verlust von Einfühlsamkeit • Verlust positiver Gefühle gegenüber Patienten und Klienten • Negative Einstellung zur Arbeit • Widerwillen und Überdruss • Fluchtfantasien, Tagträume • Höheres Gewicht materieller Bedingungen des Arbeitsplatzes • Gefühle mangelnder Anerkennung • Gefühle der Ausbeutung • Schuldgefühle	• Verringerte Initiative • Verringerte Produktivität • Verringerung der Kreativität • Überziehen von Arbeitspausen • Erhöhung der Fehlzeiten • Verlagerung des Schwerpunkts auf die Freizeitgestaltung • Aufblühen am Wochenende • Zerstreutheit • Humorlosigkeit • Geringe Belastbarkeit • Schuldzuweisung an andere oder an »das System«	• Alle bereits oben genannten Symptome • Unfähigkeit zur Entspannung • Alpträume • Muskelverspannungen • Kopfschmerzen • Verdauungsstörungen • Übelkeit • Magen- und Darmgeschwüre • Veränderte Essgewohnheiten • Herzrhythmusstörungen • Sexuelle Probleme • Infektanfälligkeit

Tab. 2: Phase des reduzierten Engagements/Energieeinsatzes

Tab. 2:
Phase des reduzierten
Engagements/
Energieeinsatzes
– Fortsetzung

Gefühle und Gedanken	Verhalten	Körperliche Merkmale
• Reduzierte Selbstachtung • Selbstmitleid • Unbestimmte Angst und Nervosität • Plötzliche Stimmungsschwankungen • Hilflosigkeits- und Ohnmachtsgefühle • Gefühl der Leere • Pessimismus • Mangelndes Vertrauen in andere • Bitterkeit, Wut, Aggressionen	• Verleugnung der Eigenbeteiligung • Ungeduld • Intoleranz • Kompromissunfähigkeit • Negativismus • Verbal und pflegerisch grober Umgang mit den Mitmenschen • Häufige Konflikte mit anderen • Betäubungsverhalten durch erhöhten Drogenkonsum (Zigaretten, Kaffee, Tabletten, Alkohol, andere Drogen)	

Wachsende Entkräftung

Bei anhaltender Erschöpfung kommt irgendwann der Zeitpunkt, an dem sich das gewohnte Maß an Arbeit und Engagement nicht mehr aufrechterhalten lässt. Dann wird der Einsatz reduziert. Diese Reduktion entsteht allerdings nicht bewusst, sondern unbewusst als Schutzmechanismus. Die unbewusste Verringerung des Einsatzes hat zur Folge, dass die Kraft nicht dort eingespart wird, wo es ökonomisch sinnvoll wäre, z. B. indem man Arbeitsabläufe rationalisiert, Teamarbeit verbessert oder eine vertrauensvolle Gesprächskultur innerhalb des Teams fördert. Da die Erschöpfung zu lange verleugnet wurde, kosten selbst solche Maßnahmen zu viel Aufwand.

So münden diese Entkräftungszustände unkanalisiert in die o. g. Gedanken-, Gefühls- und Verhaltensmuster. Aus diesen Negativismen lässt sich kaum neue Kraft schöpfen, vielmehr kosten sie weiterhin Kraft, da es enorm schwer ist, ihnen bei der Arbeit entgegenzuwirken. Auch die Resonanz von Patienten/Betreuten und Kollegen wird negativ sein, sodass man in einen Teufelskreis gerät.

Tab. 3:
Phase der Stagnation

Gefühle und Gedanken	Verhalten	Körperliche Merkmale
• Gefühl des Festgefahrenseins • Gefühl der Ausweglosigkeit • Pessimismus • Abstumpfung • Fatalismus • Schwarz-weiß-Denken • Gleichgültigkeit	• Konzentrations- und Gedächtnisschwäche • Unfähigkeit, komplexe Aufgaben zu lösen • Ungenauigkeit • Desorganisation • Unfähigkeit, Entscheidungen zu treffen • Unfähigkeit, klare Anweisungen zu geben • Dienst nach Vorschrift	• Auftreten und Steigerung der o. g. Symptome • Häufige Krankheiten • Ständiges Unwohlsein • Verringerte Flexibilität • Widerstand gegen Veränderungen

Gefühle und Gedanken	Verhalten	Körperliche Merkmale
• Verflachung des Gefühlslebens • Desinteresse • Langeweile	• Abneigung Patienten, Heimbewohnern oder Pflegebedürftigen gegenüber • Einsamkeit	• Wenig persönliche Anteilnahme an anderen • Aufgeben von Hobbys • Starke Bindungen an einzelne Personen • Vermeidung von Gesprächen über die Arbeit • In sich zurückziehen

Tab. 3:
Phase der Stagnation
– Fortsetzung

Die einzige Möglichkeit, in dem Beruf, der einem den Lebensunterhalt sichert, zu überleben, scheint in dieser Phase auf die Dauer der Stillstand zu sein. Gefühle werden eingefroren, da kein Mensch, diese Hilflosigkeit und Hoffnungslosigkeit aushalten kann. Die Kraft reicht nur noch für den inneren Rückzug aus. Auch der Körper reagiert mit Dysfunktionalität. Um die vorhandenen Strukturen in dieser Phase aufzubrechen, ist meist therapeutische Hilfe notwendig.

Innerer Rückzug

Gefühle und Gedanken	Verhalten	Körperliche Merkmale
• Hoffnungslosigkeit • Gefühle der Sinnlosigkeit • Negative Einstellung zum Leben • Existenzielle Verzweiflung • Apathie • Selbstmordgedanken	• Kaum Beteiligung am sozialen Leben • Abkapseln • Kündigung • Sozialer Abstieg	• Langfristige Erkrankungen • Erhöhtes Krebsrisiko durch dauerhafte Immunschwäche • Erhöhtes Risiko von Herz-Kreislauf-Erkrankungen durch Stresshormone

Tab. 4:
Stadium der existenziellen Verzweiflung

In der letzten Phase kann eine Suizidgefährdung auftreten. Zu oft wird das Burnout-Syndrom nicht als solches erkannt oder von Ärzten oder Therapeuten nicht angemessen behandelt. Burnout ist in unserer Gesellschaft nicht als Krankheit anerkannt, sondern wird häufig als Charakterschwäche, als mangelnde Leistungsbereitschaft oder sogar als Faulheit gewertet. Kein Wunder also, dass es kaum jemand zugeben mag, wenn er betroffen ist, und dass es darüber keine aussagekräftigen Statistiken gibt.

Suizidgefahr

Nebenbei sei noch erwähnt, dass nicht nur einzelne Personen »ausbrennen« können, es können sogar ganze Teams davon betroffen sein, wie Fengler (Fengler & Sanz 2014) beschreibt (► **Kap. 12.5**).

Burnout im Team

> Der Sinn der Auflistung der Symptome ist es, unser Verhalten besser deuten zu können und Warnsignale auch als solche zu erkennen und wahrzunehmen. Gerade weil die Burnout-Symptomatik so schleichend verläuft und weil die Ausprägungen der Gefühle und des Verhaltens auch im normalen Alltag zu finden sind, bleibt sie oft unbeachtet und unerkannt.

4.4　Risikofaktoren

Das menschliche Gefühlsleben wissenschaftlich zu erforschen ist schwer. Ebenso schwierig ist es daher, die genauen Ursachen des Burnout-Syndroms zu benennen. Aus diesem Grund möchte ich mich darauf beschränken, die bedeutsamsten Risikofaktoren zu erläutern. Am besten sind sie zu erfassen, wenn man eine Gliederung in zwei Kategorien vornimmt: Die äußeren Bedingungen und die allgemeinen Persönlichkeitsmerkmale.

Äußere Bedingungen

Berufliches Umfeld Im Berufsleben sind die Arbeitsbedingungen stark ausschlaggebend für die Entstehung von Burnout. Die anfallende Arbeitsbelastung bzw. Überbelastung und der Effektivitätsdruck stehen damit in engem Zusammenhang. Sobald die Menge und die Steuerung der anfallenden Arbeit sich der eigenen Kontrolle entziehen, kann eine Burnout-Gefährdung auftreten. Der Führungsstil, das Verhältnis zu Vorgesetzten und Kollegen ist ein Aspekt, der im negativen Fall, z. B. bei Kompetenzstreitigkeiten, zu sehr großen Belastungen führen kann. Mangelndes Feedback und Anerkennung von Vorgesetzten und Patienten/Betreuten wirkt sich negativ aus, ebenso wie ein Mangel an beruflichen Aufstiegschancen. Ein guter Rückhalt im Team wirkt dagegen positiv. Die Arbeitsaufgaben durch Vorgesetzte und durch Arbeitsplatzbeschreibungen üben einen negativen Einfluss aus, sofern zu starker Leistungsdruck oder ein zu enger Handlungsspielraum vorgeschrieben werden. Eine solche Einengung verhindert es, Eigeninitiative zu ergreifen, die der Stressbewältigung dient. Auch die geistige Anregung durch die Tätigkeit ist von Bedeutung, je monotoner die Arbeit ist, umso eher entsteht Burnout.

Beispiele zur Vorbeugung So wie gute Teamarbeit, Fairness und allgemeine Mitarbeiterzufriedenheit vor Burnout schützen können, wirkt sich ein Fehlen dieser Aspekte sehr negativ aus. Können sich Mitarbeiter mit ihrem Beruf und dem dazugehörigen Arbeitsplatz identifizieren, so beugt dieses Gefühl dem Burnout-Syndrom vor.

Konkrete Arbeitsplatzbedingungen, wie z. B. die Ausstattung mit pflegerischen Hilfsmitteln, Schichtdienst oder Dienstplangestaltung haben einen Einfluss auf die Entstehung von Burnout.

Im Zusammenhang mit Berufsanfängern wird die Wirkung von zu positiven Berufseinführungen genannt. Sie können zu einem traumatischen

Erlebnis führen, wenn sich die Realität als gar nicht so rosig entpuppt. Dieses Geschehen bezeichnet man als »Praxisschock«.

Die gesellschaftliche Bewertung und die Bedeutung der Arbeit können einen Einfluss auf das Burnout-Erleben ausüben. Bestimmte Berufsbilder sind mit speziellen Rollenerwartungen verbunden. Diese setzen die Betroffenen unter Druck, wie im Falle der Kranken- und Altenpflege. Durch die Medien und das christliche Ideal menschlicher Nächstenliebe werden hohe Idealvorstellungen geschaffen, denen die Pflegenden kaum entsprechen können.

Gesellschaftliche, wirtschaftliche und politische Faktoren

Die allgemeine Wirtschaftslage wirkt sich insofern auf die Entstehung von Burnout aus, als in ökonomischen Krisenzeiten die Berufswahlmöglichkeiten geringer sind und ein Arbeitsplatzwechsel bei Unzufriedenheit erschwert ist. Wirtschaftliche Faktoren und politische Anerkennung bzw. Nichtanerkennung der Pflegeberufe können Auswirkungen auf Lohnerhöhungen haben.

Das private Umfeld wurde in der Burnout-Forschung bisher wenig beachtet. Gesicherte Partnerbeziehungen, die auch Krisensituationen überstehen können, Sinnfindung im familiären Bereich (z. B. durch Kindererziehung), tragende Freundschaften und kreative Freizeitgestaltung gehören zu den Burnout vorbeugenden Ressourcen. Der Glaube kann eine ebenso tragende und stabilisierende Funktion einnehmen. Negativ auf den Berufsalltag können sich alle Probleme im Privatleben auswirken.

Aspekte des Privatlebens

Allgemeine Persönlichkeitsmerkmale

Da die menschlichen Charaktereigenschaften sehr komplex sind, kann es keine definitive Charakterisierung von Burnout prädestinierten Menschen geben. Man kann nur einige Einzelelemente ansprechen, die sich ungünstig auswirken. Unsichere und ängstliche Personen neigen eher zu Burnout-Symptomen, da Unsicherheit nicht selten einen Grund für den Misserfolg einer Handlung darstellt. Ebenso verhält es sich mit Schuldanfälligkeit. Die Neigung zu hochgesteckten Zielen und Idealismus wirkt ebenfalls begünstigend. Ein labiles Selbstwertgefühl und die Abhängigkeit von äußeren Bestätigungen sowie konfliktbehaftete Wunschvorstellungen, wie z. B. der Wunsch nach Nähe und Harmonie einerseits und nach Autonomie und Leistung andererseits, können Burnout hervorrufen.

Unsicherheit/ Ängstlichkeit

Überhöhte Hilfsbereitschaft oder die Tendenz, sich durch Hilfeleistungen die Art von Fürsorge und Zuwendung zu »erkaufen«, die man sich selbst wünscht, prädestiniert Burnout ebenfalls. Hierfür ist ein hohes Bedürfnis nach Zuwendung ausschlaggebend. Kompromissunfähigkeit und Perfektionismus sowie eine erhöhte Leistungsmotivation können zur Entstehung von Burnout beitragen.

Perfektionismus

Personen, die Erfolge und Misserfolge sich selbst zuschreiben, haben ein geringeres Burnout-Risiko als diejenigen, die ihr Schicksal von äußeren Kräften bestimmt sehen. Weiterhin fördern Weltbilder, in denen sich der Beruf als einzige Möglichkeit zur Sinnfindung bietet, die Ausprägung von Burnout. Damit ist die Vorstellung verbunden, von sich selbst immer das

Starres Weltbild

Bestmögliche abzuverlangen. Kommt es zu einer Diskrepanz zwischen dem eigenen Weltbild und den Erwartungen, die an die eigene Person gestellt werden, kann Burnout entstehen.

Mangelnde Abgrenzung

Die Unfähigkeit, Grenzen zu setzen, wird als Faktor von Burnout-Anfälligkeit genannt. Eine allgemein gute Leistungsfähigkeit kann davor schützen, da gestörte Handlungsabläufe seltener erlebt werden und daher seltener Misserfolge eintreten.

Fehlendes Bewältigungspotenzial

Durch die Schwierigkeit, Misserfolge zu bewältigen, wird bei Burnout-Betroffenen eine geringe Flexibilität im Wechsel von Strategien vermutet. Bewältigungsstrategien, wie Abbau von Idealismus, Senkung der Ansprüche, Verlagerung von Verantwortung, angemessene Erholungskompetenz und emotionale Distanzierung, können vor Burnout schützen.

4.5 Wie kann man dem Burnout-Syndrom vorbeugen?

Prävention auf verschiedenen Ebenen

Burnout-Prävention kann auf verschiedenen Ebenen unterstützt werden, auf der politischen Ebene, auf der Ebene der Institution, auf der Fachbereichsebene, auf der Ebene des Arbeitsteams und auf individueller Ebene. Auf allen Ebenen ist es gleich bedeutsam, das Thema Burnout ernst zu nehmen und ihm Beachtung zu schenken.

Politische Ebene

Auf politischer Ebene kann Burnout-Prävention einen Stellenwert erlangen, indem diese Problematik thematisiert wird. Öffentliche Wertschätzung von Berufszweigen kann die gesellschaftliche Anerkennung fördern. Ein Einbeziehen der Burnout-Thematik in Pflegeberufen, z. B. in Konzepten der Gesundheitsreform, kann belastende Arbeitssituationen entschärfen. Durch geeignete politische Maßnahmen könnte vermieden werden, dass der wirtschaftliche Druck, dem Krankenhäuser und Pflegeheime unterliegen, abgefangen würde. Somit wäre auch eine Übertragung dieses Druckes auf das Pflegepersonal entkräftet.

Institutionelle Ebene

Auf der Ebene der Institution ist an erster Stelle die Integration der Mitarbeiterzufriedenheit und der Arbeitsplatzqualität in die Organisation und das Qualitätsmanagement zu nennen. Zu häufig wird diesen Größen wenig Beachtung geschenkt. Weiterhin wäre es wichtig, die Leistungen, die von den Mitarbeitern erwartet werden, transparent zu machen. Ressourcen zur Burnout-Prävention (Fortbildungen, Supervision, Räumlichkeiten, Fachliteratur) sollten von vornherein zur Verfügung stehen und im Etat eingeplant werden.

Das Ermöglichen von Hospitationen über längere Zeit in anderen Fachbereichen beugt einer zu starken Routine vor und schafft Freiräume. Eine Flexibilisierung der Arbeitszeiten und das Ermöglichen von Teilzeitmodellen erhöht die Mitarbeiterzufriedenheit und unterstützt das Bedürfnis nach Erholungsfreiräumen.

Auf der Fachbereichsebene sollten Diskussionen über die Ausprägung von klinikspezifischen Mustern der Burnout-Prävention geführt und umgesetzt werden. Vorgesetzte sollten Möglichkeiten der Burnout-Vorbeugung in ihrem Bereich erschließen, anregen und begleiten. Die Förderung einer Gesprächskultur innerhalb der Mitarbeiterschaft erleichtert die Kommunikation untereinander. Reflexion des eigenen Führungsstils unter Zuhilfenahme kompetenter Fortbildungen kann das Burnoutrisiko in einer Abteilung senken.

Fachbereichsebene

Arbeitsteams sollten die angebotenen Möglichkeiten der Burnout-Prävention nutzen. Falls keine Möglichkeiten seitens des Arbeitgebers angeboten werden, könnte der Bedarf an ihn herangetragen werden. Der Bedarf an fachlicher Unterstützung von außen sollte ebenfalls deutlich gemacht werden. Weiterhin könnten Selbsthilfegruppen genutzt oder unterstützende Systeme initiiert werden, wie z. B. die kollegiale Supervision.

Ebene des Teams

Auf der individuellen Ebene kann jeder etwas für sich selbst tun. Er kann sein Bewusstsein und seine Selbstwahrnehmung schärfen, um Burnout-Tendenzen frühzeitig zu erkennen. Durch Selbstreflexion kann die Persönlichkeitsentwicklung unterstützt werden. Durch Lernbereitschaft und Offenheit sich selbst gegenüber können individuelle Bewältigungsstrategien optimiert und ein effektiver Umgang mit den eigenen Kräften gelernt werden.

Individuelle Ebene

Dieses Buch zielt auf die Burnout-Prophylaxe im individuellen Bereich ab, denn das jeweilige Ausmaß von Burnout ist nur subjektiv feststellbar. Im Verlauf werden zahlreiche Möglichkeiten dargelegt, um den Umgang mit Belastungen zu optimieren. Das berufliche Handeln als wirksam zu erleben und einen hohen Grad an Zufriedenheit zu erlangen, ist eine Grundvoraussetzung für das berufliche Selbstverständnis, die berufliche Motivation, die eigene Gesundheit und die davon abhängige Pflege- bzw. Betreuungsqualität.

Individualistischer Ansatz der Prävention

Es ist nicht meine Intention, die Arbeitgeber aus der Pflicht zu entlassen, die Arbeitsbedingungen zu verbessern und Burnout-Prävention anzubieten. Aber nicht jeder Arbeitnehmer kann darauf warten, bis von »oben« Veränderungen in die Wege geleitet werden. Ebenso wenig kann jeder Arbeitnehmer, der unter schlechten Arbeitsbedingungen leidet, seinen Job kündigen und versuchen, etwas Angemesseneres zu finden.

4.6 Selbstreflexion

Um den eigenen Denkmustern und Gefühlen auf die Spur zu kommen, sollte man sich nun ein wenig Zeit nehmen und die Bereitschaft mitbringen, über sich selbst nachzudenken. Versuchen Sie zunächst, Ihre Erkenntnisse in Stichworten schriftlich festzuhalten, dann dringen Sie eher in Ihr Bewusstsein. Wenn Sie Ihre Aufzeichnungen zu einem späteren Zeitpunkt noch einmal ansehen, können Sie gut feststellen, inwieweit sich Ihre Wahrnehmungen, Ihre Einstellungen und Gefühle verändert haben.

Jetzt ist der Zeitpunkt gekommen, an dem Sie sich mit den vorherigen theoretischen Ausführungen in Form von Selbstreflexion beschäftigen können.

Der Blick zurück und der Blick nach vorn

> Erinnern Sie sich daran, welche Ziele Sie hatten, als Sie Ihren Beruf ergriffen haben. Haben Sie diese Ziele jetzt erreicht, oder sind Sie ihnen näher gekommen?
>
> _____
>
> _____
>
> _____
>
> Gibt es zur Zeit Perspektiven in Ihrem beruflichen Werdegang? Haben Sie den Wunsch oder die Vorstellung, sich weiterzuentwickeln?
>
> _____
>
> _____
>
> _____

Bewertung/Anregung

Es kommt vor, dass man mit ganz anderen Vorstellungen ins Berufsleben eingetreten ist. In diesem Fall ist es wichtig, sich an frühere Ziele und Vorstellungen zu erinnern und zu überdenken, ob diese Ziele noch immer erstrebenswert wären. Wenn ja, kann eine Unterdrückung dieser Wünsche zu einer dauerhaften latenten Unzufriedenheit führen, von der man nicht weiß, woher sie kommt. Es wäre zu überlegen, ob es Wege gibt, diese Vorstellungen teilweise zu verwirklichen (z. B. Auslandsaufenthalt, Führungspositionen, Weiterbildung in fachspezifischen Bereichen).

Es kann sein, dass man alles erreicht hat, was einem erstrebenswert erschien, und man keine Möglichkeiten der Weiterentwicklung mehr für sich erkennt. Auch dieser Zustand kann Frustration auslösen. Wenn Sie sich eher mit diesem Zustand identifizieren, kann es helfen, sich über ganz neue Ziele Gedanken zu machen (andere Fachbereiche kennen lernen, in anderen Einrichtungen hospitieren o. Ä.).

> Was empfinden Sie bei der Vorstellung, in zehn Jahren immer noch am gleichen Arbeitsplatz die gleichen Tätigkeiten auszuführen?
>
> _____
>
> _____
>
> _____

Auf diese Frage gibt es unterschiedliche Reaktionen und ebenso unterschiedliche Deutungen der Antworten. Zum einen kann die Vorstellung, in zehn Jahren noch genau das Gleiche zu tun wie heute, durchaus beruhigend und befriedigend sein. In diesem Fall können Sie davon ausgehen, dass Sie sich mit Ihrer heutigen Lebenssituation wohl fühlen und nicht unbedingt nach Veränderungen streben. Zum anderen kann es sein, dass man mit sehr negativen Gefühlen auf sie reagiert. Das kann heißen, dass man mit seinem Arbeitsplatz generell sehr unzufrieden ist. Es kann aber auch die Tendenz ausdrücken, sich weiterentwickeln zu wollen, nach Abwechslung zu suchen und Abstumpfung vorzubeugen. Von daher muss es nicht immer negativ sein, wenn diese Frage unangenehme Gefühle auslöst.

Es ist auch denkbar, dass Sie die Frage zu einem späteren Zeitpunkt ganz anders beantworten. Das hängt damit zusammen, dass man seine Umwelt je nach der eigenen Befindlichkeit unterschiedlich wahrnimmt. Stellen Sie sich diese Frage ruhig in Abständen immer wieder, dann werden Sie spüren, ob Gefühle der Zufriedenheit oder der Unzufriedenheit vorherrschen.

Der Burnout-Selbsttest

Die Burnout-Forscherin Maslach hat einen Test zur Einschätzung des eigenen Burnout-Empfindens entwickelt (hier in Anlehnung an die deutsche Übersetzung von Geldern und Schenke 1985, in Fengler 1998). Dieser Fragebogen ist Grundlage zahlreicher empirischer Forschungen und auch ursprünglich zu diesem Zweck entwickelt worden. Hierbei geht es nicht um konkrete Ergebnisse, nach denen jemand mit vielen Ja- bzw. Nein-Antworten entsprechend charakterisiert wird. Es geht vielmehr darum, für sich selbst festzustellen, in welchen Bereichen Burnout-Tendenzen zutage treten. Der Sinn dieses Testes ist es nicht, ein möglichst gutes Testergebnis zu erzielen, sondern herauszufinden, wo Sie sich in Beziehung zu Ihrer Arbeit gefühlsmäßig befinden.

Kreuzen Sie die zutreffende Antwort an.

Emotionale Erschöpfung	ja	nein
1. Ich fühle mich durch meine Arbeit emotional erschöpft.	☐	☐
2. Ich fühle mich am Ende eines Arbeitstags verbraucht.	☐	☐
3. Ich fühle mich bereits ermüdet, wenn ich morgens aufstehe und einen neuen Arbeitstag vor mir liegen sehe.	☐	☐
4. Den ganzen Tag mit Menschen zu arbeiten strengt mich sehr an.	☐	☐
5. Ich fühle mich durch meine Arbeit ausgebrannt.	☐	☐
6. Ich fühle mich durch meine Arbeit frustriert.	☐	☐
7. Ich habe das Gefühl, in meinem Beruf hart zu arbeiten.	☐	☐

Emotionale Erschöpfung	ja	nein
8. Bei der Arbeit in direktem Kontakt mit Menschen zu stehen stresst mich sehr.	☐	☐
9. Ich habe das Gefühl, am Ende meiner Weisheit zu sein.	☐	☐

Depersonalisation

1. Ich habe das Gefühl, manche Patienten und Pflege-bedürftige so zu behandeln, als wären sie Objekte.	☐	☐
2. Ich bin Menschen gegenüber abgestumpfter geworden, seit ich meine Arbeit ausübe.	☐	☐
3. Ich befürchte, dass mich meine Arbeit wenig mitfühlend macht.	☐	☐
4. Es interessiert mich nicht, was mit manchen Patienten oder Heimbewohnern geschieht.	☐	☐
5. Ich habe das Gefühl, dass mir manche Patienten oder Pflegebedürftige bzw. deren Angehörige für Probleme die Schuld geben.	☐	☐
6. Mich lässt es kalt, wenn ich eng und gut mit einem Patienten oder Heimbewohner zusammengearbeitet habe.	☐	☐

Eigene Leistungseinschätzung

1. Ich kann schwer verstehen, wie die mir anvertrauten Menschen über bestimmt Themen denken.	☐	☐
2. Ich gehe wenig erfolgreich mit den Problemen meiner Patienten um.	☐	☐
3. Ich habe das Gefühl, durch meine Arbeit das Leben an-derer Menschen nicht unbedingt positiv zu beeinflussen.	☐	☐
4. Ich fühle mich energiegeladen.	☐	☐
5. Mir fällt es schwer, eine entspannte Atmosphäre zu schaffen.	☐	☐
6. Ich habe bei meiner Arbeit wenig lohnende Ziele erreicht.	☐	☐
7. Der Umgang mit den emotionalen Problemen bei meiner Arbeit fällt mir schwer.	☐	☐

Bewertung Es ist sicherlich schwer, auf diese Fragen eindeutige Antworten zu geben. Versuchen Sie es trotzdem einmal, denn sie spiegeln Ihre momentane Einstellung zu Ihrer Arbeit wider. Je mehr Fragen Sie mit Nein beantwortet haben, umso weniger ausgeprägt sind Burnout-Tendenzen bei Ihnen. Haben Sie viele Fragen mit Ja beantwortet, sollten Sie diesen Test in verschiedenen Zeitabständen wiederholen, um herauszufinden, ob es sich bei Ihrer Einschätzung eher um kurzfristige oder um dauerhafte Gefühle handelt. Weiterhin könnten Sie überprüfen, in welchem der drei Bereiche diese Tendenz besonders hervortritt. Liegt Ihr Schwerpunkt im ersten

Bereich, ist es für Sie besonders wichtig, sich genügend Erholungsfreiräume zu schaffen. Liegt er im zweiten Bereich, könnten Sie im Arbeitsalltag darauf achten, wie sie mit Menschen umgehen und versuchen, die Menschen, die sich hinter den »Objekten« verbergen, wiederzufinden. Im dritten Bereich wäre es für Sie wichtig, Ihre Bewertung der eigenen Arbeitsleistung zu hinterfragen und zu klären, welche Erwartungen Sie an sich selbst stellen. Vielleicht sind sie viel zu hoch?

Viele dieser Anregungen werden im Verlauf dieses Buches erneut aufgegriffen.

Idealvorstellungen

Im nächsten Reflexionsteil sollen Sie charakteristische Merkmale zusammentragen, die den idealen Patienten/Betreuten bzw. die ideale Pflegekraft ausmachen. Als Anregung habe ich damit schon einmal begonnen.

Bitte vervollständigen Sie die Tabelle.

Der ideale Patient/Betreute	Die ideale Pflegekraft
befolgt immer meine Anweisungen	ist immer freundlich
wird nicht ärgerlich oder ungeduldig	hat immer ein offenes Ohr für die Probleme der Patienten/ Betreuten
schmatzt nicht beim Essen	organisiert den Arbeitsalltag perfekt
behält unangenehme Stimmungen für sich	ist fachlich immer auf dem neuesten Stand

Schauen Sie sich noch einmal an, was Sie geschrieben haben. Gibt es den idealen Patienten/Betreuten? Nein. Gibt es die ideale Pflegekraft? Nein. Diese Reflexion soll verdeutlichen, dass es nur allzu menschlich ist, nicht perfekt zu sein und von dem Idealbild abzuweichen. Tief in uns drin stecken

Bewertung

51

sehr häufig diese viel zu hohen Ansprüche. Es ist leichter, sich dem Selbstbild anzunähern, wenn man sie von Zeit zu Zeit in Frage stellt.

Unausgesprochene Erwartungen

Diese Reflexionsübung soll helfen, die Angemessenheit der Erwartungen und Empfindungen in einer Situation zu hinterfragen.

Beispiel 1: Herr X. hat von Tag zu Tag weniger Appetit. Jeden Tag brauchen Sie länger, um ihm überhaupt etwas zu essen und zu trinken zu verabreichen. Ihre Geduld ist strapaziert. Wie reagieren Sie, abgesehen davon, dass Sie eine ärztliche Untersuchung in die Wege leiten?

1. Sie gehen jeden Tag wieder mit der Hoffnung zu Herrn X., dass er eine angemessene Menge Nahrung mit normalem Zeitaufwand aufnimmt.
2. Sie empfinden seine Essensverweigerung als persönliche Niederlage.
3. Sie wissen eigentlich, dass Sie für Herrn X. und die Mahlzeiten viel Zeit brauchen, werden aber trotzdem ungeduldig und unwirsch und beenden Ihre Bemühungen nach kurzer Zeit.
4. Sie schätzen die Situation realistisch ein und bemühen sich so lange, bis Ihre Geduldsgrenze erreicht ist. Nach einer Pause, in der Sie andere Dinge erledigen konnten, führen Sie die Arbeit bei Herrn X. fort oder bitten einen Kollegen darum.

Beispiel 2: Frau M. ist verwirrt. Die Gespräche mit ihr sind schwierig, da sie gar nicht versteht, worum es geht. Ständig fragt sie unfreundlich: »Wer sind Sie denn eigentlich?« Es ist schwer, Pflegemaßnahmen durchzuführen, da Frau M. uneinsichtig ist. Wie reagieren Sie?

1. Sie hoffen jedes Mal, bevor Sie das Zimmer betreten, dass Frau M. sich Ihren Namen gemerkt hat und versteht, was Sie von ihr möchten.
2. Sie vermeiden unbewusst den Kontakt zu Frau M. und überlassen die Pflege Ihren Kollegen.
3. Sie empfinden Ihre Gesprächsbemühungen als verlorene Zeit und stellen sie weitgehend ein.
4. Sie erwarten von Frau M. kein Wiedererkennen, keine Einsicht oder kein Verstehen, richten aber trotzdem das Wort an sie und bemühen sich um einen freundlichen, beruhigenden Tonfall. Wenn Sie spüren, dass sich Ihre Kraft erschöpft, besprechen Sie sich mit Ihren Kollegen.

Sicherlich haben Sie bemerkt, dass jeweils die vierte Antwort das Verhalten charakterisiert, das die Kraft des Personals am meisten schont und die Eigenarten der Betreuten am ehesten akzeptiert. Unbewusste Vermeidungsstrategien (Beispiel 2, Antwort 2) sparen zwar auch die eigenen Kräfte, gehen aber auf Kosten der Kollegen und führen zu Unstimmigkeiten im Team. Da niemand über unbegrenzte Kraftreserven verfügt, ist es wichtig, sie gut einzuteilen. Das kann funktionieren, indem man sich seine Erwartungen immer wieder bewusst macht und sie gegebenenfalls korrigiert.

Bewertung

Fehler und Misserfolge

Was empfinden Sie, wenn Ihnen ein Fehler unterlaufen ist, der zwar keinen Patienten/Betreuten schwerer gefährdet, aber doch den Arbeitsablauf stört?

- ☐ Sie denken nicht viel darüber nach, spüren keine unangenehmen Gefühle und machen sich nicht so viele Gedanken darüber.
- ☐ Sie nehmen sich vor, diesen Fehler nicht noch einmal zu machen, und damit ist die Sache vergessen.
- ☐ Sie haben ein schlechtes Gewissen.
- ☐ Sie fühlen sich durch Ihren Fehler im Selbstwertgefühl herabgesetzt.
- ☐ Sie empfinden körperliches Unwohlsein.
- ☐ Sie denken auch nach Feierabend noch darüber nach.
- ☐ Sie finden Ihren Fehltritt nicht so tragisch und haben ihn schon vor Dienstschluss wieder vergessen.
- ☐ Sie ärgern sich sehr.
- ☐ Sie versuchen andere Menschen oder äußere Umstände für Ihren Fehler verantwortlich zu machen.
- ☐ _____
   _____
   _____

Jedem Menschen unterlaufen hin und wieder Fehler. Kein Fehler ist so schwer wiegend, dass man ihn nicht vor sich selbst oder vor anderen zugeben könnte. Es ist ein Teil der Wiedergutmachung vor Betroffenen und vor sich selbst, diesen Fehler zu melden. Überall dort, wo das Wohlergehen anderer Menschen von der eigenen Arbeit abhängt, ist die Verantwortung, die die Beschäftigten tragen, sehr hoch. Es liegt an diesem Verantwortungsgefühl, dass selbst kleine Fehler starke Versagensgefühle auslösen können.

Bewertung

Mir selbst ist noch gar nicht so lange bewusst, wie sehr mir eigene kleine Unzulänglichkeiten emotional zu schaffen machen, auch wenn niemand darunter zu Schaden kommt.

Zu viel Perfektionismus erschwert den Umgang mit Missgeschicken und kostet viel Energie.

Die andere Variante ist die, dass eigene Fehler heruntergespielt werden, um keine Versagensgefühle ertragen zu müssen. Ein solches Verhalten tendiert stark in Richtung Selbstüberschätzung.

Den Mittelweg zwischen diesen beiden Verhaltensweisen zu finden ist nicht einfach, aber doch der ideale Weg. Man sollte sich bemühen, Fehler nicht grundsätzlich negativ zu bewerten, sondern durch gewinnbringendes Begreifen der fehlerhaften Situation aus den Fehlern zu lernen.

Wie reagieren Sie auf Misserfolge? Rufen Sie sich eine Situation ins Gedächtnis, in der Sie einen Misserfolg zu verkraften hatten. Beschreiben Sie diese Situation kurz.

_____

_____

_____

Wie haben Sie sich körperlich gefühlt (z. B. Schweißausbrüche, Herzklopfen, Mattigkeit, Übelkeit)?

_____

_____

_____

Wie lange haben Sie über die Situation nachgegrübelt (direkt nach Feierabend, die ganze Nacht über, mehrere Tage lang, ich denke immer noch daran usw.)?

_____

_____

_____

Würde Ihr bester Freund diese Situation ebenfalls als Misserfolg bewerten?

_____

_____

_____

Warum bewerten Sie die Situation negativ (Peinlichkeit, Scham, mangelndes Fachwissen, Angst vor Sanktionen, Verlust von Ansehen, andere hatten dadurch Nachteile usw.)?

_____

_____

_____

Was haben Sie aus dieser Situation gelernt?

_____

_____

_____

Wodurch glauben Sie kam dieser Misserfolg zustande?

_____

_____

_____

Diese Gedanken helfen, Misserfolgserlebnisse zu analysieren. Wenn es einem möglich ist, aus ihnen eine Lehre zu ziehen, wird man in ähnlichen Situationen das nächste Mal anders reagieren und ist vor weiteren Misserfolgen besser geschützt. Die gedankliche Bewältigung von Misserfolgen beendet ungute Gefühle und Grübeleien. Auf diese Weise kann ein Misserfolg als Erfahrungszuwachs positiv umgedeutet werden.

Bewertung

Ressourcen

Jeder Mensch verfügt über Ressourcen, um schwierige Situationen zu bestehen. Diese Übung dient dazu herauszufinden, wo Ihre Stärken liegen.

Unterstreichen Sie die Eigenschaften, die auf Sie zutreffen.

Konzentrationsfähigkeit	Ehrgeiz	Emotionale Stabilität
Spontaneität	Entschlossenheit	Begeisterungsfähigkeit
Kreativität	Kritikfähigkeit	Feinfühligkeit
Vertrauensbereitschaft	Zielstrebigkeit	Dynamik
Leistungsbereitschaft	Neugier	Unbekümmertheit
Lernbereitschaft	Denkvermögen	Unbefangenheit
Optimismus	Besonnenheit	Scharfsinn
Kontaktfreude	Gelassenheit	Zuversicht
Offenheit	Teamfähigkeit	Eigenständigkeit
Eigeninitiative	Veränderungsbereitschaft	Selbstkontrolle
Humor	Geduld	Innere Ruhe
Ausdauer	Tatendrang	Selbstmotivation

Sonstige:

_____

_____

Sie sehen, dass viele menschliche Eigenschaften geeignet sind, um mit Belastungen umgehen zu können. Eigentlich muss man nur lernen, sich auf diese Fähigkeiten zu besinnen und sie zu nutzen.

Welche Ihrer Eigenschaften eignen sich besonders dazu, mit den alltäglichen Belastungen umzugehen?

_____

_____

_____

Wie könnten Sie diese Eigenschaften besser für sich nutzen?

_____

_____

_____

Häufig ist einem gar nicht klar, wie viele Fähigkeiten man hat, um die Alltagsbelastungen zu bezwingen. Diese Übung sollte dazu dienen, Ihnen zu verdeutlichen, über wie viele nutzbringende Fähigkeiten Sie verfügen können.

Feedback

Eine mangelnde positive Rückmeldung ist ein Faktor, der den eigenen Einsatz im Laufe der Zeit als wenig lohnenswert erscheinen lässt. Haben Sie schon einmal versucht, diese Rückmeldung aktiv einzufordern, indem Sie sich z. B mit direkten Fragen an Patienten, Bewohner, Kollegen, Vorgesetzte oder Angehörige wenden?

Ich möchte an dieser Stelle ein Beispiel aus meiner eigenen Erfahrung anbringen. Auf der Intensivstation pflegt man häufig Menschen, deren Genesungsprozess man nicht bis zum Ende verfolgen kann, da sie, sobald es möglich ist, auf die Normalstation verlegt werden. Passiert das gerade, wenn man »im Frei« ist, kann man sich nicht einmal verabschieden.

Ich pflegte einen schwer verletzten jungen Motorradfahrer über mehrere Nächte. Obwohl er mit einem Gerät beatmet werden musste und viele Schmerzmittel bekam, war er wach und ansprechbar. Dadurch entwickelte sich eine intensive pflegerische Beziehung. Als ich aus dem Nachtdienstfrei wiederkam, war er bereits verlegt. Ich hatte aber immer noch sein leidendes Gesicht im Kopf. Obwohl es mich einige Überwindung kostete, stattete ich ihm einen Besuch auf der Normalstation ab. Dieses Verhalten ist eher unüblich, da die Pflegebeziehung mit dem Verlassen der Station endet. Ich war selbst überrascht von der Wirkung, die dieser Besuch auf mich hatte. Im Bett saß ein normaler Mensch im Pyjama, der sich freute, mich zu sehen. Mit einem Mal waren all die Bilder des Leids in meinen Gedanken ausgewechselt, und der junge Mann war nicht mehr länger »mein« Patient, sondern wieder ein eigenständiger Mensch. Ich konnte mich davon überzeugen, dass ich nicht mehr verantwortlich sein musste und dass der junge Mann wieder gesund werden würde. Dieser Prozess war sehr wohltuend für mich, denn ich bekam viel von der Kraft zurück, die ich in den Nächten, in denen ich diesen Patienten pflegte, aufgebracht hatte.

Das Erlebnis hat mich darin bestärkt, auch unkonventionelle Möglichkeiten der Entlastung auszuprobieren. Es gibt bestimmt noch viele andere Wege, die sich als hilfreich erweisen. Suchen Sie ruhig danach.

Welche Möglichkeiten fallen Ihnen ein, um sich eine positive Rückmeldung zu holen?

Ich denke z. B. an Gespräche mit Angehörigen, Gespräche im Freundeskreis oder Gesprächsgruppen.

Zum Abschluss dieses Kapitels möchte ich Sie bitten, sich an die Motive zu erinnern, die Sie veranlasst haben, einen pflegerischen Beruf zu ergreifen.

Welche von diesen Motiven bedeuten Ihnen heute noch etwas?

Was gefällt Ihnen jetzt immer noch an Ihrem Beruf?

_____

_____

_____

Ratschlag   Ich schlage Ihnen vor, dieses Buch jetzt für eine Weile aus der Hand zu legen und die Anregungen und Einsichten auf sich wirken zu lassen. Entwicklungsprozesse brauchen Zeit. Versuchen Sie, im Arbeitsalltag hin und wieder über Ihr Empfinden und Verhalten nachzudenken. Nach einiger Zeit werden Sie manche der oben gestellten Fragen sicherlich auf eine ganz andere Weise beantworten.

4.7   Literatur

Burisch, M.: Das Burnout-Syndrom. Theorie der inneren Erschöpfung. Springer Verlag Berlin, Heidelberg 1989, 2014

Fengler, J.: Helfen macht müde. Zur Analyse und Bewältigung von Burnout und beruflicher Deformation. Pfeiffer, München 1998, 2012

Fengler, J., Sanz, A.: Ausgebrannte Teams: Burnout-Prävention und Salutogenese. Klett-Cotta, Stuttgart 2014

Maslach, Ch., Leiter, M. P.: Die Wahrheit über Burnout. Stress am Arbeitsplatz und was Sie dagegen tun können. Springer Verlag Wien, New York 2001

Schaufeli, W. B., Enzmann, D.: The burnout companion to study and practise. Taylor & Francis, London 1998

5 Burnout: Neue Entwicklungen

Die Burnout-Thematik erfreut sich hoher Aktualität. Nicht nur namhafte Zeitschriften haben Artikel zu diesem Thema veröffentlicht, auch in medizinischer Fachliteratur findet vermehrt eine Auseinandersetzung mit der Problematik statt. Ich möchte Sie in diesem Kapitel nicht mit neuen Forschungsdaten und zu viel trockener Theorie belasten. Allerdings gibt es doch Erkenntnisse und Entwicklungen in den letzten zehn Jahren, die im Zusammenhang mit Burnout wichtig aufzuzeigen sind. Diese referiere ich hier übersichtlich. Lassen Sie sich bitte nicht von der recht trockenen Darstellung dieser Sachverhalte abschrecken – direkte Bezüge für den pflegerischen Alltag werden in den nachfolgenden Kapiteln hergestellt.

5.1 Entwicklung der Arbeitswelt

Dass sich der Arbeitsalltag in den Pflegeberufen in den letzten zehn Jahren verändert hat, steht außer Frage. Mir sind solche Veränderungen wichtig zu erwähnen, welche die Belastungen verändert und verstärkt haben.

Zunehmende Technisierung

Im letzten Jahrzehnt ist es zur weiteren Technisierung gekommen. Das birgt positive sowie negative Aspekte. Positiv sind Arbeitserleichterungen aller Art, die damit einhergehen – z. B. der Gebrauch von besseren pflegerischen Hilfsmitteln, die den Einsatz von Körperkraft verringern, oder die Entwicklung von digitalen Dokumentationssystemen, die den Zeitaufwand handschriftlicher Kurvenführung deutlich verringern. Zeitgleich geht damit einher, dass die Dokumentation wesentlich detaillierter erfolgen muss – beinahe jeder Handgriff und jedes Gespräch muss fixiert werden. Aus rechtlichen Gründen werden sogar Dinge dokumentiert, die »nicht« erfolgt sind, z. B. wenn ein Patient eine pflegerische Maßnahme abgelehnt hat.

Somit relativiert sich die gewonnene Zeitersparnis, allerdings wird die Dokumentation lückenloser. Belastend dabei ist, dass die Bedienung neuer Programme erlernt werden muss – bis diese routiniert und ökonomisch nebenbei genutzt werden, braucht es erst einmal viel Zeit und Aufwand.

Technik

Veränderung von altersabhängigen Krankheitsbildern

Alter · Die Anzahl der betagten Menschen in unserem Land steigt. Die medizinischen Möglichkeiten, das menschliche Leben zu verlängern und Krankheitsverläufe zu entschleunigen, ist gestiegen. Das ist einerseits natürlich wünschenswert. Damit verbunden ist allerdings auch ein erheblich höherer Pflegeaufwand. Senioren haben aufgrund des höheren Lebensalters mehr Grunderkrankungen, als es früher der Fall war, und auch Genesungsprozesse dauern erheblich länger.

Patientenverfügungen

Selbstbestimmung · Alte Menschen machen häufiger von der Möglichkeit Gebrauch, Patientenverfügungen zu verfassen. Das erleichtert dem ärztlichen und pflegerischen Personal im Ernstfall die Entscheidungsfindung bezüglich der Behandlung. Weiterhin problematisch bleiben die Fälle, in denen keine Patientenverfügungen vorliegen und alle zur Verfügung stehenden medizinischen Maßnahmen durchgeführt werden. Durch den technischen Fortschritt geht es hierbei nicht »nur« um mechanische und medikamentöse kardiopulmonale Reanimation, sondern es kommen noch viele andere, invasive Verfahren zum Einsatz (z. B. Extracorporale Membranoxygenierung, Hämofiltrationsverfahren, Hochfrequenzbeatmung), wobei die Indikationsstellung in den letzten Jahren erweitert wurde.

Auch hier ist ein erhöhter Pflegeaufwand die Folge, nicht nur im Akutgeschehen, sondern auch im langwierigen Genesungsprozess oder, bei einem negativen Verlauf, die bestehen bleibende hohe Pflegebedürftigkeit Betroffener.

Zunehmende Lernanforderungen

Effizienz · Die Verdichtung der Arbeit, Multitasking, Umsetzung neuer medizinischer Erkenntnisse, Beschleunigung von Arbeitsabläufen, fortschreitende Technisierung, Effektivitätssteigerung von Dienstleistungs- und Kommunikationsprozessen bei steigender Komplexität der Aufgaben stellt zunehmende und beschleunigte Lernanforderungen an die Pflegekräfte.

Ausbreitung multiresistenter Keime

Krankenhaushygiene · Die große Verbreitung multiresistenter Keime in Krankenhäusern und Pflegeeinrichtungen ist zu einem viel größeren Problem herangewachsen, als es vor zehn Jahren der Fall war. Es gibt inzwischen hochinfektiöse, mehrfach resistente Keime, deren Ausbreitung nur durch gezielte hygienische Pflege (Isolation), medizinische Therapie, geeigneter Desinfektion und in Zusammenarbeit mit dem Gesundheitsamt eingegrenzt werden kann. Diesen vermehrten Arbeitsanforderungen wird personell nicht oder nur selten Rechnung getragen, all diese zusätzlichen Arbeiten müssen mit der gleichen oder sogar mit reduzierter Stellenzahl geschafft werden. Aktuelle Hygieneverordnungen müssen zeitnah umgesetzt werden. Das erfordert eine Umstrukturierung vieler Pflegeabläufe.

5.2 Wie belastet sind wir? Der Stressreport Deutschland 2012

Alle fünf bis sechs Jahre unternimmt die Bundesanstalt für Arbeitsschutz und Arbeitsmedizin eine umfangreiche Befragung. Die wichtigsten Ergebnisse werde ich kurz aufführen.

Die Befragungen, die im Rahmen des Stressreportes vorgenommen werden, verfolgen die Zielsetzung, den Prozess der ständigen Veränderungen im Arbeitsumfeld unter dem Hauptgesichtspunkt der gesundheitlichen Belastungen für Arbeitnehmer zu erfassen und darzustellen. Vor diesem Hintergrund werden Arbeitsbedingungen, Arbeitsbelastungen, Kenntnisanforderungen, Weiterbildungsbedarf, Tätigkeitsschwerpunkte usw. thematisiert.

Beanspruchung – gesundheitliche Beschwerden

Zusammenhänge, die zwischen belastenden Arbeitssituationen und negativen gesundheitlichen Folgen bestehen, kommen in diesem Report zum Ausdruck. Diskussionen in der Wissenschaft, Öffentlichkeit und Politik gehen von der Annahme aus, dass immer mehr Erwerbstätige durch steigende Anforderungen und zunehmende Belastungen am Arbeitsplatz an Stress und anderen psychischen und körperlichen Belastungen leiden. Die Folge davon sind zunehmende Krankheitszahlen und insgesamt sinkende Belastbarkeit.

Der Stressreport macht eine Bestandsaufnahme, in welchem Umfang Beschäftigte in Deutschland durch ihre Arbeit psychisch belastet sind. Weiterhin stellt er auch positive Aspekte heraus, Bedingungen, die sich als kraftsparende oder kraftausbauende Ressource erwiesen haben. Die Befragung bildet das gegenwärtige subjektive Stresserleben von Arbeitnehmern wissenschaftlich ab. Sie lässt auch Rückschlüsse zu, inwieweit sich dieses Stresserleben in Relation zu vorherigen Befragungen verändert (Lohmann-Haislah 2012).

Im Zeitraum Ende der 1990er Jahre bis Anfang der Jahrhundertwende fiel ein enormer Anstieg der Belastungswerte im psychischen Bereich auf. Die große Anzahl von Krankheitstagen aufgrund psychischer Beeinträchtigung sowie ein Anstieg der Frühberentungen aus gleicher Ursache verursachen enorme Kosten. Es ist eine positive Entwicklung, dass man sich auf ministerialer Ebene diesem Thema annimmt. 2012 waren in Deutschland psychische Störungen für mehr als 53 Millionen Krankheitstage verantwortlich. Bereits 41 % der Frühberentungen haben psychische Ursachen. Durch Programme von Bund, Ländern und Berufsgenossenschaften in einer gemeinsamen Arbeitsschutzstrategie (Handlungshilfen, Beratungsangebote) sollen Unternehmen und Beschäftigte bei dem Erhalt und der Förderung von Arbeits- und Beschäftigungsfähigkeit unterstützt werden. Darauf gehe ich weiter unten in diesem Kapitel ein.

Befragungsinhalte

Wirft man einen Blick auf die Inhalte der Befragung, so fällt eine umfangreiche, auf Grundlage neuester Forschungserkenntnisse angelegte Ausarbeitung positiv auf. Es werden Aussagen zu Arbeitsinhalten in Bezug auf deren Belastungsfaktoren erhoben. Es werden vorhandene Ressourcen sowohl in Bezug auf den Handlungsspielraum als auch in Bezug auf die soziale Unterstützung in die Befragung einbezogen. Die Entwicklung von beruflichem Stress als Prozess der letzten zwei Jahre wird erhoben und auch das Erleben von Über- und Unterforderung. Beschwerden körperlicher und psychischer Art werden einbezogen, eine eigenständige Unterkategorie bildet hierbei der Punkt »emotionale Erschöpfung und körperliche Erschöpfung«. Es lohnt sich, als Leser selbst in diese Studie zu schauen (Lohmann-Haislah 2012; www.baua.de). Ein Bewusstsein über die Burnout-Problematik ist also an oberster Stelle angekommen – eine begrüßenswerte Entwicklung.

Ergebnisse

Es kann an dieser Stelle zwar nicht die Aufgabe sein, diese sehr komplexe Studie zu referieren, allerdings möchte ich einige Ergebnisse kurz skizzieren, die im Zusammenhang unserer Thematik von Belang sind.

Leistungsdruck

Starker Termin- und Leistungsdruck

Es hat sich gezeigt, dass die Problematik des negativ empfundenen Termin- und Leistungsdruckes sehr häufig auftritt. Das wirkt sich auf die Gesundheit aus. Der Zusammenhang zwischen hoher Arbeitsintensität und Gesundheitsbeeinträchtigungen wurde in etlichen Studien bearbeitet und belegt.« Hohe Arbeitsintensität hat sich als Risikofaktor für Erholungsunfähigkeit, Erschöpfung, kardiovaskuläre Erkrankungen bis hin zu depressiven Störungen erwiesen (Rau et al. 2010). Hierbei zeigt sich ein besonders deutlicher Zusammenhang zwischen erlebtem, »starkem Termin- und Leistungsdruck« und körperlicher/emotionaler Erschöpfung sowie psychovegetativer Beschwerden wie Niedergeschlagenheit, nächtliche Schlafstörungen, Nervosität und Reizbarkeit. In Zahlen ausgedrückt zeigt sich folgendes Bild:

62

- In der Gruppe Befragter, die sich den Anforderungen am Arbeitsplatz hinsichtlich der Arbeitsqualität und des Arbeitspensums (Quantität) gewachsen fühlen, geben 46 % trotzdem starken Termin- und Leistungsdruck als Belastung an.
- In der Gruppe Befragter, die ihr Arbeitspensum gut schaffen, sich aber durch Qualitative Arbeitsanforderungen überlastet fühlen, geben 52 % an, unter starkem Termin- und Leistungsdruck zu leiden.
- In der Gruppe Befragter, die die qualitativen Arbeitsanforderungen gut bewältigen können, bei denen aber das Arbeitspensum zu Überforderungen führt, sind es 79 %, die starken Termin- und Leistungsdruck als Belastungsqulle angeben.
- In der Gruppe Befragter, die sich sowohl in qualitativer als auch in quantitativer Hinsicht bei ihrer Tätigkeit überfordert fühlen, sind es ebenfalls 79 %, die starken Belastungen durch Termin- und Leistungsdruck angeben.
(Junghans 2012)

Aus Termin- und Leistungsdruck erwächst die Arbeitsweise des Multitasking. Aber auch hier zeigt die Studie, dass es gerade als besonders belastend erlebt wird, ständig mehrere Dinge zur gleichen Zeit tun zu müssen. Studien zeigen auch, dass Multitasking zu einer erhöhten Fehlerquote führt, wobei es viel Arbeitszeit in Anspruch nimmt, diese Fehler wieder zu beheben. Das menschliche Gehirn ist für Multitasking nur bedingt geeignet (Väth 2012).

Gerade im Pflegeberuf ist dieser oben beschriebene Aspekt von großem Belang – ich denke, Sie als Leser werden sich in diesen Ausführungen wiederfinden.

Arbeitszeit

Es ist nicht erstaunlich, dass auch der Stressreport 2012 herausfindet, dass mit der Höhe der wöchentlichen Arbeitszeit auch die gesundheitlichen Belastungen stärker werden.

> »Im Rahmen der Analyse des Einflusses der Arbeitszeitdauer auf Grundlage der vorliegenden Daten wurden vier Gruppen gebildet (weniger als 34 Stunden, 35–39 Stunden, 40–47 Stunden und 48 Stunden Arbeitszeit pro Woche und mehr). Im Vergleich zeigt sich, dass die Nennung psychischer Belastungsfaktoren in einem deutlichen Zusammenhang zur Dauer der Arbeitszeit (Stressreport Tabelle 41) steht. Bei neun der zwölf in der Befragung erfassten Kriterien zu Aspekten der psychischen Belastung ist der Anteil der betroffenen Beschäftigten mit Arbeitszeiten von 48 Stunden und mehr am höchsten. Am deutlichsten sind die Zunahmen der wahrgenommenen Belastung für ›starken Termin- und Leistungsdruck‹, ›verschiedenartige Arbeiten gleichzeitig betreuen‹ und ›arbeiten an Grenze der Leistungsfähigkeit‹.« (Brenscheidt & Beermann 2012)

Auch wenn keine Überstunden gemacht werden, kommt es in der Pflege durch Wochenenddienste regelmäßig vor, dass die Wochenarbeitszeit sehr hoch ist. Der Freizeitausgleich dafür wird dann später gegeben. So bestehen auch bei Teilzeitmodellen Phasen sehr starker Arbeitsbelastung gegenüber den Erholungsphasen. Pflegende können sich auf keine gleichbleibend starke Arbeitsanforderung einstellen.

Schichtarbeit

In der Pflege ist es üblich, im Schichtdienst rund um die Uhr zu arbeiten, sonst wäre die lückenlose Betreuung von Hilfsbedürftigen nicht gegeben. Es existieren die unterschiedlichsten Arbeitszeitmodelle (geteilter Dienst, Sechstagewoche, Fünftagewoche usw.). Alle Arbeitszeiten, die sich außerhalb der »normalen« Arbeitszeit werktags bewegen, werden als belastend erlebt. Arbeitnehmer im Schichtdienst nennen allerdings mehr und andere Belastungspunkte als Arbeitnehmer, deren Arbeitszeit nur wenig zeitversetzt ist. Im Bereich der psychovegetativen Beeinträchtigungen ergeben sich die stärksten Korrelationen zur Dreischichtarbeit mit Nachtdienst. Brenscheidt und Beermann fordern daher die Berücksichtigung arbeitswissenschaftlicher Erkenntnisse bei der Gestaltung der Nacht- und Schichtarbeit (Brenscheidt & Beermann 2012).

Diese Ergebnisse überraschen nicht – sie spiegeln wider, welchen Belastungen Pflegekräfte tagtäglich ausgesetzt sind, und legitimieren sozusagen diese Empfindungen.

Durch intelligente Umstrukturierungen von Arbeitsaufgaben könnte man die Pflegekräfte teilweise entlasten. Zum Beispiel wird noch häufig gerade dem Nachtdienst aufgebürdet, alle unerledigten Dinge des Tages abzuarbeiten. Noch immer gibt es Einrichtungen, in denen die Patienten nachts routinemäßig gewaschen werden oder in denen nachts die normale Grundpflege stattfindet – gerade dann, wenn der menschliche Organismus am wenigsten leistungsfähig ist.

Denkbar wäre es, in den Phasen, in denen man erwiesenermaßen ein Leistungstief hat, nur im Bedarfsfall komplexe, reaktionsschnelle oder sehr anstrengende Tätigkeiten zu planen (▶ Kap. 6.9).

Führungsstil

Die Betrachtung des Themenfeldes »Führungsstil« erfolgte im Stressreport unter zwei Gesichtspunkten, nämlich den direkten Auswirkungen des Führungsverhaltens auf die Arbeitnehmer und die Arbeits- und Gesundheitssituation der Führungskräfte selbst. Bekannt ist mittlerweile, dass ein unterstützender, wertschätzender und partizipationsorientierter Umgang mit den Mitarbeitern sowie eine förderliche Gestaltung der Arbeitsbedingungen, z. B. durch klare Zielvorgaben und konstruktives Feedback, das Arbeitsklima positiv beeinflusst und somit das Stresserleben reduziert. Stiljanow (Stiljanow 2012) bemängelt allerdings, dass diese Kenntnisse nicht hinreichend umgesetzt würden. Er benennt als wichtiges Forschungs- und Entwicklungsfeld, Barrieren und fördernde Bedingungen für gesundheitsförderliches Führen in Unternehmen zu identifizieren und daraus entsprechende Gestaltungsansätze abzuleiten. Dabei propagiert er es, die

Führungskräfte selbst zu unterstützen und zu schulen und dafür genügend Kapazität zur Verfügung zu stellen. Denn nur so können Führungspersonen ihre Mitarbeiter optimal fördern und gesund erhalten.

> »Tatsächlich ist aber gerade die Tätigkeit von Führungskräften durch Zeitmangel und ein hohes Maß an Anforderungen gekennzeichnet. Trotz ebenfalls hoher Handlungsspielräume bergen diese Anforderungen – insbesondere in Kombination – Gesundheitsrisiken für die Führungskräfte und können sich darüber hinaus auch negativ auf die Mitarbeiterführung auswirken. Dies erfordert seitens der Unternehmensleitung eine verstärkte Beachtung der Arbeitsbedingungen von Führungskräften in der betrieblichen Gesundheitspolitik. Dazu gehören auch die gesundheitsförderliche Führung von Führungskräften und – weiter gedacht – die Etablierung einer hierarchieübergreifenden gesundheits- und produktivitätsförderlichen Führungskultur.« (Stilijanow 2012)

Nur eine Führungskraft, die selbst gesund ist, ihre Arbeitsanforderung bewältigen kann und kompetent weitergebildet wird, kann mit dem wertvollen Kapital, nämlich mit der Gesundheit seiner Arbeitnehmer langfristig achtsam umgehen.

Präsentismus

Wenn ein Arbeitnehmer erkrankt und daher nicht an seinem Arbeitsplatz erscheint, so bezeichnet man dies als »Absentismus«. Eine Krankschreibung vom Arzt legitimiert diesen Zustand. Da die Krankenkassen über die Arbeitsunfähigkeitstage informiert werden, gibt es eine gute Datenlage, auch bezüglich der Art der Erkrankungen, die vermehrt zu Fehlzeiten führen.

Anwesenheit am Arbeitsplatz trotz Krankheitszeichen

Das gegensätzliche Phänomen wird als »Präsentismus« bezeichnet und benennt das Verhalten, am Arbeitsplatz zu erscheinen, obwohl sich der Arbeitnehmer eigentlich krank fühlt und es seiner Gesundheit zuträglich gewesen wäre, zu Hause zu bleiben. Häufig werden in diesen Fällen Schmerzmedikamente oder auch fiebersenkende Mittel bis hin zu Antibiotika eingenommen, um weiterhin arbeiten zu können. Präsentismus ist im Gegensatz zu Absentismus statistisch schwer zu erfassen. Er wird selten wahrgenommen, da der Beschäftigte ja anwesend ist. Präsentismus ist ein relativ neues Forschungsgebiet. Daher liegen bisher noch kaum aussagekräftige Studien vor, die bei der Klärung folgender Fragen helfen könnten:

- Trägt Präsentismus zu schlechterer Gesundheit bei, da der Kranke keine Phase der Rekonvaleszenz hat und sich selbst weiter mit Arbeit belastet?
- Ist Präsentismus ein Anzeichen für einen allgemein schlechten Gesundheitszustand und weist somit auf ein größeres Ausmaß an Erkrankungen hin?

Befragungsergebnisse im Stressreport gehen allerdings in die Richtung, dass signifikant mehr Beschwerden angegeben werden, je häufiger berichtet wird, öfter und länger krank zur Arbeit gegangen zu sein.

Bisher ging man davon aus, dass eine Anwesenheit am Arbeitsplatz mit normaler Produktivität am Arbeitsplatz gleichzusetzen sei. Daher wurde dieses Verhältnis, das ca. 20 % aller Beschäftigten betrifft, bisher nicht beachtet. Inzwischen mehren sich aber auch die ökonomischen Argumente, die zur Erforschung von Präsentismus legitimieren. Die Leistungsfähigkeit krank arbeitender Angestellter ist eingeschränkt. Die Fehlerquote nimmt zu, und z. B. durch Ansteckung von Kollegen bei einer infektiösen Erkrankung werden andere Arbeitsausfälle verursacht.

Auch in anderer Literatur wird dem Phänomen Präsentismus Aufmerksamkeit gewidmet. So beschreibt Jahn (Jahn in Windemuth 2014) eine Studie (Schultz & Edington 2007), in der die indirekten Kosten aufgrund von Produktivitätseinschränkungen, geringere Arbeitsqualität, doppelt so hoch seien wie die Kosten, die Absentismus verursacht. Schwer erfassbar sind diese Folgen gerade auch in Gesundheitsberufen. Wie schnell überträgt man z. B. einen Grippevirus an seine Kollegen, die dann auch erkranken. Die kleine Erkältung einer Pflegekraft kann bei infektanfälligen, bettlägerigen Patienten z. B. eine Pneumonie hervorrufen, welche dann Behandlungskosten verursacht.

Die Gründe für Präsentismus sind vielfältig. Angst vor Arbeitsplatzverlust, Angst vor negativen Folgen, Kollegialität, Vermeidung von Arztbesuchen, Überschätzung der eigenen Leistungsfähigkeit, Verdrängung von Krankheit können Einfluss auf das Präsentismusverhalten nehmen.

Ich interpretiere es als sehr positive Entwicklung, dass das Phänomen Präsentismus Beachtung in der Forschung findet, zeigt sich doch daran, dass Belastungen am Arbeitsplatz mittlerweile sehr vielschichtiger untersucht werden, als es noch vor einigen Jahren der Fall war.

Eigene Erfahrung: Neulich habe ich einen Antrag auf eine ambulante Rehabilitationsmaßnahme ausgefüllt. Es hat mich sehr erstaunt, dass ich unter anderem die Frage zu beantworten hatte, ob es vorkommt, dass ich zur Arbeit gehe, obwohl ich mich eigentlich kranke fühlen würde, und wenn ja, warum das der Fall sei. So ist die Problematik des Präsentismus also schon an die Basis durchgedrungen und nicht in statistischen Forschungsergebnissen steckengeblieben. Ich wage einmal die Hypothese, dass Präsentismus auch in den Pflegeberufen weit verbreitet ist.

Restrukturierung

Unter Restrukturierung versteht man Umwandlungsprozesse. Im Gesundheitssektor fällt darunter die zunehmende Privatisierung von Krankenhäusern, die von großen Unternehmen übernommen werden. Arbeitsverträge werden dabei verändert – nicht immer zum Vorteil der Arbeitnehmer. Weiterhin werden Arbeitsabläufe ökonomisiert, Stellen werden umverteilt oder gestrichen. Vormals kleine Einheiten werden zu großen Einheiten zusammengefasst. Pflegende arbeiten in Pflegepools, ohne »Heimat-station«. Es kommt zu erheblichen Veränderungen der Arbeitsabläufe.

Der Stressreport zeigt auf, dass mit Restrukturierungsprozessen Arbeitsdruck und Arbeitsanforderungen zunehmen. Beschäftigte in re-organisierten Unternehmen berichten sehr viel häufiger von psychischen Belastungen als Beschäftigte aus Unternehmen, die nicht reorganisiert wurden. »Es liegt sowohl aufgrund der Befunde in der Literatur als auch aufgrund der hier vorgestellten Ergebnisse die Vermutung nahe, dass Re-organisation Auswirkungen auf die Belastungs-, Beanspruchungs- und Gesundheitssituation von Beschäftigten hat.« (Köper 2012)

Psychosoziale Belastungen

Dass psychosoziale Belastungen am Arbeitsplatz Auswirkungen auf die Gesundheit haben, ist hinlänglich bekannt. Besonders gut beforscht ist in diesem Zusammenhang das Feld der Herz-Kreislauf-Erkrankungen. Diese Erkrankungen bilden immerhin die zweithäufigste Todesursache in Deutschland. Die verbesserte medizinische Versorgung führte in den letzten Jahrzehnten dazu, dass die Zahl der Arbeitnehmer anstieg, die trotz einer solchen Erkrankung weiterhin berufstätig sein können. Der Anteil an Herz-Kreislauf-Erkrankungen, der durch arbeitsplatzbezogene Prävention ver-mieden werden könnte, wird auf bis zu 18 % geschätzt. In asiatischen Ländern werden akute Krankheitsgeschehen wie Schlaganfall oder Herz-infarkt teilweise als Berufserkrankungen anerkannt.

Es wird auch diskutiert, inwiefern psychische Belastungen bei der Arbeit einen ungesunden Lebenswandel (z. B. schlechtes Essverhalten, Rauchen, Alkoholkonsum, mangelnde Bewegung) begünstigen, was indirekt zu Ge-fäßveränderungen und daraus resultierenden Herz-Kreislauf-Erkrankun-gen führt.

Ganz deutlich wird der Zusammenhang zwischen beruflichem Stress und dessen Auswirkungen auf das Herz-Kreislaus-System beschrieben, und es wird betont, die Möglichkeiten der Prävention auszubauen und zu nutzen. Ebenso sollte die Förderung von Gesundheit im betrieblichen Zu-sammenhang stärker in den Fokus rücken (Backé, Latza & Schütte 2012).

Zusammenfassung auffälliger Befunde

An dieser Stelle möchte ich die auffälligen Belastungsfaktoren der Befunde in Berufen des Gesundheits- und Sozialsektors dieser Studie auflisten. Hieraus ergibt sich ein recht guter Überblick über das gegenwärtige Belastungsprofil, wenngleich die Belastungen im zwischenmenschlichen Bereich durch den Umgang mit alten, kranken Menschen, worauf der Hauptaugenmerk dieses Buches liegt, keinen Eingang in diese Studie ge-funden haben. Es wird demnach als besonders belastend empfunden:

- verschiedene Arbeiten gleichzeitig betreuen zu müssen
- unter starkem Termin- und Zeitdruck zu arbeiten
- ständig wiederkehrende Arbeitsvorgänge zu absolvieren
- Störungen und Unterbrechungen bei der Arbeit berücksichtigen zu müssen
- sehr schnell arbeiten zu müssen
- Verfahren zu verbessern und Neues auszuprobieren
- detailliert vorgeschrieben Arbeitsbeschreibungen einzuhalten (Standards)
- an der Leistungsgrenze zu arbeiten
- Schicht-, Wochenend-, Feiertags- und Nachtarbeit sowie Bereitschaftsdienste zu absolvieren
- häufigen Pausenausfall zu kompensieren oder keinen Einfluss darauf zu haben, wann Pausen gemacht werden können
- befristete Arbeitsverhältnisse auszuhalten
- eine negative wirtschaftliche Lage des Betriebes auszuhalten
- keinen Einfluss auf die Arbeitsmenge zu haben
- wenn es in den letzten zwei Jahren zu Umstrukturierungen kam
- keine Hilfe und Unterstützung von Vorgesetzten zur Verfügung stand
- quantitative und qualitative Überforderung zu kompensieren

Insgesamt wurde häufig über einen subjektiv schlechten Gesundheitszustand geklagt, es lag häufig jeweils mindestens eine muskuloskelettale oder psychovegetative Beschwerde vor, und es wurde über emotionale und körperliche Erschöpfung geklagt. Viele Pflegekräfte finden sich hierin wieder und können diese wissenschaftliche Erhebung subjektiv nachvollziehen. Die Nachricht, die dahinter steckt, könnte man salopp so formulieren: »Die Politiker im Gesundheitswesen wissen eigentlich Bescheid, wie es Pflegekräften geht.«

Welche praxisnahen Verbesserungstendenzen gibt es?

Etablierung von betrieblichem Gesundheitsmanagement

Hat sich denn nun für das Pflegepersonal auch etwas zum Besseren entwickelt? Die detailliertesten Erhebungen machen wenig Sinn, wenn sich in der Praxis nichts verändert. Durch Veränderungen im Arbeitsschutzgesetz und im Sozialgesetzbuch wurden im November 2008 die gesetzlichen Rahmenbedingungen für die Gemeinsame Deutsche Arbeitsschutzstrategie (GDA) geschaffen.

Die GDA ist eine Art Arbeitskreis, in dem sich Vertreter von Bund, Ländern und Unfallversicherungsträgern zusammenfinden, um die Stärkung und Sicherung am Arbeitsplatz weiterzuentwickeln. Als Ziel wurde formuliert, die bereits bestehenden Arbeitsschutzmaßnahmen einheitlich und transparent zu regeln und ihre Umsetzung am Arbeitsplatz nachhaltig voranzutreiben.

In diesem Rahmen erstellen die Beteiligten Verbände Arbeitsprogramme für jeweils vier bis fünf Jahre, die besondere Themenschwerpunkte ins Zentrum rücken. Ein Punkt des umfassenden Arbeitsprogrammes 2008–2012 beinhaltet »Sicherheit und Gesundheitsschutz bei der Pflege«. Ziel des

68

Arbeitsprogramms war es, die Häufigkeit von Muskel-Skelett-Belastungen und -Erkrankungen (MSE) zu verringern. Verbunden damit wollten die Projektpartner einen systematisch angelegten Arbeitsschutz in den Unternehmen der Pflege fördern und psychische Belastungen senken.

Erforderlich waren Maßnahmen, die es den Betrieben ermöglichen, sich zu informieren, fortzubilden und den betrieblichen Arbeits- und Gesundheitsschutz eigenständig zu verbessern. Ziel des gemeinsamen Engagements der Träger ist es: Möglichst viele Betriebe in relativ kurzer Zeit zu erreichen und den Unternehmen attraktive Angebote zu machen. Die beteiligten Institutionen entschieden sich für folgende Präventionsangebote:

- einem Online-Selbstbewertungsinstrument für Management und Führungskräfte in der stationären und ambulanten Pflege sowie der Pflege in Kliniken,
- regionalen Informationsveranstaltungen der GDA-Träger zu den Themen und Maßnahmen des Arbeitsprogramms Pflege,
- Schulungen von Führungskräften und Multiplikatoren durch die Unfallversicherungsträger (UVT),
- Betriebsbesichtigungen zur Beratung und Überwachung. Diese Betriebsrevisionen dienten darüber hinaus der Evaluation der Ergebnisse der Selbstbewertung.

Begleitet wurden die Maßnahmen von einer Kommunikationskampagne unter dem Titel gesund-pflegen-online.de. Die Online-Selbstbewertung steht Unternehmen der Pflege über das Ende des Arbeitsprogramms hinaus zur Verfügung.

Im Arbeitsprogramm 2013–2018 stehen die Themen: Organisation, Muskel- und Skeletterkrankungen (MSE) und Psychische Belastung im Mittelpunkt. Um die Präventionskultur zu verbessern, sollen im Themenbereich der Skeletterkrankungen:

- die Anzahl der Betriebe mit ergonomisch optimierten Arbeitsplätzen, -stätten und -abläufen erhöht werden,
- mehr Betriebe ein Betriebliches Gesundheitsmanagement (BGM) installieren,
- Arbeitsorganisation und Führungskompetenz mit Blick auf das Thema MSE verbessert werden,
- mehr Gefährdungsbeurteilungen zu physischen und psychischen Belastungen durchgeführt werden,
- die Wahrnehmung der arbeitsmedizinischen Vorsorge erhöht werden,
- mehr Beschäftigte die betrieblich geförderten MSE-Präventionsangebote nutzen, um ihre Gesundheitskompetenz zu verbessern.

Im Bereich psychische Belastungen heißt es:

>Der Anstieg von Arbeitsunfähigkeitstagen und Frühverrentungen, die auf psychische Belastungen zurückzuführen sind, ist alarmierend. Hinzu kommt, dass es

vielerorts an dem Wissen um die richtigen Präventionsmöglichkeiten fehlt. Hier setzt das GDA-Arbeitsprogramm an. Ziel ist es, die betrieblichen Akteure umfassend zu informieren und zu qualifizieren, darunter Unternehmer, Führungskräfte, Personalvertretungen sowie Verantwortliche für den Arbeits- und Gesundheitsschutz.« (www.gda-portal.de)

Um Gesundheitsstörungen und psychische Erkrankungen im Betrieb zu vermeiden, wird das Arbeitsprogramm die Unternehmen bei der Gestaltung ihrer Arbeitsbedingungen unterstützen. Hierzu werden flächendeckende Angebote und Instrumente entwickelt, die Betrieben und Beschäftigten ein frühzeitiges Erkennen von psychischen Risikofaktoren leichter machen sollen. Dabei setzt das Arbeitsprogramm folgende Schwerpunkte:

- Hilfen für Betriebe
  - praxisgerechte Unterstützungsangebote für Betriebe und Beschäftigte zur menschengerechten Arbeitsgestaltung
  - Hilfestellungen zur Durchführung der Gefährdungsbeurteilung bei psychischen Belastungen
  - Verbreitung guter Praxisbeispiele, Information, Motivation und Qualifikation
  - Erarbeitung von Fachinformationen und Schulungsangeboten für Führungskräfte, Beschäftigte und Betriebsärzte sowie Fachkräfte für Arbeitssicherheit
  - Qualifizierung der Beauftragten für den Arbeits- und Gesundheitsschutz
  - Presse- und Öffentlichkeitsarbeit zur Prävention von Gesundheitsrisiken durch psychische Belastungen im Betrieb
- Überwachung und Beratung
  - bei der Einbeziehung der psychischen Belastungen in die betriebliche Gefährdungsbeurteilung
  - bei der gesundheitsförderlichen Gestaltung der Arbeitszeit
  - bei der Prävention an Arbeitsplätzen mit dem Risiko von traumatischen Ereignissen, Gewalt sowie Umgang mit »schwierigem Klientel«

(Quelle: http://www.gda-portal.de/de/Startseite.html und folgende)

War es vor einigen Jahren normal, dass der Leistungsausfall von Arbeitnehmern selbstverständlich vom Gesundheitssystem getragen wurde, so zeigen neuere Entwicklungen, dass die Gesundheitspolitik bemüht ist, die Verantwortung für die Mitarbeitergesundheit an die Firmen zurückzudelegieren (z. B. Etablierung von Präventionsmaßnahmen). In Zeiten des demografischen Wandels können Arbeitgeber sich das »Ignorieren« von Burnout-gefährlichen Faktoren nicht mehr leisten (Väth 2012).

Obiges Konzept klingt sehr vielversprechend. Nach meiner subjektiven Einschätzung hat das Fortbildungs- und Präventionsangebot zum Thema Burnout und Stressbewältigung, körperliche Fitness, Rückenschule und vieles mehr in den letzten Jahren deutlich zugenommen. Sowohl in größeren Krankenhäusern, die hausinterne Fortbildungen anbieten, als auch bei Krankenkassen und Berufsgenossenschaften finden sich Angebote, die entweder finanziell unterstützt oder als Arbeitszeit angerechnet werden. Das Stichwort dazu lautet »Betriebliches Gesundheitsmanagement«. Auch wenn der Motor für diese Entwicklung sicher ein wirtschaftlicher ist, ist es begrüßenswert.

Eigene Erfahrung: Bei uns in der Klinik lief über ein halbes Jahr ein Pilotprojekt zum BGM. Es wurden frei wählbare Kurse (Rückenschule, Entspannung, Zumba, allgemeine Fitness etc.) angeboten, die direkt nach dem Frühdienst oder vor dem Spätdienst stattfanden und als Arbeitszeit angerechnet wurden. Diese Kurse wurden gut besucht, und die Mitarbeiter waren zufrieden. Neben dem positiven gesundheitlichen Aspekt freuten sie sich über gesparte Kosten (Kursgebühren, Sportvereinsbeiträge). Als schwierig erwies sich die Dienstplangestaltung. Erst als daraufhin die unterschiedlichen Sportangebote gefächert an allen Tagen der Woche stattfanden, konnte der Dienstplan so angelegt werden, dass jeder an seinem gewählten Kurs teilnehmen konnte. Ich kann nur jedem anraten, solcherlei Angebote anzunehmen.

Ratgeberliteratur

Mir ist aufgefallen, dass die Anzahl guter Literatur zur Verminderung psychischer Belastungen am Arbeitsplatz enorm gestiegen ist. Diese Literatur an dieser Stelle zu rezipieren, würde zu weit führen, behandeln diese Bücher doch die unterschiedlichsten Gesichtspunkte, wie z. B. Windemuth (Windemuth 2014). Damit einher geht die Entwicklung dahin, dass sich Führungskräfte coachen lassen, um ihrer Aufgabe besser gerecht zu werden. Dieser Punkt dient als Indiz dafür, dass sich Arbeitgeber und -nehmer auf allen Ebenen mehr und mehr dieser Problematik annehmen.

5.3   Wie wird die Diagnose Burnout gestellt?

Der Begriff Burnout polarisiert ungemein. Auf der einen Seite stehen die Vertreter der Ansicht, dass es sich bei Burnout nur um einen Modebegriff handelt, der verwendet wird, wenn kein anderer Grund für eine Arbeitsunwilligkeit besteht, auf der anderen Seite stehen die Vertreter der Meinung, dass es endlich an der Zeit wäre, das »Burnout-Syndrom« als eigenständige Krankheitsdiagnose anzuerkennen und in das ICD-10 und in das DSM-IV aufzunehmen. Die Internationale statistische Klassifikation der Krankheiten und verwandter Gesundheitsprobleme (ICD-10 genannt) ist das wichtigste, weltweit anerkannte Diagnoseklassifikationssystem der Medizin. Es wird von der Weltgesundheitsorganisation (WHO) herausgegeben.

Problem: Differenzialdiagnostik

71

Bisher wird Burnout im ICD-10 der Störungsgruppe Z zugeordnet. Unter der Gruppe Z 00–99 sind Faktoren beschrieben, die den Gesundheitszustand beeinflussen. In Folge dessen wird die Inanspruchnahme des Gesundheitssystems nötig. Die Gruppe Z 73 umfasst »Probleme und Schwierigkeiten bei der Lebensbewältigung«, Z 73.0 das Erschöpfungssyndrom »Burnout«. Es wird also als Zusatzkategorie codiert, und dieses erfolgt meist nach klinischem Eindruck. Im zweiten wichtigen Diagnoseklassifikationssystem, dem DSM-IV, kommt Burnout erst gar nicht vor. Viele Forscher und Ärzte sind der Meinung, dass diese Codierung dem Krankheitserleben und den Folgen des Burnouts nicht gerecht wird.

Diagnosestellung

Manz (Manz 2014) hat sich dem Problem der Diagnosestellung angenommen, denn nur, wenn aus medizinischer Sicht eine fundierte Diagnose gestellt werden kann, bekommt eine Krankheit gewissermaßen eine Existenzgrundlage. Vielen Betroffenen würde es helfen, ihre Erkrankung als solche zu sehen und anzunehmen, anstatt als »Drückeberger«, »Sensibelchen« oder »Psychisch instabil« delegitimiert zu werden. Da die Symptome des Burnout-Syndroms wenig spezifisch sind (▶ **Kap. 4.3**), können sich auch andere Krankheitsbilder hinter den Störungen verbergen.

- die »Nicht differenzierte, somatoforme Störung« (IDC-10 F 45.1), wohinter sich unklare körperliche Beschwerden ohne erkennbare organische Ursache verbergen
- die »Neurasthenie« (ICD-10 F 48.0), ein Zustand anhaltender übersteigerter Müdigkeit und Erschöpfung, für den Z 73.0 aber ein Ausschlusskriteruium darstellt
- die »Depression« (ICD-10 F 32.X, F 33.X)
- das »Depersonalisations- und Derealisationssyndrom« (ICD-10 F 48.1)
- die »Anpassungsstörung (ICD-10 F 43.2)
- die »Angststörung« (ICD-10 F 41.X)
- »Angst und depressive Störung vermischt« (ICD-10 F 41.2)
- das »Chronic Fatigue Syndrom« (ICD-10 G 93.3), bei dem eine chronische Müdigkeit verbunden mit körperlichen Beschwerden auftritt

Wird heutzutage eine Burnout-Diagnose gestellt, so wird eine der o. g. Diagnosen mit dem Zusatz Z 73.0 gestellt. Die Behandlung Burnout als Einzeldiagnose wird nicht von den Krankenkassen getragen.

Diese Auflistung verdeutlicht das Problem einer korrekten Differenzialdiagnostik und infolge dessen auch die Problematik der Wahl einer individuellen, hilfreichen Therapie – es besteht zu diesem Thema also noch erheblicher Forschungsbedarf. Aber, und das ist der Grund, warum ich dieses Thema hier so ausführlich aufführe, die Verantwortlichen sind schon dabei, sich in mühevoller Kleinarbeit mit dem Problem der Diagnosestellung über die Beschreibung der vielfältigen Symptome hinaus Gedanken zu machen und Konsequenzen zu ziehen. Auch das Deutsche Ärzteblatt weist auf »die Überschneidungsbereiche mit etablierten psychiatrischen Diagnosen wie Depression oder Anpassungsstörung« hin und bemängelt, dass eine stärkere Abgrenzung des Burnout-Syndroms zu diesen Krankheiten durch die wissenschaftliche Psychiatrie bisher noch nicht stattgefunden hat (Bielmeier et al. 2012).

Abgrenzung Burnout – Depression

Burisch (Burisch 2014) schafft hierbei Abhilfe. In seinem Sinne leiden Depressive an Traumatisierungen, die nicht rückgängig gemacht werden können und in einer Depression reaktiviert werden. Auslöser und Wirkung sind oft nicht eindeutig zu benennen und stehen in keinem nachvollziehbaren Verhältnis zueinander. Ausbrenner hingegen haben prinzipiell lösbare Probleme. Besserung tritt bei Ausbrennern oft ein, wenn aus der Kindheit mitgeschleppte Überzeugungen aufgespürt, hinterfragt und losgelassen werden können. Vorrangige Gefühle in einer Depression sind Melancholie und Trauer. Im Burnout herrschen Wut und Angst vor. Ausbrenner kämpfen zunächst gegen den Zustand aktiv an, Depressive sind dazu nicht in der Lage. Burnout-Betroffene überschätzen ihre Kraft und geben spät auf. Depressive unterschätzen ihre Kraft eher und resignieren leichter vor Anforderungen. Ein Ausbrenner wäre vermutlich geheilt, wenn er sich durch einen Lottogewinn sanieren und aus der ursächlichen Arbeitssituation ausscheiden könnte, einen depressiven Menschen kann Geld nicht heilen.

Rösing (Rösing 2014) hat einen guten, kritischen Überblick über die Forschungslandschaft von Burnout der letzten Jahre geschaffen. Auf Grundlage der Forschung von Dilling und Freyberger (Dilling & Freyberger 1999) plädiert sie dafür, dass man das Burnout-Syndrom am besten als arbeitsbezogene Neurasthenie diagnostisch einordnen sollte, wobei der direkte Bezug zur Arbeitssituation als differenzialdiagnostisches Merkmal dienen könnte. Burnout sollte ihrer Meinung nach nicht als schwache oder krankhafte Reaktion, sondern als adäquate Reaktion auf krankmachende gesellschaftliche Verhältnisse angesehen werden.

5.4   Neue Denkanstöße zu Burnout

Rösing und Burisch kritisieren, dass sich die Burnout-Forschung in einer Sackgasse befindet. Sie bemängeln, dass es, außer weiteren statistischen Erhebungen auf Grundlage des MBI, keine gehaltvollen, neuen Erkenntnisse gibt. Ein Weg, dies zu ändern, sehen beide in eher qualitativen Forschungsansätzen auf Grundlage von Fallbeispielen. Auch müssten ihrer Meinung nach mehr »gesunde« Arbeitnehmer untersucht werden, um die präventiven Ressourcen noch besser fundieren zu können.

Engagement

Ein Forscherteam um Schaufeli (Schaufeli 2003) kam auf die Idee, dem negativen Pol des Burnout-Empfindens einen positiven Gegenpol zu schaffen, den sie unter dem Begriff Engagement zusammenfassen. Sie definieren Arbeitsengagement als eine positive, erfüllende, arbeitsbezogene Geistesverfassung, die durch Vitalität, Hingabe und Absorbiertheit charakterisiert ist.

Vitalität

Vitalität beinhaltet ein hohes Maß an Energie und mentaler Belastbarkeit. Man ist bereit, Anstrengung und Ausdauer in die Arbeit zu investieren.

Hingabe

Unter dem Begriff Hingabe versteht man in diesem Zusammenhang Enthusiasmus, Inspiration, Stolz und Herausforderung. Man ist gefühlsmäßig stark in sein Arbeitsgeschehen involviert.

Absorbiertheit

Absorbiertheit beschreibt einen Zustand völliger Konzentration und ein »Vertieft-Sein« in die Arbeit. Die Zeit vergeht schnell, und man kann sich kaum von ihr lösen. Die Aufmerksamkeit fokussiert sich ganz auf die Arbeit, man empfindet eine anstrengungsfreie Konzentration und innere Freude.

Aus diesen Begriffen wurde ein Fragebogen entwickelt, der dem MBI positiv gegenübersteht. Psychologisch ist es klug, Fragestellungen positiv zu formulieren. Die negativen Fragestellungen (MBI ► **Kap. 4.6**) suggerieren unter Umständen ein negatives Gefühl, das man selbständig nicht so formuliert hätte und auch nicht in dem Maße empfindet. Man kann den negativen und den positiven Pol in einem Kontinuum gegenüberstellen:

Burnout ————————————————— **Engagement**

Emotionale Erschöpfung	Hingabe/Vitalität
Reduziertes Wirksamkeitserleben	Absorbiertheit
Depersonalisation	Selbstauflösung
Die »Anderen« verschwinden hinter der Arbeit als wahrgenommene Individuen	Das »Ich« verschwindet hinter der Arbeit

5.5   Selbstreflexion

Hingabe/Vitalität/Absorbiertheit

Haben Sie oben die genannten geistig-seelischen Verfassungen in Bezug auf Ihre Arbeit schon einmal erlebt? Wenn ja, erinnern Sie sich daran, und beschreiben Sie kurz eine Begebenheit.

_____

_____

_____

Sollte Ihnen in Bezug auf Ihre Arbeit keine Phase oder Begebenheit einfallen, die zu den drei Begriffen passt, dann schauen Sie in Ihrem Privatleben, ob Ihnen diese inneren Haltungen bekannt vorkommen. Es geht hier darum, sich die positiven Gefühle, die mit Engagement verbunden sind, in Erinnerung zu rufen. Darüber hinaus erinnern Sie sich vielleicht dann auch an die Kraft und Energie, die Ihnen dadurch zur Verfügung stand.

An dieser Stelle möchte Ich Ihnen nun den o. g. »positiven« Fragebogen vorstellen (in Anlehnung an die offizielle deutsche Übersetzung in Rösing 2008) – füllen Sie ihn aus.

Arbeitsengagement	ja	manchmal	nein
1. Bei meiner Arbeit bin ich voll Energie			
2. Meine Arbeit ist nützlich und sinnvoll			
3. Während ich arbeite, vergeht die Zeit wie im Fluge			
4. Ich bin von meiner Arbeit überzeugt			
5. Wenn ich arbeite, denke ich kaum an etwas anderes			
6. Meine Arbeit inspiriert mich			
7. Wenn ich morgens aufstehe, freue mich auf meine Arbeit			
8. Ich fühle mich glücklich, wenn ich intensiv arbeite			
9. Ich bin stolz auf meine Arbeit			
10. Ich gehe in meiner Arbeit auf			
11. Wenn ich arbeite, kann ich mich lange konzentrieren			
12. Meine Arbeit ist eine Herausforderung für mich			
13. Bei meiner Arbeit bin ich geistig flexibel			
14. Ich kann mich nur schwer von meiner Arbeit lösen			
15. Bei meiner Arbeit halte ich immer durch, auch wenn es mal nicht so gut läuft			

Da es an dieser Stelle um eine individuelle Einschätzung geht, stehen nur die Pole »ja«, »manchmal« und »nein« zur Auswahl, für statistische Erhebungen steht eine differenziertere Skala zur Verfügung. Erinnern Sie sich nun an den Burnout-Selbsttest in Kapitel 4.6, den Sie auf ähnliche Weise für sich ausgefüllt hatten.

Bewertung   Manche Fragen sind meiner Ansicht nach sehr idealistisch ausgedrückt und
bergen die Gefahr, durch überhöhten Energieaufwand in den Erschöp-
fungszustand zu geraten (▶ **Kap. 4**). Wenn man jedoch ab und zu Momente
erlebt, in denen man obige Fragen mit »ja« beantworten kann, können
diese kraftspendend sein. Optimal und real scheint es mir daher, wenn man
die meisten Kreuze im Bereich »manchmal« gesetzt hat.

> **Versuchen Sie nun, sich selbst auf dem o. g. Kontinuum zwischen den
> beiden Polen einzuschätzen, und markieren Sie die gewählte Stelle.**
>
> Burnout ———————————————— Engagement

Bewertung   Der grobe Mittelbereich ist der »Normalbereich«, von täglichen Schwankungen abgesehen. Dauerhaft ist keines der beiden Extreme gesundheitsförder-
lich. Ich rate Ihnen, diese Einschätzung unter Zuhilfenahme der beiden
Fragebögen in größeren Abständen zu wiederholen, dann bekommen Sie
einen Eindruck darüber, in welche Richtung Ihre persönliche Entwicklung
geht. Sollte Ihre Einschätzung in die Burnout-Richtung abdriften, empfehle
ich Ihnen, rechtzeitig therapeutische Hilfe zu suchen. Dieser Zeitpunkt wird
Ihnen durch Ihre eigene Analyse schneller bewusst.

Auch wenn Sie dauerhaft im positiven Extrembereich liegen, sollten Sie sich
fürsorglich selbst betrachten. Die Gefahr ist dann groß, die Kraftreserven über
die Maßen zu strapazieren. In diesem Fall hilft es, dieses Buch nach und nach
durchzuarbeiten und die eigenen Handlungsmotive kritisch zu hinterfragen.

Subjektive Arbeitsplatzanalyse

Im vorausgegangenen Kapitel wurden Studienergebnisse zu Belastungsfaktoren am Arbeitsplatz referiert. Analysieren Sie nun an dieser Stelle, wie
Sie Ihren Arbeitsplatz und Ihr Wohlbefinden dort einschätzen.

> **Welche technischen Erneuerungen/Umstrukturierungen gab es in den
> letzten zwei Jahren an Ihrem Arbeitsplatz?**
>
> _____
>
> _____
>
> _____
>
> **Welche Gefühle Ihrerseits begleiteten diese Erneuerungen?**
>
> _____
>
> _____
>
> _____

Wie stehen Sie jetzt dazu?

_____

_____

_____

Veränderungen fallen manchmal schwer, besonders, wenn man nicht weiß, was auf einen zukommt. Leicht fühlt man sich schon im Vorfeld überfordert. Hat man sich aber erst einmal eingearbeitet, entdeckt man vielleicht auch die positiven Seiten der Veränderung und bewertet die Dinge ganz anders. Wenn das bei Ihnen auch der Fall ist, können Sie aus dieser Erfahrung viel Nutzen ziehen. Sie können Stress minimieren, indem Sie sich, wenn das nächste Mal Erneuerungen anstehen, daran erinnern, dass sich Ihre Sichtweise nach einer gewissen Einarbeitungszeit relativiert.

Was bedeutet für Sie »Leistungsdruck«?
    Bitte füllen Sie diesen Begriff mit Inhalten im Zusammenhang mit Ihrer Arbeit.

_____

_____

_____

Wie häufig nehmen Sie Leistungsdruck wahr?

täglich ☐   wöchentlich ☐   seltener ☐

Pflegekräfte müssen generell und jeden Tag sehr effizient und schnell arbeiten. Meist ist der Stellenschlüssel knapp, und die Stationen sind unterbesetzt. Versuchen Sie zu differenzieren, welche Faktoren Ihnen am häufigsten Druck bereiten.

1. _____

2. _____

3. _____

4. _____

Konnten Sie Ihren eigenen, Ihren »persönlichen« Leistungsdruck oben nicht in Worte fassen, so bedienen Sie sich dieser generalisierbaren Sachlagen: mehrere Dinge gleichzeitig tun zu müssen, keine Pausen einhalten zu können, ständig schnell arbeiten zu müssen, in Handlungsabläufen gestört

77

zu werden, zu hohen Lernanforderungen gegenüberzustehen, Standards einhalten zu müssen, zu wenig Unterstützung von Vorgesetzten zu bekommen (▶ Kap. 5.2).

Bewertung   Es macht Sinn, ein globales Empfinden von »Druck« näher zu analysieren. Das haben Sie mit der Aufgabe erreicht. Wenn man sich unwohl fühlt, neigt man dazu, die Sachlage zu verallgemeinern (z. B.: »Ach, alles ist so anstrengend …«). Wenn Sie nun hingegen wissen, welche Faktoren Ihnen am meisten zu schaffen machen, sind Sie dem Geschehen nicht mehr ausgeliefert. Sie können selbst etwas zur Druckminderung tun, z. B. bewusst vermeiden, mehrere Dinge gleichzeitig zu beginnen, oder ein mangelhaftes Pausenmanagement gemeinsam mit Kollegen und Vorgesetzten verbessern.

Führungsstil

Welche Attribute charakterisieren den Führungsstil Ihres Vorgesetzten? (Bitte unterstreichen Sie Zutreffendes)

fürsorglich partnerschaftlich autoritär willkürlich transparent

egoistisch diplomatisch respektierend humorvoll akzeptierend

unachtsam durchsetzungsstark ernsthaft ambivalent anteilnehmend

offen sachlich undurchschaubar konfliktscheu unpersönlich

kontaktsuchend neutral machtstrebend klar unsicher spannungsreich

gelassen vertrauensvoll freundlich reglementierend abwartend

ermutigend antreibend kontrollierend vorbildlich authentisch

koordiniert kooperativ chaotisch organiniert zuverlässig

perfektionistisch ausgleichend falsch kreativ begeisterungsfähig

introvertiert anweisend langweilig beratend extrovertiert innovativ

konservativ delegierend überzeugend demokratisch informierend

integrierend fördernd wertschätzend verletzend

Welche drei der gekennzeichneten Attribute bereiten Ihnen am meisten Probleme?

——————————— ——————————— ———————————

Welche drei der gekennzeichneten Attribute werten Sie als besonders positiv?

——————————— ——————————— ———————————

In allen Lebensbereichen, wo Probleme auftauchen, ist es hilfreich, die **Bewertung** Situationen genauer zu betrachten. Obige Übung ist natürlich nur eine kleine Anregung zum Thema »Führungsstil«. Wenn Sie vorher vielleicht Einschätzungen im Kopf haben – wie »Ich habe Probleme mit meinem Chef« oder »Mein Chef ist schwierig« –, so können Sie die Situation jetzt besser differenzieren. Sie haben gemerkt, dass nicht nur schlechte oder nur gute Attribute zutreffend sind, und sind den Eigenschaften auf der Spur, die für Sie besonders belastend sind. Leider können Sie Ihren Chef nicht verändern, aber Sie können für sich selbst Entscheidungen treffen. Schätzen Sie selbst ein, wie wichtig dieser Sektor für Sie ist und ob Sie mit dem Führungsstil Ihres Chefs dauerhaft klarkommen. Ansonsten wäre es immer eine Option, in einen anderen Pflegebereich zu wechseln, zu hospitieren, um herauszufinden, ob man mit dem Führungsstil einer anderen Person besser zurechtkommt.

Zum Abschluss dieses Kapitels, in dem Sie sich einige Gedanken zur Arbeitszufriedenheit gemacht haben, bitte ich Sie, Ihr Wohlbefinden am Arbeitsplatz auf einer Skala von 0–10 einzuschätzen (0 = gar kein Wohlbefinden, 10 = sehr starkes Wohlbefinden).

Liegen Sie mit Ihrer Einschätzung im untersten Bereich, besteht Hand- **Bewertung** lungsbedarf. Es ist an der Zeit, dass Sie sich auf den Weg begeben, um nach Veränderungen zu suchen. Nicht hastig, nicht überstürzt, sondern planvoll und organisiert. Achten Sie darauf, dass Sie selbst aktiv werden und nicht darauf warten, dass andere Ihnen Lösungen anbieten. Mit der Lektüre dieses Buches haben Sie schon einen Schritt in die richtige Richtung getan – im weiteren Verlauf bekommen Sie vielleicht inspirierende Ideen, in welche Richtung Ihr Weg führen kann.

5.6 Literatur

Bielmeier, D./Mattner, E./Groß, R.: Ist »Burn-out« bloße Modediagnose oder ernst-zunehmende Volkskrankheit? In: uncover. Das online Magazin aus der Leipziger Journalistik, 2012, http://www.uni-leipzig.de/journalistik/index.php?id=142&tx_ttnews[tt_news]=556&cHash=b42ab88d43663464c1bef111ac8b8695

Dilling, H.: Taschenführer zur ICD-10 Klassifikation psychischer Störungen : mit Glossar und diagnostischen Kriterien ICD-10: DCR-10 / Weltgesundheitsorganisation. Übers. und Hrsg. von H. Dilling und H.-J. Freyberger nach dem englischsprachigen Pocket Guide von J. E. Cooper, Huber, Bern 1999

Jahn, F.: Absentismus – Präsentismus – zwei Seiten einer Medaille. In: Windemuth, D./Jung, D./Petermann, O. (Hrsg.): Praxishandbuch psychische Belastungen im Beruf. vorbeugen – erkennen – behandeln. Universum Verlag Wiesbaden, 2014

Lohmann-Haislah, A.: Stressreport Deutschland 2012, Psychische Anforderungen, Resourcen und Befinden. Hrsg.: Bundesanstalt fürArbeitsschutz und Arbeitsmedizin, Unter Mitarbeit von: Schütte, M., Beermann, B., Morschhäuser, M., Siefer, A., Burr, H., Bodnar, L., Mit Beiträgen von: Backé, e.-M., Brenscheidt, F., Freude, G., Junghanns, G., Köper, B., Latza, U., Oldenburg, C., Rothe, I., Stilijanow, U., Weißbecker-Klaus, X., Bonifatius GmbH, Paderborn 2012

Manz, R.: Burnout. In: Praxishandbuch psychische Belastungen im Beruf. vorbeugen – erkennen – behandeln. Hrsg.: Dirk Windemuth; Jung, D.; Petermann, O., Universum Verlag Wiesbaden, 2014

Rau, R./Gebele, N./Morling, K./Rösler, U. (2010): Untersuchung arbeitsbedingter Ursachen für das Auftreten depressiver Störungen. [Onlinedokument]. Zugriffsdatum: 28.06.2011. Verfügbar unter: www.baua.de/dok/1085656

Rösing, I.: Ist die Burnout-Forschung ausgebrannt? Analyse und Kritik der internationalen Burnout-Forschung, Kröning Verlag, Asanger, 2008, 2014

Schaufeli, W./Salanova, M./Gonzáles-Roma, V./Bakker, A.: The Measurement of Engagement and Burnout. A two Sample Confirmatory Factor Ananlytic Approach. In: Journal of Happiness Studies, Dodrecht, Kluver, 2002

Väth, M.: Feierabend hab ich, wenn ich tot bin. Warum wir im Burnout versinken. Gabal, Offenbach, 2012

Windemuth, D./Jung, D./Petermann, O. (Hrsg.): Praxishandbuch psychische Belastungen im Beruf. vorbeugen – erkennen – behandeln. Universum Verlag Wiesbaden, 2014

Quellen aus dem Internet

http://www.baua.de/de/Publikationen/Fachbeitraege/Gd68.pdf?_blob=publicationFile
http://www.gda-portal.de/de/Startseite.html

6   Stress und Stressbewältigung

Stress ist eng mit der Entstehung von Burnout verbunden, denn dauerhafte Überbelastung und Überforderung oder ständige Misserfolgserlebnisse, wie beim Burnout-Prozess beschrieben, lösen Stressreaktionen aus. Während Burnout eher die psychische Befindlichkeit als Ursache für die verhaltensbezogenen und körperlichen Reaktionen verantwortlich macht, ist es in diesem Kapitel eher die evolutionsgeschichtlich veranlagte körperliche Stressreaktion, als deren Folge die entsprechenden Gefühle, Gedanken und das Verhalten betrachtet werden.

Jeder kennt Stress, jeder hat bisweilen Stress, und der Begriff ist längst in unsere Alltagssprache eingedrungen. Wenn wir sagen: »Ich bin gestresst« meinen wir zumeist, dass wir uns angestrengt und angespannt fühlen oder dass wir genervt sind. Doch der Begriff Stress birgt weitere Bedeutungen, die sich kaum jemand traut zu äußern, nämlich: »Ich fühle mich überfordert« oder »Ich habe Angst«.

Popularität von Stress

Die Popularität des Phänomens Stress spiegelt sich darin wider, dass viele Institutionen, wie Krankenkassen, Volkshochschulen, Kurse zur Stressbewältigung anbieten. Außerdem greifen Zeitschriften, Bücher sowie Fernsehsendungen dieses Thema auf.

6.1   Woher kommt Stress?

Unsere Vorfahren waren bekanntlich Jäger und Sammler. In ihrer gefahrvollen Umwelt waren sie so mancher brenzligen Situation (Stressor) ausgeliefert. Drei Strategien zur Reaktion standen ihnen damals und stehen uns auch heute noch zur Auswahl: Angriff bzw. Kampf, Flucht oder Totstellen. In Sekundenschnelle wurde die Lage eingeschätzt. Wurde der Mensch durch ein Raubtier bedroht, wurden die Chancen eingeschätzt, die man auf einen Sieg hatte. Standen sie gut, wurde die Strategie Angriff gewählt, anderenfalls wurde die Flucht ergriffen. War man noch nicht entdeckt worden, war vielleicht die Erstarrung eine vielversprechende Reaktion. Diese Art des Krisenmanagements regulierte die Reaktionen in Situationen, in denen es um Leben oder Tod ging und verbesserte die Überlebenschancen. Die Stressreaktion ermöglicht den Menschen, in schwierigen Lagen schnell zu reagieren, und setzt im Körper große

Reaktionsstrategien unserer Vorfahren

81

Energiemengen frei, die zur Flucht oder zum Kampf genutzt werden können. In diesem Sinne könnte man das Reaktionsmuster als eine Art Programm unseres Körpers betrachten, das das Überleben der Menschheit begünstigt hat. Dieses Programm scheint sich in unserer Entwicklungsgeschichte bewährt zu haben, da es auch heute noch in uns steckt.

Stressreaktionen heutzutage

Unsere Umgebung und die Anforderungen, die das Leben an uns stellt, haben sich seit der Urzeit verändert. Aber noch immer laufen die gleichen körperlichen Stressreaktionen in uns ab, als stünden wir einem Bären oder einem Säbelzahntiger gegenüber. Allerdings sind es heutzutage andere Situationen, die wir als bedrohlich einstufen und die eine Alarmreaktion hervorrufen: Arbeiten unter Zeitdruck, Straßenverkehr, Streitereien o. Ä. Unser Körper kann nicht zwischen Situationen unterscheiden, die wirklich unser Leben bedrohen, und solchen, die wir nur emotional als bedrohlich bewerten. Die Reaktion, die dann abläuft, ist immer die gleiche. Die Kraftreserven, die uns die Stressreaktion zur Verfügung stellt, verursacht hinterher große Erschöpfung. Das ist der Grund dafür, dass man sich manchmal so ermattet fühlt, obwohl man sich gar nicht erinnern kann, sich angestrengt zu haben.

6.2 Stressreaktionen

Als Stressreaktion werden alle Prozesse zusammengefasst, die durch einen Stressor in Gang gesetzt werden. Zum übersichtlicheren Verständnis sollen sie hier aus drei Perspektiven betrachtet werden – aus der körperlichen, der verhaltensbezogenen und der geistig-emotionalen.

Körperliche Stressreaktionen

Ausschüttung von Noradrenalin und Adrenalin

Im Gehirn laufen die Nervenstränge der Sinnesorgane zusammen. Melden sie eine Gefahr, wird der Thalamus aktiviert. Durch die Noradrenalinausschüttung des blauen Kerns im Gehirn wird das sympathische Nervensystem, das alle Organe, Muskeln und Blutgefäße in ihrer Funktion beeinflusst, ebenfalls erregt. Das Hormon Noradrenalin übernimmt hierbei die Funktion, die Nachrichten innerhalb des Körpers zu übermitteln. Noradrenalin ist ein Hormon, das für die Signalübertragung zwischen Nervenzellen eine große Rolle spielt. Über die Blutbahn gelangt das Noradrenalin zu dem Nebennierenmark, das für die Ausschüttung von Adrenalin zuständig ist. Die hohe Konzentration von Noradrenalin und Adrenalin sorgt dafür, dass in kürzester Zeit Zucker und Fettreserven geplündert und dem Körper zur Verfügung gestellt werden. Aus dem gleichen Grund schlägt das Herz schneller, wodurch die Muskeln mit mehr Sauerstoff und Energie versorgt werden. Alle Körperfunktionen, die im Alarmfall unangebracht sind, werden gehemmt wie z. B. die Verdauung, die Sexualität, das Schlafbedürfnis oder der Hunger.

Ein zweiter Informationsweg verläuft über den Thalamus zur Hirnanhangsdrüse und von dort aus zur Nebennierenrinde. Das im Gehirn ausgeschüttete Corticotropin-Releasing-Hormon (CRH) regt die Hirnanhangsdrüse dazu an, Corticotropin zu bilden, das anregend auf die Nebennierenrinde wirkt. Dieser Weg arbeitet langsamer und verstärkt dann, wenn sich die auslösende Situation nicht durch die zuvor beschriebene Reaktion meistern lässt. Die im Folgenden beschriebenen Wirkungen verbessern die Überlebenschancen, wenn es beim Kampf oder bei der Flucht zu Verletzungen kommt.

Ausschüttung des CRH

In der Nebennierenrinde wird nun vermehrt Cortisol produziert. Dieses Hormon wirkt im Verletzungsfall entzündungshemmend. Es werden vermehrt weiße Blutkörperchen zur Verfügung gestellt, was die Blutgerinnungsfähigkeit erhöht. Die Fresszellen (Makrophagen) werden ebenfalls durch das Noradrenalin aktiviert. Dadurch kommt es kurzfristig zu einer besseren Immunabwehr. Diese Wirkung wird allerdings nach 30–60 Minuten durch die Wirkung des Cortisols wieder aufgehoben. Durch eine Ausschüttung von Endorphinen wird die Schmerzempfindlichkeit gedämpft. Ist ein bestimmter Cortisol-Pegel im Blut erreicht, wird die Ausschüttung des CRH gebremst und die Stressreaktion gestoppt. Diese Hemmung der Cortisolproduktion kann sogar bis hin zu Hypocortisolismus führen, was möglicherweise den Organismus vor einem Totalzusammenbruch schützt.

Produktion von Cortisol

Adrenalin und Noradrenalin wirken nur im Beisein von Cortisol auf die glatte Muskulatur der Organe (Herz, Verdauung, Blutgefäße). Das Cortisol bewirkt weiterhin, dass die Körperzellen in Stresssituationen wenig auf Insulin reagieren und somit wenig Zucker aufnehmen. Auf diese Weise bleibt mehr Zucker im Blut, der dann dem Gehirn zur Verfügung steht. Gehirnzellen brauchen kein Insulin, um die Zuckermoleküle einzuschleusen. Muskelzellen verbrennen in Stresssituationen Fettsäuren statt Zucker.

Wirkung von Cortisol

Im Folgenden sind die wichtigsten körperlichen Reaktionen bei Stress aufgelistet:

Körperliche Stressreaktionen

- Anstieg der Pulsfrequenz, bessere Herzdurchblutung, Weitstellung der Arterien
- Anstieg des Blutdrucks
- Erweiterung der Bronchien, schnellere Atmung
- Verbesserung der Durchblutung der Skelettmuskulatur, Erhöhung der Muskelspannung
- Bereitstellung von Zuckerreserven (Energie)
- Erhöhung der Blutgerinnungsfähigkeit
- Herabsetzung der Verdauungstätigkeit, Erhöhung der Magensäureproduktion
- Erhöhung der Schweißdrüsentätigkeit
- Einschränkung der Funktionen der Sexualorgane

Insgesamt ist der Organismus durch diese Reaktionen innerhalb kürzester Zeit optimal auf motorische Aktionen (Kampf, Flucht) vorbereitet.

Folgen von Dauerstress

Kommt es allerdings zu dauerhaftem Stress, wirkt sich die Konzentration der Stresshormone im Blut in vieler Hinsicht negativ aus.

Wirkung auf Gehirn/ Gedächtnis

Cytokine, die Botenstoffe, die zwischen den Immunzellen vermitteln, wirken sich auf Dauer negativ auf die Nervenzellen des Gehirns aus. Zu viel Cortisol hemmt die Funktion des Hippocampus, des Teiles des Gehirns, der für unser Gedächtnis verantwortlich ist.

Erhöhte Insulinproduktion

Eine chronische Erhöhung des Insulinspiegels im Blut, die durch die mangelhafte Aufnahme von Zucker in die Zellen verursacht wird, veranlasst die Bauchspeicheldrüse, mehr und mehr Insulin zu produzieren. Hierbei kann es zu einer Art »Erschöpfung« kommen, wodurch das Risiko, an Diabetes zu erkranken, steigt.

Schädigung der Blutgefäße

Ein chronisch erhöhter Blutdruck beschädigt die Blutgefäße. Dadurch lagern sich Fette und Kalk schneller an den Gefäßinnenwänden ab. Es kann so zu Arteriosklerose und zu Infarkten kommen.

Wirkung auf Muskeln

Die Muskeln verbrennen dauerhaft vermehrt Fettsäuren und auch Muskeleiweiß statt Kohlehydrate. Das kann zur Abnahme der Muskelmasse und zu Verspannungen führen.

Magenschleimhautentzündung/Anstieg der Magensäurekonzentration

Die Blutgefäße des Verdauungstrakts werden durch das Noradrenalin verengt. Die geringe Durchblutung begünstigt die Vermehrung von Bakterien, die eine Magenschleimhautentzündung hervorrufen. Zudem kommt es aufgrund der verminderten Verdauungstätigkeit zu einer relativen Erhöhung der Magensäurekonzentration. Diese kann für die Entstehung von Geschwüren im Magen-Darm-Trakt verantwortlich sein.

Abnahme der Testosteronproduktion

Die hohe Cortisolkonzentration im Blut vermindert die Testosteronproduktion. Der Sexualtrieb wird dadurch gemindert. Es kann zu Impotenz oder zu einer Störung des Menstruationszyklus kommen.

Schwächung des Immunsystems

Die Immunabwehr wird bei chronischem Stress (Dauerstress) gemindert, da das Cortisol die Bildung von Immunzellen hemmt. Cortisol hemmt das lymphatische System direkt, durch das die Immunzellen im Körper verteilt werden. Aus diesem Grund nimmt die Infektionsanfälligkeit zu.

Neue naturwissenschaftliche Erkenntnisse

»Stress kann krank machen, besonders, wenn im Organismus die molekulare Maschinerie zu seiner Verarbeitung überfordert ist. Zahlreiche Untersuchungen an Patienten haben das Eiweißmolekül FKBP (FK506bindendes Protein) 51 als sensiblen Regulator bei der Reaktion auf Stress identifiziert. FKB51 bestimmt, wie effektiv die Signalübertragung des Stresshormons Cortisol im Organismus erfolgt und stellt daher einen idealen Angriffspunkt für eine therapeutische Intervention im Krankheitsfall dar.

Wissenschaftler um Holboer entwickelten kleine chemische Substanzen, die die molekulare Funktion von FKBP51 beeinflussen. So ergeben sich neue pharmakologische Angriffspunkte für die gesamte Substanzklasse der FKB Proteine, um zukünftige Medikamente nicht nur im Bereich der Stressregulation zu entwickeln.

FKBP51 spielt bei der Stressreaktion des Körpers eine große Rolle, da es den Glukokortikoidrezeptor hemmen kann. Dieser Rezeptor reagiert dann entsprechend unempfindlicher auf das Stresshormon Cortisol, was eine schwächere Anpassung an Stress bewirkt. Wichtig für diese Interaktion mit dem Glukokortikoidrezeptor ist eine enzymatisch aktive Tasche von FKBP51.

Die Behandlung von Angsterkrankungen und Depressionen mit Antidepressiva ist zwar in der Regel erfolgreich, aber trotzdem nicht zufriedenstellend, denn die therapeutische Wirkung setzt teilweise erst nach Monaten ein. Die Beobachtung, dass Patienten mit bestimmten Veränderungen im FKBP51-kodierenden Gen auf Antidepressiva mit einer schnelleren Genesung reagieren, macht dieses Protein als möglichen medizinischen Angriffspunkt besonders interessant. Hausch, Arbeitsgruppenleiter am MPI für Psychiatrie in München, erforscht daher, wie die biologische Funktion von FKBP51 durch Bindung kleiner Substanzen beeinflusst werden kann, um darüber die Steuerung der eigentlichen Stressreaktion des Organismus normalisieren zu können.« (MPI München, 2012, http://www.mpipskyl.mpg.de/185349/05_FKBP5)

Diese Neuerung, wenn sie denn pharmakologisch beim Menschen einsetzbar sein wird, birgt großes Potenzial, Menschen im Dauerstress oder auch im Burnout (sofern sie auch physiologische Symptome von Dauerstress bieten) zu helfen. Die lebenswichtigen Organfunktionen würden dann zeitnah geschützt, der Leidensdruck erheblich gemindert, bis längerfristig greifende therapeutische Maßnahmen zum Tragen kommen.

Verhaltensbezogene Stressreaktionen

Auch unser Verhalten verändert sich unter Stress. Die Reaktionen kann man als Außenstehender beobachten.

Hastiges und ungeduldiges Verhalten äußert sich z. B. in schnellem Herunterschlingen von Essen, in der Abkürzung von Pausen, in fahrigen Bewegungen oder in abgehacktem Sprechen. **Hast/Ungeduld**

Betäubungsverhalten kann eine Folge von Stress sein. Es äußert sich in unkontrolliertem Rauchen, Essen oder Alkoholtrinken. Das Einnehmen von Schmerz-, Beruhigungs- oder Aufputschmedikamenten und die Ablenkungssucht (z. B. übertriebener Zeitaufwand für Fernsehen oder Computerspielen) gehören ebenfalls in diese Kategorie. **Sich betäuben/ ablenken**

Unkoordiniertes Arbeitsverhalten, wie mehrere Dinge gleichzeitig tun, sich in die Arbeit stürzen, mangelnde Planung, mangelnde Übersicht, **Planloses Arbeiten** mangelnde Ordnung, Dinge vergessen, verlegen oder verlieren, kann stressbedingt sein.

Konflikte mit anderen

Der Umgang mit anderen Menschen gestaltet sich bei Stress konfliktreicher, was sich durch aggressives Verhalten, häufige Meinungsverschiedenheiten, Vorwürfe oder durch häufiges »Aus der Haut fahren« bemerkbar macht.

Sonstige Verhaltensmuster

Unterordnung und Passivität als dominierende Verhaltensmuster können durch Dauerstress hervorgerufen werden.

Vermeidungsverhalten, bei dem man schwierigen Situationen aus dem Weg geht, ist als stressbedingte Verhaltensweise bekannt.

> *Wichtig:* Häufig erscheinen uns solche Reaktionen von anderen oder bei uns selbst so normal, dass uns nicht mehr bewusst ist, dass es sich um Stressreaktionen handelt. Eine sensiblere Wahrnehmung unseres Verhaltens hilft festzustellen, wann wir überhaupt gestresst sind.

Geistig-emotionale Stressreaktionen

Beeinflussung der Gefühle/Gedanken

Diese Ebene umfasst innerpsychische Vorgänge, die für Außenstehende nicht sichtbar sind. Es sind hauptsächlich Gedanken und Gefühle gemeint, die in einer belastenden Situation ausgelöst werden können, wie z. B. innere Unruhe, Nervosität und Sich-Gehetzt-Fühlen, Unzufriedenheit und Ärger, Angst zu versagen oder sich zu blamieren, Hilflosigkeit, Niedergeschlagenheit, Depressionen, Selbstvorwürfe, kreisende, grüblerische Gedanken, Leere im Kopf und Denkblockaden. Hierbei sind starke Parallelen zu den Gefühlsreaktionen beim Burnout-Syndrom auszumachen.

Wechselbeziehung

Diese drei Ebenen der Stressreaktionen beeinflussen sich gegenseitig. Sie können sich einerseits gegenseitig verstärken, was zu einer Verlängerung der Stressreaktion führt, oder sich gegenseitig günstig beeinflussen (z. B. durch eine Entspannungsübung oder ein emotional entlastendes Gespräch).

6.3 Verschiedene Erklärungsmodelle von Stress

Muss Stress immer negativ sein? In welche Kategorien kann man das Phänomen »Stress« gliedern, um eine klarere Vorstellung davon zu bekommen? Diesen und weiteren Fragestellungen haben sich verschiedene Forscher gewidmet. Die bedeutendsten Modelle möchte ich hier aufzeichnen.

Das Modell von Lazarus

Lazarus (Lazarus 1988) differenzierte die zuvor von Seyle eingeführten Begriffe von positivem Stress (Eustress) und negativem Stress (Distress) genauer.

Unter Eustress wird der Stress verstanden, der von der betreffenden Person als eine zu bewältigende Herausforderung interpretiert wird. Uns allen sind derartige Situationen bekannt. Sie äußern sich in angenehmer Aufregung, Anregung und freudiger Erwartung. Die Ursache der positiven Bewertung liegt in der Hoffnung auf ein sicheres Erfolgserlebnis oder in der Erwartung von Anerkennung durch andere. Erlebnisse dieser Art stärken das Selbstwertgefühl und die Selbstsicherheit. Der Bewertungsmaßstab ist allerdings individuell unterschiedlich. Situationen, die von einer Person als Herausforderung bewertet werden, werden von anderen vielleicht als Stresserlebnisse empfunden. Die Bewertung ist demnach abhängig von biografischen Aspekten und von Persönlichkeitsfaktoren. Als Beispiele können der Umgang mit einem neuen, komplizierten Gerät, einem neuen Produkt (z. B. Ernährungspumpe für Sondenkost, Infusomat, suprapubischer Blasenkatheter statt herkömmlicher Blasenkatheter) oder der erste Tag an einem neuen Arbeitsplatz dienen. *Eustress*

Der Begriff Distress wird in zwei Kategorien unterteilt: Distress 1. Ordnung und Distress 2. Ordnung. Mit Distress 1. Ordnung ist ein vorübergehendes Stresserlebnis gemeint. Die Bewertung einer Situation ist in diesem Falle aufgrund von Angst negativ. Die Angst besteht darin, eine Situation nicht bewältigen zu können. Sie ist die Ursache für das Ansteigen der Stresshormone Adrenalin und Noradrenalin, die Anspannung, Herzklopfen, Schweißausbrüche usw. hervorrufen. Wird eine solche Situation trotz Versagensängsten bewältigt, sorgt das nachfolgende Erfolgserlebnis für Stolz und Wohlbefinden. Eine ähnliche Situation wird in Zukunft vielleicht als Eustress statt als Distress erlebt. Ein Beispiel hierfür wäre eine Notfallsituation (z. B. Wiederbelebungsmaßnahmen nach dem Sturz eines Patienten), die erfolgreich gemeistert wird. Wird diese Situation nicht erfolgreich bewältigt, führt die Bewertung einer ähnlichen Situation in Zukunft zu Distress 2. Ordnung. *Distress 1. Ordnung*

Bei Distress 2. Ordnung gründet die individuelle Bewertung einer Situation auf einer konkreten Misserfolgserfahrung. Ein Beispiel für eine solche Bewertung könnte sein, dass ein Patient trotz Vorsichtsmaßnahmen bei einem Sturz zu Schaden kommt oder ein Wiederbelebungsversuch nicht erfolgreich ist. Bestehen solche Erfahrungen, wird eine ähnliche Situation in Zukunft Distress 2. Ordnung auslösen. Kommt es zu häufigen Bewertungen solcher Art z. B. im Arbeitsalltag, lebt man unter Dauerstress. *Distress 2. Ordnung*

Diese von Lazarus vorgenommenen Klassifizierungen sind gut nachvollziehbar. Das neue an diesem Konzept ist, dass der subjektiven Sichtweise von Menschen Rechnung getragen wird. Daher ist das Modell nicht starr und unflexibel. Bewertungen von Situationen sind veränderlich und von vielen Faktoren abhängig. Zumeist erfolgen sie intuitiv, ohne dass *Bewertung des Modells*

87

wir weiter darüber nachdenken. Was wäre aber, wenn wir uns unser persönliches Erleben hin und wieder bewusst machen könnten?

Wären die Bewertungen von Situationen dann häufiger beeinflussbar? Ich bin der Meinung, dass hierin ein Potenzial liegt, um Stress zu lindern oder zu vermeiden.

Das Modell von Antonovsky

Fragestellung

Im Rahmen seiner Forschungsarbeiten stellte der Soziologe Antonovsky (Antonovsky 1997) sich die Frage, warum einige Menschen trotz hoher Stressbelastung gesund bleiben, während andere schon bei geringer Stressbelastung erkranken. Er suchte nach einem übergreifenden Muster zur Erklärung dieses Phänomens.

Dynamische Sicht von Krankheit/Gesundheit

In diesem Zusammenhang definierte er den Begriff »Gesundheit« aus einer neuen Perspektive. Er wendet sich von dem traditionellen pathogenetischen Gesundheitskonzept ab, das sich an den Ursachen und an der Entstehung von Krankheiten orientiert. Stattdessen orientiert Antonovsky sich an den Ursachen und an der Entstehung von Gesundheit. Dafür verwendet er den Begriff »Salutogenese«. Gesundheit und Krankheit sind keine statischen Zustände, sondern zwei entgegengesetzte Pole. Das Pendel der eigenen Befindlichkeit schlägt mal mehr nach der einen, mal mehr nach der anderen Seite in fließenden Bewegungen aus. Auch in seinem Modell sind subjektive Empfindungen von Bedeutung, denn sie gehen in eine Selbsteinschätzung des Wohl- bzw. Unwohlbefindens mit ein.

Kohärenz erleben

Seine These ist, dass das Bewältigungshandeln einer Person im Umgang mit Stressoren ein entscheidender Faktor ist. Die Fähigkeiten eines Menschen, die sich positiv auf die Bewältigung von Stressoren auswirken, nennt er »allgemeine Widerstandsressourcen« oder »Kohärenzsinn«. Das hört sich zunächst kompliziert an, doch verbergen sich hinter diesen Fachausdrücken allgemein verständliche Sachverhalte. Das Kohärenzerleben ist eine allgemeine, persönliche Orientierung, die ausdrückt, in welchem Umfang jemand ein generalisiertes, überdauerndes, jedoch dynamisches Gefühl des Vertrauens besitzt. Die Ereignisse in der inneren Welt und die der äußeren Umgebung werden dann als strukturiert, vorhersehbar und erklärbar erlebt. Menschen mit einem ausgeprägten Kohärenzgefühl verfügen über Kräfte, um Anforderungen zu begegnen. Sie empfinden diese Anforderungen als Herausforderungen, für die es sich lohnt, sich zu engagieren und zu investieren.

Das Kohärenzerleben setzt sich aus drei Komponenten zusammen:

Drei Komponenten des Kohärenzerlebens

- Dem »Gefühl der *Verstehbarkeit*«. Damit ist das Ausmaß gemeint, in dem man die Reize aus der Umwelt als sinnvolle Informationen wahrnehmen kann. Dadurch werden sie erklärbar und strukturierbar.
- Dem »Gefühl der *Machbarkeit*«. Damit ist das Ausmaß gemeint, in dem man wahrnimmt, dass die eigenen Ressourcen geeignet sind, den einstürmenden Reizen des Alltags zu begegnen.

88

- Dem »Gefühl der *Sinnhaftigkeit*«. Damit ist das Ausmaß gemeint, in dem man das Gefühl hat, dass das Leben einen emotionalen Sinn in sich birgt. Dazu gehört auch das Gefühl, dass es sich lohnt, in die Anforderungen und Probleme des Lebens Energie zu investieren.

Resilienz

Manchmal erscheinen alte Begriffe in einem neuen Gewand. So ist es auch mit dem Begriff »Resilienz«. Der Begriff wurde in den 1970er Jahren von Werner (Werner 1971) im Zusammenhang mit der Entwicklung von Kindern eingeführt. Häufig wurden Kinder als resilient bezeichnet, die trotz Bedingungen der Armut oder anderer traumatisierender Ereignisse im Erwachsenenalter eine qualifizierte Berufstätigkeit ausübten, nicht mit dem Gesetz in Konflikt kamen und nicht psychisch auffällig waren.

In den letzten Jahren hat der Begriff eine Renaissance erfahren, er taucht zunehmend in pädagogischer und psychologischer Fachliteratur auf und ist dem Konzept der Salutogenese nicht fern. Resilienz bezeichnet die Stärke eine Menschen, Lebenskrisen zu meistern, ohne in seiner Lebensführung dauerhaft beeinträchtigt zu sein.

Wichtigstes Merkmal resilienter Personen ist die Grundeinstellung, über ihr eigenes Schicksal selbst bestimmen zu können (Kontrollüberzeugung). Sie vertrauen nicht auf das Glück oder auf den Zufall, sondern werden selbst aktiv. Sie nutzen ihre Chancen und haben ein realistisches Bild von ihren Fähigkeiten. Wunsch (Wunsch 2013) formuliert es so: »Mit Resilienz ist die Regel verbunden, sich mit den individuellen eher negativen Eigenheiten zu versöhnen und unsere Fixiertheit auf störende Eigenschaften anderer Menschen aufgeben. Denn es ist unsere Entscheidung, ob wir uns weiter auf Negatives oder stattdessen besser auf Positives konzentrieren. Jeder Schritt auf diesem Weg führt zu mehr Gelassenheit und innerem Frieden im Umgang mit sich und anderen.« Es werden sieben Grundeinstellungen benannt, die Resilienz ausmachen:

- Optimismus, auch in schwierigen Situationen
- Akzeptanz der Krise, sie wird angenommen und angegangen
- Lösungsorientierung
- Es wird keine Opferrolle angenommen
- Für das eigene Leben wird Verantwortung übernommen
- Erschaffung von Netzwerken, die einem hilfreich sind
- Aktive Planung und Gestaltung von Zukunft

Die bedeutsamste Unterscheidung zu dem Konzept von Antonovsky ist in meinen Augen der besondere Aspekt des freien Willens. Wer einen starken Willen hat, kann seine eigenen negativen und beeinträchtigenden Emotionen unter Kontrolle bringen. Der gegenteilige Begriff zu Resilienz ist Vulnerabilität (Verwundbarkeit). Aber, woher bekommt man diesen starken Willen, diese Aktivität und den Glauben an die Zukunft? Da sich die

Beforschung dieses Gebietes hauptsächlich mit Kindern und Jugendlichen beschäftigt, ist wohl anzunehmen, dass diese Eigenschaften nicht bewusst angenommen werden, sondern häufig unbewusst ablaufen. Es gibt Hypothesen darüber, inwieweit Resilienz auch genetisch mitbedingt sein kann. Ebenso wird diskutiert, ob sich das Stresserleben einer schwangeren Mutter schon im Mutterleib hormonell auf das Kind überträgt und die Strukturen der Mutter das ungeborene Kind auf diesem Wege in seiner zukünftigen Resilienz prägen. In der Sozialforschung gelten positive Einflüsse sozialer Unterstützung als erwiesen, was insbesondere bei adoptierten Kindern beforscht wurde.

Kritische Anmerkung Der Aspekt der Emotionskontrolle muss kritisch gesehen werden. Kontrolliert man seine Gefühlslagen sehr stark bis hin zur Verleugnung, können auf Dauer Rollenkonflikte auftreten, die ebenfalls belastend und stressauslösend sind. Nichtsdestotrotz sollte man die Kraft des eigenen Willens nicht unterschätzen und das Potenzial nutzen, das sich dahinter verbirgt.

Das Modell von Hüther

Evolutionsgeschichtlicher Ansatz Der Neurobiologe Hüther (Hüther 2001, 2014) beschreibt Stress zunächst als einen evolutionsgeschichtlichen Vorteil von Säugetieren gegenüber anderen Lebewesen. In Abgrenzung zu genetisch festgelegten Verhaltensmustern (z. B. bei Insekten oder Reptilien) ermöglichen Stressreaktionen das Überleben in unvorhergesehenen Gefahrensituationen und eine flexiblere Anpassung an veränderliche Umweltbedingungen. Seine Grundannahme ist, dass das menschliche Gehirn plastisch formbar ist, je nach Art und Weise der Benutzung. Das heißt, dass sich Lernprozesse anhand von Synapsenbildungen-, umbildungen oder -aufweichungen im Gehirn nachweisen lassen.

Wirkung auf das Gehirn Aus neurobiologischer Sicht beschreibt er, wie stressbedingte Lernvorgänge auf unser Gehirn wirken. Hierbei unterscheidet er zwei Arten der Stressreaktion: die kontrollierbare und die unkontrollierbare.

Kontrollierbare Stressreaktionen Jede Reaktion auf einen Stressor beginnt mit einer unspezifischen Aktivierung kortikaler und limbischer Hirnstrukturen. Diese führen zur Stimulation des zentralen und peripheren noradrenergen Nervensystems (s. o.). Wird eine Möglichkeit der Lösung für die betreffende Anforderung gefunden, kommt es zu einer Aktivierung der an dieser Verhaltensreaktion beteiligten neuronalen Verschaltungen und zum Erlöschen der anfänglichen unspezifischen Aktivierung. Das führt dazu, dass häufig genutzte neuronale Verschaltungen im Gehirn ausgebaut werden, wodurch sie jeweils schneller aktivierbar sind. Wir haben also eine gewisse Handlung »gelernt«. Diese Prozesse beschreiben und empfinden wir auch als Routinehandlungen oder als Intuition. In der Beschreibung der kontrollierten Stressreaktion kann man Parallelen zum Begriff des Eustress und des Distress 1. Ordnung ausmachen.

Unkontrollierbare Stressreaktion Tritt eine Belastung auf, für die eine Person keine Möglichkeit einer Lösung durch ihr eigenes Handeln sieht (vgl. Distress 2. Ordnung), oder

90

kommt es zu einem Scheitern mit allen bisher erworbenen Strategien, erfolgt eine unkontrollierbare Stressreaktion. Die damit verbundene lang anhaltende Stimulation der Cortisolausschüttung hat ebenfalls Konsequenzen für die im Gehirn angelegten Verschaltungen. So können niedrige Konzentrationen von Glukokortikoiden das Auswachsen von Synapsen im Gehirn fördern, während es hohe Konzentrationen eher hemmen. Weiterhin werden sogar degenerative Veränderungen von Nervenzellen bei Einwirkung hoher Glukokortikoidkonzentrationen beschrieben. Solche Destabilisierungs- und Auflösungsprozesse können zu grundsätzlichen Veränderungen des Denkens, Fühlens und Handelns eines Individuums führen. Dieser Prozess ermöglicht ganz neue Dimensionen des Lernens. In scheinbar ausweglosen Situationen stellt er eine aus evolutionstheoretischer Sicht enorme Anpassungsleistung dar und erhöht somit die Überlebenschancen einer Art.

Demnach ermöglichen Stressreaktionen jeglicher Art Lernprozesse, die unsere Persönlichkeitsentwicklung fördern können. Das bedeutet natürlich nicht, dass häufiges Stresserleben automatisch zu einer hoch entwickelten Persönlichkeit oder zu routinemäßigem Handeln führt. Jede Krise birgt ebenso die Gefahr des Aufgebens, des Stillstands und des Rückzugs. Es bedarf einer besonderen Bereitschaft, sich bewusst mit krisenhaften Erlebnissen auseinander zu setzen, um sie konstruktiv bewältigen zu können. Nur so kann man die von Hüther beschriebenen Lernprozesse für sich persönlich nutzbar machen.

Folgen für die Persönlichkeitsentwicklung

6.4 Die gesellschaftliche Bewertung von Stress

Unsere eigenen Wertvorstellungen werden stark durch gesellschaftliche Normen geprägt. »Stress« in unserer Gesellschaft hat eine bestimmte Funktion, die ich aus soziologischer Perspektive beleuchten möchte. Eigentlich haben im umgangssprachlichen Sinne alle Menschen Stress: Beziehungsstress, Stress im Beruf, Freizeitstress usw. Es gibt keine längerfristige Abwesenheit von Stress, geschweige denn ernste Bemühungen Stress im Alltag abzubauen. Was hat das zu bedeuten? Mein Gedanke ist es, dass Stress die Funktion hat zu zeigen, dass jemand genug Leistung erbringt. Wer gestresst ist signalisiert, dass er bis an seine äußerste Grenze geht, um seine Aufgabe zu meistern. Diese Haltung resultiert aus unserer Sozialisation in einer Leistungsgesellschaft.

Stress-Leistung

Kann es umgekehrt so sein, dass derjenige, der keinen Stress hat, zu erkennen gibt, dass er seine Möglichkeiten und Grenzen nicht komplett ausschöpft? Eine solche Haltung kann in unserer Gesellschaft sehr leicht negativ bewertet werden. Mangelnde Anerkennung ist dann die Folge. Anerkennung hat in unserer Gesellschaft anscheinend nur eine Person verdient, die alles gibt. Wir alle kennen das Phänomen – niemand möchte

Kein Stress = keine Anerkennung

als faul oder unmotiviert gelten. Um diesem stillen Vorwurf entgegenzuwirken, kultivieren wir unseren Stress.

Dagegen begegnet uns auch das Phänomen, dass existenzieller, echter Stress verleugnet wird. Wer seinen Stress offenbart, gilt als schwach und im Bereich der Kranken- und Altenpflege häufig sogar als unprofessionell. Diese Haltung entsteht meiner Meinung nach aus der Angst, die wirkliche Bedeutung der Situation, nämlich: »Ich habe Angst« oder »Ich bin überfordert«, unserer Umgebung zu gestehen. Erst in Gesprächen mit vertrauten Personen oder in Supervisionsgruppen werden eigene Probleme geäußert.

Ein solches Verleugnungsverhalten wirkt einer echten Stressbewältigung entgegen. Wichtig wäre es also, unser Selbstbewusstsein zu stärken, um den Mut zu haben, so zu sein, wie wir uns fühlen, und uns von der Bewertung anderer unabhängig zu machen.

6.5 Stressbewältigung

Als Stressbewältigung sind alle Versuche aufzufassen, mit einem Stressor umzugehen, ihn zu meistern, zu mildern oder zu tolerieren. Meistens sind uns diese Mechanismen nicht bewusst, sie funktionieren schnell und automatisch. Sie erfolgen auf zwei verschiedenen Ebenen: »Aus dem Bauch heraus«, also gefühlsmäßig, oder »über den Kopf«, also geistig.

Die Veränderungen, die man sich durch das Bewältigungsverhalten erhofft, funktionieren auf verschiedene Art und Weise:

Bewältigungsformen

- Eine Verbesserung der Situation, indem man seine eigene Aktion darauf einstellt oder die Situation selbst verändert. Diese Bewältigungsform ist durch aktives Eingreifen in die Vorgänge bestimmt. Sie wird auch problemlösende Bewältigung genannt und basiert auf geistigen Fähigkeiten.
- Eine Veränderung der psychischen Komponenten, die sich auf die Wahrnehmung und das Erleben beziehen, sowie der durch Stress erzeugten Emotionen selbst. Diese Bewältigungsform bezieht sich auf die eigene Einschätzung und Bewertung der Situation. Nicht die Situation selbst ändert sich, sondern die eigene Haltung. Man nennt sie auch emotionsregulierende Bewältigung.

Um diese Effekte zu erreichen, gibt es verschiedene Möglichkeiten.

Informationssuche

Die Informationssuche umschreibt die Herausfilterung jener Charakteristika einer stressreichen Situation, deren Kenntnisse die Person zur Wahl bestimmter Bewältigungsstrategien braucht. Die Stresssituation wird bewusst wahrgenommen, ihre Auslöser werden erkannt und dementsprechend wird eine bestimmte

Bewältigungsstrategie ausgewählt. Die Informationssuche läuft haupt-sächlich auf der geistigen Ebene ab, ihre Wirkung vollzieht sich aber ebenso im emotionalen Bereich. Das bessere Gefühl ist die Wirkung auf emotio-naler Ebene, die Gedanken, die die Situation durchschaubar und ver-ständlich machen, ist die geistige Ebene.

> In der häuslichen Pflege findet eine Pflegekraft den zu betreuenden Menschen bewusstlos in seiner Wohnung auf. Diese Situation löst zunächst eine Stressreaktion aus. Die Strategie der Informationssuche äußert sich z. B. darin, die Vitalparameter zu überprüfen, den Notarzt anzurufen und nach Indizien Ausschau zu halten, die einem eine Erklärung für den Vorfall bieten können. Auch ein fachliches Aufbe-reiten der Situation im Nachhinein gehört in diese Kategorie. Ein solches Handeln gestaltet die Situation angemessen und führt zu einem emotionalen Stressabbau, da man in dieser Situation das Richtige getan hat.

Mit direkten Aktionen ist jegliches aktives Handeln gemeint (die Informa-tionssuche inbegriffen), die eine Person unternimmt, um stressreiche Situationen in den Griff zu bekommen. Sie sind individuell sehr unter-schiedlich. Ein kurzes Innehalten in einer schwierigen Situation, um über die angemessenen Handlungen nachzudenken, oder direktes Handeln gehören ebenso dazu wie emotionale Ausdrucksformen. Hierfür wäre ein Wutausbruch oder Fluchen ein Beispiel. Die direkten Aktionen führen zu einem Abbau der durch den Stressor aufgestauten Energie.

Direkte Aktionen

Die aktionshemmende Art der Bewältigung äußert sich in Inaktivität, im Unterlassen von Handlungen. Diese Bewältigungsstrategie hat Vor- und Nachteile. Entwickelt sie sich dahingehend, dass jeglicher Ärger hinunter-geschluckt wird, um weiteren Auseinandersetzungen aus dem Weg zu gehen, kommt es zu Dauerstress. Effektiv ist diese Bewältigungsform, wenn z. B. Wut oder Ärger zugunsten anderer Handlungsziele kanalisiert wird. Das könnte man sich so vorstellen, dass jemand seinen Wutausbruch zügelt, um ein klärendes Gespräch zu führen, oder dass jemand im Streit darauf verzichtet, handgreiflich zu werden, um den Schaden zu begrenzen.

Aktionshemmung

Innerpsychische Prozesse beziehen sich auf die geistige Bewältigung von Stress, womit z. B. die Autosuggestion gemeint ist. Was man sich einredet, führt als geistiger Prozess zu einer Regulierung von Emotionen. Viele Entspannungsmethoden funktionieren auf diese Weise. Um auf obiges Beispiel zurückzukommen, wären Selbstinstruktionen denkbar, wie: »Jetzt ganz ruhig bleiben, erst mal abchecken, was los ist«, oder »Kein Grund zur Panik«.

Innerpsychische Prozesse

Weiterhin fällt in diesen Bereich auch die Verleugnung von Stressemp-findungen. So könnte man im Kollegenkreis, wenn obiger Patient versorgt ist, über dieses Ereignis berichten, als wäre dieser Vorfall ganz selbstverständlich und keineswegs stressauslösend gewesen. Vermeidungsstrategien und Versuche der Distanzierung können das Gefühl der subjektiven Kontrolle über die Bedrohung vermitteln. Diese Bewältigungsformen sind meist lindernder Art.

Fazit Wie man sieht, sind die geistige und die gefühlsmäßige Ebene der Stressbewältigung nicht so leicht zu trennen. Meistens greifen sie ineinander, denn um Stress zu bewältigen, ziehen wir alle Register, die uns zur Verfügung stehen.

6.6   Welchen Gewinn kann man aus diesen Erkenntnissen ziehen?

Generell bin ich zu der Überzeugung gelangt, dass man nur etwas an seiner Situation und an seinem Verhalten ändern kann, wenn man bereit ist, sich gedanklich damit auseinander zu setzen. Dazu gehört, dass man seinen Empfindungen gegenüber aufmerksamer wird, dass man sich seiner eigenen Kapazitäten und Ressourcen bewusst wird, dass man die intuitiven Bewertungen von Stresssituationen im Nachhinein überprüft und dass man seine Umwelt und die Mitmenschen aufmerksam beobachtet.

Im Arbeitsalltag ist meist kaum Zeit, um über problematische Situationen lange nachzudenken. Die Aufarbeitung eines stressreichen Arbeitstags erfolgt im Anschluss. Dazu ist es ratsam, sich zu einigen Fragen Gedanken zu machen.

Wie kann ich Veränderungsmöglichkeiten prüfen?

- Klärung eigener Einflussmöglichkeiten:
  Was kann ich an der belastenden Situation verändern und was nicht?
- Bewusstmachung ähnlicher Erfahrungen in der Vergangenheit:
  Habe ich so etwas Ähnliches schon einmal erlebt?
- Beschreibung des Problems:
  Was ist eigentlich das »Belastende« an der Situation?
- Auflistung verschiedener Lösungsmöglichkeiten:
  Was könnte ich alles tun, um die Situation erträglicher zu machen?
- Auflistung von Vor- und Nachteilen der einzelnen Lösungswege:
  Welche von diesen Möglichkeiten sind gut, welche sind vielleicht weniger geeignet?

Wie kann ich störende Denkmuster verändern?

- Prüfung von verallgemeinernden Denkmustern:
  Hiermit sind Muster gemeint, wie: »Immer ist alles so anstrengend«, »Niemand ist nett zu mir«, »Alle Vorgesetzten sind verständnislos« usw.

- Starre Gedanken durch bewusste Suche nach anderen Gedanken abbauen, andere Sichtweisen suchen, denn starre Gedanken kehren immer wieder, wie »Ich bin dafür nicht geeignet«, »Es gibt niemanden, der mir helfen kann«, o. Ä.
- Konkretisierung diffuser Gedanken durch Konzentration auf eine konkrete Problemstellung. Wenn man feststellt, dass es einem nicht gut geht, sollte man nach den Gründen hierfür forschen und suchen, welches Problem einem gerade zu schaffen macht.
- Abbau von »Muss-Denken«:
  Gedanken wie: »Ich muss heute noch das und das erledigen«, oder »Ich muss immer zu allen nett sein« sind hiermit gemeint. Die Suche nach alternativen Entscheidungsmöglichkeiten kann Abhilfe schaffen.
- Schlussfolgerungen aus vergangenen Erfahrungen überprüfen
- »Ja-aber-Gedanken« durch hilfreiche Selbstgespräche abbauen:
  Wenn man darauf achtet, stellt man fest, dass einen diese Gedanken häufig davon abhalten, etwas zu ändern. »Ich könnte ja heute mal aufs Land fahren, aber ...« oder »Ich könnte ja Urlaub buchen, aber ...« sind Beispiele für diese Art zu denken.

Wie kann ich mein Selbstwertgefühl stärken?

- Steigerung des körperlichen Wohlbefindens (etwas Schönes kochen, etwas Angenehmes anziehen, in die Sauna gehen, sich in die Sonne legen usw.)
- Akzeptanz von Fehlern
- Den Selbstwert unabhängig von der beruflichen Position klären
- Negative Kritik von anderen prüfen:
- Nicht alles, was andere einem vorwerfen, muss für bare Münze genommen werden, die anderen können sich auch einmal irren.
- Eigene Grenzen deutlich machen und bewahren
- Sich selbst belohnen
- Positive Sozialkontakte suchen

Wie kann ich Überforderungen rechtzeitig erkennen?

- Sich über eigene Belastungsgrenzen klar werden und sie akzeptieren
- Eigene Reaktionen als Warnsignale nutzen
- Versuchen, den Auslöser von Überforderungen auszumachen
- Eigene Erwartungshaltungen und Ansprüche an Patienten überprüfen
- Auf »Katastrophengedanken« achten, sie verzerren die Bedeutung von Ereignissen. Katastrophengedanken sind, wenn man denkt, dass alles schief geht, wenn diese eine Sache nicht richtig oder rechtzeitig durchgeführt wird, z. B.: »Wenn ich das jetzt nicht schaffe, werde ich herausgeworfen«, »Wenn ich etwas vergesse, achtet mich niemand mehr«, »Heute geht aber auch alles schief«.

95

Wie kann ich Entspannung lernen?

- Durch positives Denken mehr Geduld und Gelassenheit aufbauen
- In Stresssituationen bewusst ruhig atmen
- Im Arbeitsalltag zwischendurch die Schultern, den Kiefer, die Füße oder sonstige verkrampfte Körperteile kurz lockern
- Situationen erkennen, die mit Geduld und Gelassenheit besser bewältigt werden können
- Genießen lernen
- Angenehme Aktivitäten planen
- Entspannungsangebote (Fortbildung, Volkshochschule) nutzen
- Schädliche Gewohnheiten erkennen und ändern (Essgewohnheiten, Rauchen, …)
- Misserfolge tolerieren lernen
- Mut haben, Entscheidungen zu treffen

Anregung   Im Allgemeinen sollten wir im Arbeitsalltag auf unsere Fähigkeiten oder, wenn uns die Routine noch fehlt, auf die Hilfe von erfahreneren Kollegen vertrauen können. Auch unrealistische Perfektionsansprüche können unnötigen Stress verursachen. Die Auseinandersetzung mit Fachliteratur oder Fortbildungen füllt Wissenslücken, die einen unsicher machen. Eine angemessene, flexible Schicht- und Pflegeplanung kann das Gefühl vermindern, in Arbeit zu versinken. Schließlich ist es hilfreich, Konflikte mit Kollegen direkt anzusprechen und eine Klärung herbeizuführen, da sie oftmals sehr kraftraubend sind. So unterschiedlich die Reaktionen auf Stress und die unbewussten Bewältigungsmechanismen sind, so unterschiedlich sind auch die Hilfestellungen, die einem wirklich Gewinn bringen.

6.7 Selbstreflexion

Nun ist es an der Zeit, einige der obigen Anregungen in die Tat umzusetzen. Zunächst einmal können Sie jetzt herausfinden, wie sie in Stresssituationen eigentlich reagieren.

Reaktionen

Woran merken Sie, dass Sie eine Situation belastet?
_____
_____
_____

Wie reagieren Sie in belastenden Situationen?

_____

_____

_____

Welche Situationen belasten Sie besonders?

_____

_____

_____

Als ich mich mit diesen Fragen beschäftigt habe, war ich erstaunt und bestürzt darüber, wie viele Situationen mich belasten. Ich kannte mich vorher als sehr belastbar und nicht so empfindlich. Umso mehr wunderte es mich, dass mir auch etliche »Lappalien« zu schaffen machten. Durch meine zunehmende geistige und emotionale Distanz zu diesen Situationen bin ich ihnen nicht mehr hilflos ausgeliefert, sondern kann an ihrer Gestaltung mitwirken. Das spart viel Kraft im Arbeitsalltag.

Fragebogen zum Stressverhalten (in Anlehnung an Kaluza 1996)

Kreuzen Sie die Antworten auf folgende Fragen möglichst ohne zu zögern an.

	trifft zu	trifft nicht zu
1. Ich komme lieber zu spät, als dass ich mich abhetzte.	☐	☐
2. Ich möchte am liebsten immer ein bisschen besser sein als alle anderen.	☐	☐
3. Wenn andere sehr langsam sprechen, falle ich ihnen ins Wort.	☐	☐
4. Ich fühle mich häufig in Hektik.	☐	☐
5. Ich verliere selten die Geduld, wenn ich warten muss.	☐	☐
6. Andere halten mich für gelassen.	☐	☐
7. Ich erledige oft mehrere Dinge gleichzeitig.	☐	☐
8. Ich gestikuliere lebhaft, wenn ich rede.	☐	☐
9. Beim Essen bin ich oft zuerst fertig.	☐	☐
10. Meine Stimme wirkt ruhig.	☐	☐
11. Ich habe neben der Arbeit kaum Zeit für Hobbys.	☐	☐
12. Ich bin sehr ehrgeizig.	☐	☐
13. Ich bin mit dem zufrieden, was ich habe.	☐	☐
14. Ich werde ungeduldig, wenn jemand am Telefon nicht gleich zur Sache kommt.	☐	☐
15. Mich bringt so schnell nichts aus der Ruhe.	☐	☐

	trifft zu	trifft nicht zu
16. Ich kann gut zuhören.	☐	☐
17. Ich kann schlecht faulenzen.	☐	☐
18. Ich denke häufig an andere Dinge, wenn ich mit jemandem rede.	☐	☐
19. Ich habe viele Interessen und gehe ihnen nach.	☐	☐
20. Beim Einkaufen lasse ich mir Zeit, die Ware und Preise genau zu prüfen.	☐	☐
21. Ich betreibe gerne und ausgiebig Körperpflege.	☐	☐
22. Ich kann mich während der Arbeitspausen gut entspannen.	☐	☐
23. Ich gehe schwungvoll und schnell.	☐	☐
24. Ich ärgere mich sehr, wenn ein langsames Auto vor mir fährt oder wenn jemand, der an der Kasse vor mir steht, vergessen hat, das Gemüse auszuwiegen.	☐	☐
25. Ich gehe gerne längere Strecken zu Fuß statt mit dem Fahrrad oder mit dem Auto zu fahren.	☐	☐
26. Ich empfinde Gespräche mit Angehörigen von Patienten als lästig.	☐	☐
27. Es macht mich kribbelig, wenn Patienten/Betreute sehr langsam in ihrem Tun sind.	☐	☐
28. Unvorhersehbare Zwischenfälle im Arbeitsablauf stören mich kaum.	☐	☐
29. Die Arbeit fällt mir leicht, wenn mir jemand ganz klar sagt, was ich zu tun habe.	☐	☐
30. Es macht mir nichts aus, wenn Patienten/Betreute das Bett aus Versehen beschmutzen, kurz nachdem es frisch bezogen wurde.	☐	☐

Punkteverteilung

Für jede der folgenden Aussagen bekommen Sie einen Punkt, wenn Sie diese mit »trifft zu« beantwortet haben: 2, 3, 4, 5, 7, 8, 9, 11, 12, 14, 17, 18, 19, 24, 26, 27, 29.

Für jede der folgenden Aussagen bekommen Sie einen Punkt, wenn Sie diese mit »trifft nicht zu« beantwortet haben: 1, 6, 10, 13, 15, 16, 20, 21, 22, 23, 25, 28, 30. Je höher Ihre Punktzahl insgesamt ist, umso ausgeprägter reagieren Sie auf Stress.

Stressverschärfende Gedanken (in Anlehnung an Kaluza 1996)

In der folgenden Liste finden Sie Beispiele für Gedanken, die Stress verstärken. Um Ihren eigenen Denkmustern auf die Spur zu kommen, können Sie überprüfen, welche dieser Gedanken Ihnen bekannt vorkommen.

Unterstreichen Sie diese. Erst wenn einem die eigenen Verhaltensmechanismen bewusst werden, kann man diese verändern. Diese Übung trägt dazu bei.

Schwarzmalerei	Besorgnis um Kritik	Angst vor Körperreaktionen
Ich halte das nicht durch. Das geht bestimmt schief. Ich werde versagen. Ich habe sowieso immer Pech. Das schaffe ich nie. Damit werde ich nicht fertig. Das geht über meine Kraft. Ich mache alles falsch. Ich bin hilflos ausgeliefert. Ich kann ja doch nichts ändern.	Die anderen werden mich auslachen. Die werden es mir heimzahlen. Die werden mich für dumm halten. Ich werde nicht ernst genommen. Die anderen halten mich für einen Angeber. Ich werde dumm dastehen. Man wird mir böse sein. Man wird mich ablehnen. Ich werde mich blamieren.	Ich werde nervös sein. Ich werde zittern. Ich werde rot werden. Ich werde Herzklopfen bekommen. Ich werde Atembeschwerden bekommen. Ich werde einen Kloß im Hals haben. Mir wird schwindelig werden. Ich werde den Faden verlieren. Ich werde stottern. Ich werde mich verhaspeln. Ich habe Angst um mein Herz.
Selbstvorwürfe	**Selbstüberforderung**	**Selbstunterschätzung**
Das ist wieder typisch für mich. Ich hätte mich mehr anstrengen sollen. Ich habe nicht alles versucht. Ich habe es zu leicht genommen. Ich bin unfähig. Ich bin ein Versager. Da habe ich mich wieder dumm angestellt. Mir gerät auch nichts richtig.	Ich muss immer für die anderen da sein. Ich soll jedem helfen. Ich will mit allen gut auskommen. Ich darf die anderen nicht enttäuschen. Auf mich ist immer Verlass. Ich darf keine Arbeiten liegen lassen. Ich darf keinen Termin überziehen.	Wenn andere mich unterbrechen, ist das nicht so schlimm. Wenn ich nicht beachtet werde, macht das nichts. Meine Meinung ist nicht so wichtig. Lass mal, ich mache das schon. Es macht nichts, wenn meine Pause unterbrochen wird. Hauptsache, die anderen sind zufrieden.

Ressourcen

Worin liegt Ihre Kraft verborgen, mit der Sie dem Stress beikommen können?

Im theoretischen Teil dieses Kapitels habe ich das Kohärenzgefühl (dynamisches Gefühl des Vertrauens) erläutert. Testen Sie nun, wie stark Ihres ausgeprägt ist (in Anlehnung an Kaluza 1996).

Verstehbarkeit

Sind Sie in der Vergangenheit über das Verhalten von Menschen erstaunt gewesen, die Sie gut zu kennen glaubten? Schildern Sie die Situation.

_____

_____

_____

Ist es vorgekommen, dass Menschen Sie enttäuscht haben, auf die Sie fest gezählt hatten?

_____

_____

_____

Geht es Ihnen manchmal so, dass es Ihnen egal ist, was um Sie herum vorgeht? Wenn ja, wann?

_____

_____

_____

Bewertung Wenn Sie diese Fragen mit Ja beantworten und Ihnen viele Situationen dazu einfallen, haben Sie Defizite dahingehend, dass Sie die Reize aus Ihrem Umfeld so erleben, als wären sie nicht vorhersehbar, nicht strukturierbar und schlecht erklärlich. Überprüfen Sie die angegebenen Situationen bitte erneut daraufhin, ob es nicht doch Anzeichen gegeben hat, anhand derer man den Ausgang der Situation hätte einschätzen können. Manchmal verdrängt man solche Anzeichen, weil einem der Verlauf nicht behagt.

Wenn einem vieles egal ist, kann die Ursache dafür sein, dass man nicht versteht, was um einen herum passiert. Als Beispiel erinnert sich bestimmt jeder an Situationen in der Schule oder an verwickelte politische Geschehnisse. Hier kann ich nur jeden auffordern, nachzudenken und sich eigene Meinungen zu bilden. Dabei kann man nur gewinnen.

Machbarkeit

Hatten Sie in Ihrem Leben klare Ziele oder waren sie eher unklar?

_____

_____

_____

Haben Sie in Situationen manchmal das Gefühl, dass Sie nicht wissen, wie Sie sich verhalten sollen?

_____

_____

_____

Ist Ihr Alltag voller Unlust und Langeweile oder befriedigt Sie Ihr Tun?

_____

_____

_____

Fühlen Sie sich in bestimmten Situationen manchmal als Verlierer? In welchen?

_____

_____

_____

Diese Fragestellungen beziehen sich auf das Gefühl der Machbarkeit. Klare Ziele, Sicherheit im Auftreten, Selbstzufriedenheit und das Gefühl, sein Leben im Griff zu haben, sind Indizien, die für eine starke Ausprägung dieses Gefühls in Ihnen sprechen. Ist die Machbarkeit bei Ihnen nicht so stark ausgeprägt, überlegen Sie bitte, woran das liegen könnte. Versuchen Sie, mehr auf Ihre innere Stimme zu hören, das zu tun, was Ihnen Spass macht und sich Ihre besonderen Fähigkeiten bewusst zu machen.

Bewertung

Sinnhaftigkeit

Sind Ihre Gefühle und Gedanken sehr durcheinander? Wann besonders?

_____

_____

_____

Wie oft haben Sie das Gefühl, dass die Dinge, die sie täglich tun, sinnlos sind?

_____

_____

_____

101

Wenn ein Ereignis eingetreten ist, haben Sie die Dinge richtig einge-
ordnet, oder haben Sie ihre Bedeutung über- oder unterschätzt?

_____

_____

_____

Bewertung Klare Gedanken und Gefühle, die realistische Einschätzung von Ereignissen und ein generelles Gefühl von Sinn im eigenen Dasein zeugen von einer hohen Ausprägung des Gefühls der Sinnhaftigkeit. Einen Sinn im Leben kann nur jeder für sich selbst finden. Mein Tipp wäre es, darauf hin zu arbeiten, den eigenen Sinn nicht ausschließlich von anderen Personen abhängig zu machen. Nachdenken, Gedanken strukturieren, sein Leben planvoll gestalten und der Austausch mit anderen Menschen sind Tätigkeiten, die einem helfen können, das Gefühl der Sinnhaftigkeit auszubauen.

Wie optimistisch sind Sie?

_____

_____

_____

Bewertung Optimismus ist eine Eigenschaft, die es sich zu kultivieren lohnt, denn auch er unterstützt die Stressbewältigung. Wenn Sie sich selbst als eher pessimistisch sehen, kann es helfen, negative Gedanken zu entlarven und auf ihren Wahrheitsgehalt zu überprüfen. Vielleicht unterliegen Sie ja in dieser Hinsicht einem zu starren Denkmuster?

Wie verlässlich ist Ihr soziales Umfeld?

_____

_____

_____

Bewertung Das soziale Umfeld kann eine wichtige Kraftquelle sein, um beruflichen Stress zu mildern. Ebenso kann Stress im Privatleben an den Kräften zehren. Feste Beziehungen und tiefgehende Freundschaften wirken immer stabilisierend. Daher ist es wichtig, seine Freundschaften zu pflegen.

6.8   Methoden zur Stressbewältigung

Nun möchte ich Ihnen einige konkrete Methoden zur Bewältigung von   Anregung
Stress vorstellen. Nicht jede Methode ist für jeden gleichermaßen geeignet.
Daher ist es wichtig, verschiedene Methoden auszuprobieren und ihre
Wirksamkeit zu bewerten.

Suchen Sie sich eine Methode aus, die Ihnen zusagt. Nehmen Sie sich vor,
diese in der nächsten Woche mehrfach anzuwenden. In der Woche darauf
probieren Sie eine weitere Methode aus. So kommen Sie im Laufe der Zeit
dahinter, welche für Sie besonders geeignet ist.

Hektik und Zeitdruck abbauen

Eingangs habe ich erwähnt, dass ich das Verhalten von Pflegekräften nicht
reglementieren möchte. Die folgenden Tipps sind zum Ausprobieren ge-
dacht. Bitte achten Sie darauf, ob Sie Ihnen im Arbeitsalltag helfen können.

Wenn Sie das Gefühl haben, dass Ihnen die Arbeit über den Kopf wächst,   Tipps
stellen Sie sich eine Rangliste auf, welche Dinge zuerst erledigt werden
müssen und welche weniger wichtig sind.

- Kümmern Sie sich um die unwichtigen Dinge erst dann, wenn die wich-
  tigen Dinge erledigt sind.
- Versuchen Sie, sich Unterstützung zu holen, indem Sie Aufgaben abge-
  ben.
- Denken Sie daran, dass Sie in manchen Fällen auch »Nein« sagen dürfen
  und zusätzliche Aufgaben ablehnen können.
- Planen Sie Ihre Zeit nicht zu knapp ein, es kann immer zu zeitraubenden
  Zwischenfällen kommen.
- Bauen Sie bewusst mehrere Ruhephasen in Ihren Tagesablauf ein.

Abfuhr aufgestauter Energie

In und nach belastenden Situationen staut sich häufig Energie auf. Manchmal entlädt sie sich unkontrolliert, in Wutausbrüchen, Ärger oder aggressivem Verhalten. Indem man auf innere Unruhe und Anspannung achtet, wird
man sich eines solchen Energiestaus bewusst. Ein Abbau in Form von Bewegung (einmal um den Block laufen, Treppen steigen, in der Freizeit Sport
treiben, lautes Schreien) kann diese Energien kanalisieren und ausgleichen.

Atemtechnik »Luft ablassen« und andere kleine Entspannungen

Wenn das Ausatmen betont wird, wird die Entspannung angeregt, die die
Stressreaktionen abschwächt. Die gleiche Wirkung hat es, einmal die Schultern hochzuziehen und dann fallen zu lassen.

Ich habe festgestellt, dass ich in Stresssituationen meine Zähne extrem aufeinander beiße. Das Aufblasen der Wangen und das Lockern des Unterkiefers helfen zu entspannen.

Positive Selbstinstruktion

In Belastungssituationen werden das Verhalten und das Erleben von Gedanken in Form von Selbstgesprächen begleitet. Destruktive Gedanken (z. B. »Das hat mir noch gefehlt«, »Warum ist gerade mir das passiert?«, »Das halte ich nicht aus« usw.) verschlimmern die Situation und blockieren zielgerichtetes Handeln, da die Konzentration dadurch beeinträchtigt wird.

Es ist hilfreich, in unübersichtlichen oder hektischen Situationen von außen Instruktionen zu bekommen (z. B. »Bleiben Sie ganz ruhig, wir schaffen das schon«). Ebenso beruhigend können Anweisungen sein, die wir uns selbst erteilen, denn so werden die eigenen Gedanken gesteuert. Dazu ist es nötig, die blockierenden Gedanken zu registrieren und aufgabenzentrierte Handlungen einzuleiten (z. B. »Atme tief durch«, »Kontrolliere die Vitalfunktionen«, »Ich weiß, was zu tun ist«, »Ich weiß nun, wie ich es nächstes Mal besser machen kann«).

Gedankenstopp

Diese Technik ist eine spezielle Form der Selbstinstruktion, bei der man sich selbst die Anweisung gibt, die belastenden und negativen Gedanken zu unterbrechen. Diese Unterbrechung der Gedanken kann durch die Vorstellung eines Stoppschildes ausgelöst werden. Nervosität, Hektik und Selbstvorwürfe können so durch positive Alternativen ersetzt werden.

Wahrnehmungslenkung

Diese Methode baut darauf auf, sich kurzzeitig auf einen bestimmten Gegenstand zu konzentrieren. Dadurch ist es möglich, sich kurzfristig aus der belastenden Situation zu lösen, um danach, mit etwas Abstand und neuer Kraft, seine Aufgaben wahrnehmen zu können. Das kann besonders in Notfallsituationen hilfreich sein.

Auch in der Freizeit kann die bewusste Konzentration auf Tätigkeiten (Musik hören, Erinnerungen, Fotos anschauen) von der erlebten Belastung ablenken.

Ablenken darf hierbei nicht mit Verdrängen oder Verleugnen von Problemen verwechselt werden. Gerade in Situationen, die nicht sofort gelöst werden können, ist Ablenkung ein legitimes Mittel, um sich Erleichterung zu verschaffen.

Tagesbilanz

Diese Übung ist dem Gedankenstopp ähnlich. Wenn man schwer abschalten kann, kann auf einem Blatt alles das chronologisch notiert werden, was man im Laufe eines Arbeitstags im Beruf getan hat. Unter diese Liste wird energisch geschrieben: »Damit soll für heute Schluss sein!« Dieser Ausspruch stellt das Ende des Arbeitstags dar. Alle Gedanken, die sich weiterhin auf den Beruf beziehen, werden mit diesem einen Satz abgeblockt.

Feedback

Da jeder Mensch Rückmeldung, Lob und Anerkennung braucht, ist es hilfreich, selbst diese Art der Unterstützung zu suchen. Vornehmlich im Freundeskreis kann Bestätigung eingefordert oder um Hilfe gebeten werden. Aber auch im Berufsalltag kann durch gezieltes Rückfragen häufiger aktiv ein Feedback eingeholt werden, als es einen von selbst erreichen würde.

Systematische Problemlösung

Die Methode des systematischen Problemlösens macht es möglich, stressauslösende Bedingungen zu verändern und zu bewältigen. Sie ist vornehmlich geeignet, um Sachprobleme zu klären.

Zunächst muss akzeptiert werden, dass Probleme und Widerstände zum Leben dazugehören und dass sie kein unabwendbares Schicksal darstellen.

Als erster Schritt wird die Ausgangssituation, die angestrebten Ziele und die Barrieren beschrieben. Daraufhin werden Lösungsmöglichkeiten gesammelt. Als nächster Schritt werden diese Möglichkeiten auf ihre Realisierbarkeit und Erfolgswahrscheinlichkeit hin überprüft und die langfristigen Konsequenzen mitbedacht. Nachdem die favorisierte Lösung im Alltag umgesetzt wurde, ist es wichtig, Bilanz zu ziehen, um für folgende Situationen auf Erfahrungswerte zurückgreifen zu können.

Diese Methode kann auch schriftlich durchgeführt werden. Gehen Sie sie anhand eines Beispiels durch.

Erinnern Sie sich an eine Stresssituation.

Wo trat sie auf?_____

Wann trat sie auf?_____

Was spürten Sie körperlich?_____

Was dachten Sie?_____

Was fühlten Sie?_____

Was haben Sie getan oder gesagt?_____

Worin lag das Problem?_____

Welche Lösungen fallen Ihnen ein, um das Problem zu lösen?

_____

_____

_____

Welche konkreten Schritte können Sie unternehmen?

_____

_____

_____

Nachdem Sie diese Schritte ausgeführt haben:

Was war gut?_____

Was muss ich das nächste Mal anders machen?

_____

_____

_____

Konstruktives Selbstgespräch

Bei dieser Methode stellen Sie sich selbst Fragen und beantworten diese. Diese Methode hilft dabei, sich über seine eigenen Gefühle klar zu werden. Solche Fragen können sein:

- Was bereitet mir im Moment Schwierigkeiten?
- Was brauche ich, um standzuhalten?
- Wo kann ich mir Hilfe erbitten?
- Gibt es für mich Vorbilder?
- Welche Einstellungen habe ich zu problematischen Themen (Therapieabbruch, Organexplantation, Sterben im Krankenhaus/Altenheim, Aufklärung der Patienten)?

- An wen gebe ich den Druck weiter?
- Kann ich loslassen?
- Was macht mir Schuldgefühle und warum?

Aufbau und Erhaltung der Widerstandskraft

Um langfristig gesund und zufrieden zu bleiben, ist es wichtig, die körperliche und psychische Widerstandskraft zu unterstützen. Bewegung, eine ausgewogene Ernährung und ein funktionierendes soziales Netz sind hierfür wichtige Mittel.

Körperliches Ausdauertraining erhöht die Stresstoleranz, führt zu einem größeren Selbstwertgefühl und mindert Angst und Depressionen.

Auch eine gesunde Ernährung, die reich ist an Vitaminen, Mineral- und Ballaststoffen, beeinflusst die Stressverarbeitung positiv.

Der soziale Rückhalt gibt Vertrauen und Sicherheit. Belastungssituationen werden vor diesem Hintergrund als weniger bedrohlich und verlustreich erlebt.

Supervisionsgruppen

Die Teilnahme an Supervisionsgruppen kann Erleichterung bringen. Viele Probleme im Arbeitsumfeld sind dort leichter zu klären. Es ist wichtig, sich klarzumachen, dass Supervision nicht eine Art Entwicklungshilfe für »Schwache« ist, sondern dass sie der regelmäßigen Entlastung und der Persönlichkeitsentwicklung dienen kann.

Bewusste Freizeitgestaltung

Um seine Freizeit bewusst zu gestalten, muss man über sein eigenes Konsumverhalten nachdenken. Es ist auch möglich, nach anderen als den bisher praktizierten Tätigkeiten zu suchen, z. B. weniger fernsehen, weniger am Computer spielen, mehr lesen, häufiger an kulturellen Veranstaltungen teilnehmen.

Einsamkeits- und Naturerfahrungen sind, je nach Typ, Chancen zur Begegnung mit sich selbst. Spaziergänge im Grünen regen zum Nachdenken an und entspannen gleichzeitig.

Eine Lektüre, die spontan Gefühle von Ruhe, Frieden und Hoffnung weckt, kann hilfreich sein. Erbauliche Literatur kann zu einem Gefühl des Eingebundenseins in den Lauf der Welt verhelfen. Kreative Betätigungen können helfen, Kraft und Leben zu spüren.

Bewusstes Genießen (in Anlehnung an Kaluza 1996)

- *Gönnen Sie sich Genuss*
  Viele Menschen haben Hemmungen, ein schlechtes Gewissen oder schämen sich, wenn sie sich selbst etwas Gutes tun. Vielleicht, weil sie in ihrer Kindheit entsprechende Verbote von ihren Eltern bekommen haben, können sie sich heute selbst keinen Genuss erlauben. Hier kommt es darauf an, sich über unnötig gewordene Genussverbote klar zu werden und diese fallen zu lassen.
- *Nehmen Sie sich Zeit zum Genießen*
  Das klingt banal, ist aber eine ganz wichtige Voraussetzung für das Genießen. Genuss geht nicht unter Zeitdruck – aber manchmal genügt schon ein Augenblick.
- *Genießen Sie bewusst*
  Wer viele Dinge gleichzeitig tut, wird dabei kaum genießen können. Wollen Sie Genuss erleben, dann müssen Sie die anderen Tätigkeiten ausschalten und sich ganz auf diesen besinnen. Genuss geht nicht nebenbei.
- *Schulen Sie Ihren Sinn für Genuss*
  Genießen setzt eine fein differenzierte Sinneswahrnehmung voraus, die sich durch Erfahrung gebildet hat. Beim Genießen kommt es auf das Wahrnehmen von Nuancen an. Es gilt hier, die eigenen Sinne zu schärfen.
- *Genießen Sie auf Ihre eigene Art*
  Das weiß auch der Volksmund: »Was dem einen sin Uhl ist, ist dem anderen sin Nachtigall«. Genuss bedeutet für jeden etwas anderes. Hier kommt es darauf an, herauszufinden, was einem gut tut und was einem wann gut tut.
- *Genießen Sie lieber wenig, aber richtig*
  Ein populäres Missverständnis über Genießen ist, dass derjenige mehr genießt, der mehr konsumiert. Für den Genuss ist jedoch nicht die Menge, sondern die Qualität entscheidend. Ein Zuviel wirkt auf die Dauer sättigend und langweilig. Ich plädiere deshalb dafür, sich zu beschränken, nicht aus Geiz oder aus falscher Bescheidenheit, sondern um sich jeweils das Beste zu gönnen.
- *Überlassen Sie Ihren Genuss nicht dem Zufall*
  Eine Redensart besagt, dass man Feste feiern soll, wie sie fallen. Das Zufällige, Spontane, Unerwartete bringt häufig einen ganz besonderen Genuss. Es erscheint jedoch nicht günstig, den Genuss alleine dem Zufall zu überlassen. Im Alltag wird es oft nötig sein, Genuss zu planen, d. h. die Zeit dafür einzuteilen, die entsprechenden Vorbereitungen zu treffen, Verabredungen zu vereinbaren usw.
- *Genießen Sie die kleinen Dinge des Alltags*
  Genuss ist nicht immer zwangsläufig etwas Außergewöhnliches. Vielmehr gilt es, Genuss im normalen Alltag zu finden – in kleinen

Begebenheiten und alltäglichen Verrichtungen. Wer sich selbst innerlich dafür offen hält, kann eine Vielzahl von Quellen für angenehme Erlebnisse gerade auch im alltäglichen Leben entdecken.

Sie haben sicher bemerkt, dass das Stresserleben in engem Zusammenhang mit Burnout steht. Ein Leben ganz ohne Stress gibt es nicht. Ich hoffe aber, Ihnen mit diesen Methoden genug »Handwerkszeug« gegeben zu haben, mit dem Sie den Stress in den Griff bekommen können. Denn wenn man Stresssituationen im Griff hat, kommt es seltener zu Dauerstress und auch seltener zu Burnout. Fazit

Lassen Sie sich beim Erproben verschiedener Methoden ruhig Zeit. Wichtig ist jedoch, dass Sie immer wieder reflektieren, wie Sie sich fühlen und Bilanz ziehen, welche Methoden wirklich helfen.

Zuletzt möchte ich noch auf die Nützlichkeit vieler Entspannungsmethoden hinweisen, die z. B. in Volkshochschulen angeboten werden, wie autogenes Training, Joga und Progressive Muskelentspannung nach Jacobson.

6.9   Zeitmanagement

Da unser Arbeitsalltag ständig ökonomisiert wird (▶ Kap. 5), möchte ich an dieser Stelle das Thema Zeitmanagement integrieren. Hier finden Sie eine kleine Einsicht in die Möglichkeiten, die Einteilung der Zeit im Arbeitsalltag zu optimieren. Sinnvoll kann es auch sein, sich in diesem Bereich gezielt fortzubilden, auch mit dem gesamten Team.

Zeitmanagement heißt, seine Arbeit (und sein Leben) so zu organisieren, dass man die Ziele in der verfügbaren Zeit erreichen kann. Das beinhaltet, dass man selbst einerseits diese Ziele so strukturiert, dass sie erreichbar werden, und andererseits, dass man die vorhandene Zeit aktiv und effektiv gestaltet.

Ein optimales Zeitmanagement hängt von den beruflichen Aufgaben ebenso ab wie von persönlichen Neigungen. Zeitstrukturen werden unterschiedlich wahrgenommen – Arbeits- sowie Geh- und Sprechgeschwindigkeit differieren kulturell und individuell, das wurde von Forschern belegt. Das bedeutet, dass entsprechende Methoden auch individuell erlernt und eingesetzt werden müssen.

Seiwert (Seiwert 2012) erklärt Zeitmanagement folgendermaßen: »Viel tägliche Energie geht verloren, weil klare Ziele, Planung, Prioritäten und Übersicht fehlen. Wichtig ist, besonders die ›Zeitdiebe‹ – also Aktivitäten, die viel Zeit in Anspruch nehmen, ohne ein entsprechendes Ergebnis zu bringen – zu erkennen. Das Ziel des Zeitmanagements liegt darin, durch Planung und Prioritätensetzung die eigene Zeit zu beherrschen statt von ihr unter Druck gesetzt zu werden.« Weisweiler (Weisweiler 2013) benutzt den Begriff »Zeitsouveränität« für einen persönlich erfolgreichen Umgang mit der Zeit.

Claessens formuliert für das Zeitmanagement Verhaltensdimensionen (nach Claessens et al. 2009 in Weisweiler 2013)

1. *Zeitabschätzung* heißt: Sich des Hier und Jetzt bewusst zu sein, ebenso wie der Vergangenheit und der Zukunft. Sich generell bewusst darüber sein, wie die eigene Zeit genutzt wird. Aufgaben und Verantwortlichkeiten zu akzeptieren, die innerhalb der eigenen Leistungsfähigkeit liegen.
2. *Planung* bedeutet: Sich Ziele zu setzen, Aufgaben zu planen, priorisieren, To-do-Listen zu erstellen und Aufgaben zu gruppieren, denn konkrete Zielsetzungen erhöhen die Leistung und motivieren.
3. *Monitoring* meint: Das Beobachten des Zeitgebrauchs bei der Ausführung von Tätigkeiten. Erzeugung einer Rückkopplungsschleife, die eine Begrenzung des Einflusses von Unterbrechungen durch andere erlaubt.
4. *Exekutive* beinhaltet: Aktuelle Tätigkeiten entweder direkt (z. B. durch Beschleunigung oder Verlangsamung) oder indirekt (z. B. durch die Entfernung von Ablenkungen aus der Umwelt) zu beeinflussen.

Schichtübergabe nutzen

Die pflegerischen Tagesabläufe geben in den meisten Fällen eine recht klare Zielsetzung vor. Die zeitnahe Stillung der Bedürfnisse der zu versorgenden Menschen und deren Angehörige sorgen dafür, hinzu kommen allerlei administrative Aufgaben. Die Abläufe differieren je nach Fachbereich und Einrichtung. In der Übergabe zu Schichtbeginn werden die wichtigsten Informationen weitergegeben. Nutzt man diese Zeit ebenso für eine gute Zeiteinteilung und Planung, kann man während der Durchführung Zeit sparen (Seiwert 2012).

Dies ist freilich keine ganz revolutionäre neue Erkenntnis – ohne solche Planung könnte ein reibungsloser Stationsablauf gar nicht stattfinden. Manchmal – in der Hektik unverhoffter Zwischenfälle und bei Unterbesetzung der Pflegekräfte – gerät aber diese Planung aus den Augen. Ehe man quasi kopflos durch den Arbeitstag hastet und gegen den riesigen Arbeitsberg anarbeitet, zahlt es sich aus, durchzuatmen, nachzudenken und die Tagesplanung zu revidieren. Besonders effektiv kann das genutzt werden, indem man sich in diesen Fällen für zwei oder drei Minuten mit dem Team neu abspricht und uneffektive, unrealisierbare Einteilungen ändert. Eine solche »zeitliche Zwischenbilanz« kann man auch derart kultivieren, dass sie einen festen Platz im Tagesgeschehen findet – so läuft einem die Zeit weniger davon.

Seiwert setzt o. g. Verhaltensdimensionen folgendermaßen praktikabel um:

Aktivitäten, Aufgaben und Termine aufschreiben und gliedern

Aktivitäten und Aufgaben

- Routinearbeiten
- Unerledigtes vom Vortag
- Neu hinzukommende Tagesarbeiten
- Termine, die wahrzunehmen sind
- Telefonate und Korrespondenzen, die zu erledigen sind
- Periodisch wiederkehrende Aufgaben (z. B. zu einem fixen Zeitpunkt wiederkehrende Besprechungen)
- Pausen

Bei der Aufstellung solcher Pläne ist es von Nutzen, »wenn – dann«-Formulierungen (Implentierungsintention) zu verwenden. Forschungen haben gezeigt, dass zielgerichtetes Handeln dadurch erleichtert wird.

Es kann den Stationsablauf erheblich vereinfachen, wenn man auch die ärztlichen Kollegen überzeugen kann, »wenn – dann«-Implementierungen zu verwenden (z. B.: »Wenn Frau X weniger als 30 ml Urin pro Stunde ausscheidet, soll sie eine Tablette Lasix bekommen«, oder: »Wenn Herr Y eine Temperatur von über 38,5° hat, soll er 1 Gramm Paracetamol Supp. bekommen«). Mit dieser Methode werden viele zusätzliche Wege gespart, weil nicht immer wieder nachgefragt werden muss, auch der Arzt wird seltener unterbrochen. Problematisch hierbei ist es, solche Bedarfsanordnungen genau schriftlich festzuhalten, daran muss sich erst gewöhnt werden.

Denken Sie unbedingt daran, Pausen einzuplanen. Auch sogenannte »Minipausen«. Es hat sich gezeigt, dass die Konzentrationsfähigkeit schon im Laufe einer Stunde stark abnimmt. Dann kommt es zu Ablenkung und Arbeitsverzögerung. Effektiver ist es, daran zu denken, wirklich kurze Atempausen, Trinkpausen einzulegen, in denen man sich wieder sammelt und Kraft schöpft.

Dauer schätzen

Zeitdauer schätzen

- Schätzen Sie – grob – den Zeitaufwand, den Ihre geplanten Aktivitäten in Anspruch nehmen.
- Eine Erfahrungsregel besagt, dass für eine Arbeit oft so viel Zeit benötigt wird, wie Zeit zur Verfügung steht. Bei einer konkreten Vorgabezeit für ein Limit schafft man es eher, dieses Limit auch einzuhalten.
- Man arbeitet erheblich konzentrierter und unterbindet Störungen wesentlich konsequenter, wenn man sich für eine bestimmte Aufgabe auch eine bestimmte Zeit vorgegeben hat.

Der Zeitaufwand, der für neue Aufgaben gebraucht wird, wird in der Planung oft unterschätzt. Häufig ist auch die Erinnerung an eine gebrauchte Zeitspanne für eine Pflegetätigkeit verkehrt. Es hilft, die gebrauchte Zeit bei Routinearbeiten (z. B. Ganzkörperwäsche, Mobilisation, Verbandswechsel) wirklich einmal zu kontrollieren und zu dokumentieren, dann hat man für die nächste Planung eine realistische Arbeitsgrundlage.

Puffer einbauen

Vorschlag für eine prozentuale Grobgliederung

Wenn man

- ca. 50 % der Gesamtzeit an einem Arbeitstag für geplante Aktivitäten (festgehalten im Tagesplan),
- ca. 20 % unerwartete Aktivitäten (Störungen, Zeitdiebe)
- und ca. 20 % für spontane und soziale Aktivitäten (kreative Zeiten)

veranschlagt, bleiben 10 % der Zeit als Puffer übrig.

Prioritäten setzen

Entscheidungen treffen

Man neigt eher dazu, mehr als 50–60 % der Arbeitszeit für Routinearbeiten zu verplanen. Um realistisch zu planen, muss man:

- Prioritäten setzen
- Kürzungen vornehmen
- Delegieren, sofern möglich

Man kann die Arbeitsaufgaben in einer Art Rangordnung von drei Kategorien abarbeiten. Zunächst muss man unterscheiden, welche Aufgaben *dringlich* (kurzfristiges Ziel) und welche *wichtig* (langfristiges Ziel) sind. Alles, was zeitlich sehr dringlich ist, erscheint uns auch als sehr wichtig. Das zeitlich Näherliegende setzt uns stärker unter Druck, und wir verlieren aus den Augen, welche Aufgaben vielleicht wichtiger statt dringend sind. Unter Druck ist es besonders schwer, diese Entscheidungen bewusst zu treffen. Die dritte Kategorie sind *unwichtige* Tätigkeiten. Folgende Fragen bieten eine gute Hilfestellung bei der Unterteilung:

- Ist diese Tätigkeit nötig? (Was passiert, wenn ich sie nicht tue?)
- Muss ich sie selbst tun?
- Muss ich sie jetzt sofort tun? (Wichtiges vor Dringendem)
- Tue ich sie optimal? (Techniken und Hilfsmittel nutzen, unangemessenen Perfektionismus vermindern)
- Darüber hinaus macht es Sinn, sich jeweils auf eine Aufgabe zu konzentrieren und sich nicht durch weniger Dringliches ablenken zu lassen.

112

Immer noch kommt es häufig vor, dass das Pflegepersonal fast selbstverständlich ärztliche Tätigkeiten übernimmt, wie z. B. das morgendliche Blutabnehmen. Das kostet viel Zeit, die für die Pflege verloren geht. Bei den heute üblichen Stellenschlüsseln in der Pflege sollte man ärztliche Tätigkeiten wirklich auch an die Ärzte delegieren.

Überprüfung des Zeitplanes   Nachkontrolle

Kein Plan macht Sinn, wenn man nicht hinterher (sinnvollerweise wieder bei der Schichtübergabe) kurz rekapituliert, ob man den Arbeitsplan erfolgreich einhalten konnte oder ob man ihn in der Zukunft verbessern muss. Vielleicht fällt einem auf, dass Unerledigtes von einem auf den anderen Tag verschoben wird.

- Unerledigtes wird schließlich doch erledigt.
- Unerledigtes erweist sich als »unwichtig« und kann gestrichen werden.

6.10   Selbstreflexion

Man kann nicht über Zeitmanagement sprechen, ohne einige Fragen für sich selbst zu beantworten.

Wie erleben Sie Zeit? Schätzen Sie sich eher vergangenheitsorientiert, gegenwartsorientiert oder zukunftsorientiert ein und warum?

_____

_____

_____

Bezogen auf den berufliche Alltag, welche Zeiten empfinden Sie besonders schön und warum?

_____

_____

_____

Welche Zeiten belasten Sie besonders und warum?

_____

_____

_____

113

Wie geduldig sind Sie? Beantworten Sie folgende Fragen:

	ja	nein
Schauen Sie im Tagesverlauf häufig auf die Uhr?		
Werden Sie leicht ungeduldig, wenn jemand langsam spricht?		
Essen Sie häufig zu schnell?		
Ärgern Sie sich schnell über zähfließenden Verkehr?		
Gehen Sie meistens schneller als andere?		
Sind Sie gern pünktlich?		
Halten Sie sich gern an Listen und Pläne?		
Schätzen Sie sich selbst als nervös ein?		
Ärgern Sie sich in Warteschlangen?		
Wird Ihnen von anderen geraten, gelassener zu werden?		

Bewertung   Ich vermute, Sie haben die Mehrzahl der Fragen mit »ja« beantwortet. »Flott« zu arbeiten, schnell den Stationsgang auf und ab zu marschieren, pünktlich zum Dienst zu erscheinen, Medikamente zuverlässig und pünktlich zu geben, Verordnungslisten abzuarbeiten – darin ist man als Pflegekraft gut im Training.

Somit ist der Spannungsbogen zur Zeitwahrnehmung alter Menschen oft sehr groß – besonders Kranke und Schwache können ganz einfache Dinge nur sehr langsam tun. Unser Bestreben ist es, die Pflegebedürftigen zur bestmöglichen Selbständigkeit anzuleiten und nicht »zack-zack« alles viel schneller selbst zu erledigen. Das ist sehr schwer und setzt einen unter Druck.

Nimmt man seine eigene Eile wahr, kann man versuchen, sich mental aus dem schnellen Zeitablauf auszuklinken und auf die Zeitwahrnehmung des »Langsameren« einzuschwingen. Die eigene Hektik kann man ein Stück weit vor der Tür stehenlassen. Auf diese Weise gestaltet man aktiv selbst die Zeit und ist der Eile nicht so ausgeliefert.

Individuelle Leistungskurve

Die eigene Leistungsfähigkeit schwankt im Verlauf des Tages. Versuchen Sie, ihre persönliche Leistungsfähigkeit als Kurve in das Diagramm einzutragen. Sie können auch drei verschiedenfarbige Kurven eintragen, je nachdem ob Sie im Frühdienst-, Spätdienst- oder Nachtdiensttörn sind.

Uhrzeit	6.00	8.00	10.00	12.00	14.00	16.00	18.00	20.00	22.00	0.00	2.00	4.00	6.00

Leistung

100 %

50 %

0 %

Bewertung | Normalerweise liegt der Leistungshöhepunkt am Vormittag. Am Nachmittag rutscht man in ein »Nachmittagstief«, gern auch nach dem Mittagessen. Am frühen Abend kommt es noch einmal zu einem zwischenzeitlichen Hoch, um dann über Nacht kontinuierlich abzunehmen. Unser Leistungstiefpunkt liegt einige Stunden nach Mitternacht (Seiwert 2012). Haben Sie Ihre Kurven ähnlich eingeschätzt?

Es gibt natürlich individuelle Unterschiede, es gibt »Tagmenschen« und »Nachteulen«. Vergleichen Sie nun Ihre persönliche Kurve mit den Leistungsanforderungen im Schichtdienst. Vielleicht ist es ja möglich, die Zeiten hoher Leistungsanforderungen den Zeiten hoher Leistungsfähigkeit anzupassen.

Dringlich oder wichtig?

Üben Sie, Dringliches von Wichtigem zu unterscheiden, kreuzen Sie Zutreffendes an, denken Sie dabei an die hilfreichen Fragestellungen unter o. g. Punkt – Entscheidungen treffen:

	wichtig	dringlich
1. Frau A. muss in den Sessel mobilisiert werden		
2. Herr B. hat ins Bett abgeführt und muss neu gebettet werden		
3. Frau C. klagt über Herzklopfen, es muss ein EKG geschrieben werden		
4. Herrn D. ist auf der Bettkante sehr schwindelig geworden, es muss abgeklärt werden, woran das lag		
5. Frau E. ist sehr ungehalten und laut, sie möchte mit ihrer Tochter telefonieren		
6. Bei Herrn F. ist der Verband der gestrigen OP durchgeblutet und muss erneuert werden		
7. Frau G.s Haare müssen heute gewaschen werden, sie bekommt seltenen Besuch		
8. Herr F. hat eine unpassende Zahnprothese, sein Essen muss auf »weiche Kost« umbestellt werden, weil er nicht kauen kann		
9. Frau H. ist dement. Sie soll abends ins Bett, sträubt sich aber dagegen		
10. Herr I. wirkt gegen Abend desorientiert. Er will sich seinen Dauerkatheder ziehen – der Arzt muss kontaktiert werden		
11. Frau J. hat wegen einer Frontalhirnblutung noch Bettruhe. Sie ist sehr beweglich und bettflüchtig, es müssen Bettgitter besorgt werden		
12. Herr K. hat Diabetes, der Blutzucker der letzten Messung ist bei 300. Er braucht sein Insulin		

	wichtig	dringlich

13. Frau Ls Angehörige wollten informiert werden, wenn sie aus dem OP zurück wieder auf der Station ist, und wissen, wie es ihr geht

14. Herr M. schafft es nicht, alleine zu essen, er muss gefüttert werden

15. Frau N. ist Hypertonikerin. Sie hat abends, nach der Medikamenteneinnahme, erbrochen, nun muss der Blutdruck kontrolliert werden

Nun ergänzen Sie selbst noch drei Situationen aus Ihrem heutigen Arbeitstag.

_____

_____

_____

Haben Sie bemerkt, dass Sie beim Entscheiden, welches Kreuzchen richtig sein könnte, im Verlauf dieser Aufgabe schneller geworden sind? Übung erleichtert einem die Entscheidung in dem jeweiligen Sachverhalt. Versuchen Sie, diese Entscheidungen auch im Arbeitsalltag bewußt zu treffen. *Wichtig* sind nach meiner Einschätzung die Fragen 2., 3., 4., 6., 10., 11., 12., 15.; *dringlich* sind 1., 5., 7., 8., 9., 13., 15.

Bewertung

Kommen Sie Ihren persönlichen Strategien auf die Spur, mit denen Sie Zeit verschwenden:

Unter welchen Umständen versuchen Sie, viele Dinge auf einmal zu erledigen?

_____

Wie gut funktioniert Ihr Ablagesystem auf dem Stationsschreibtisch? Ist dieser Arbeitsbereich übersichtlich?

_____

In welchen Situationen können Sie schlecht »nein« sagen?

_____

_____

Zeitdiebe

117

Unter welchen Umständen fällt es Ihnen schwer, konkrete Entscheidungen zu treffen?

In welchen Bereichen fällt Ihnen Selbstdisziplin leichter und schwerer?

Wann beurteilen Sie sich als »zerstreut«?

Wie häufig passiert es Ihnen, dass Sie sich fachfremd »festquatschen«?

Beginnen sie manchmal Tätigkeiten, die Sie nicht zuende führen?

Wie gehen Sie mit gesprächsbedürftigen Besuchern um, können sie das Telefon zur Not auch mal etwas länger klingeln lassen?

Wann ist Ihre Fähigkeit, zuzuhören und alle Informationen aufzunehmen, besser und wann schlechter ausgeprägt?

Wie gelingt es Ihnen am besten, alle wichtigen Informationen weiterzugeben?

Sie haben bei der Bearbeitung der Fragen schon gemerkt, wo Zeitdiebe versteckt sein könnten. Fallen Ihnen weitere Konstellationen ein, in denen Ihnen wertvolle Zeit verlorengeht?

Abschließend möchte ich anmerken, dass dieses Kapitel nur einen kleinen Einblick in die Möglichkeiten des Zeitmanagements bieten kann. Ein umfassendes Training ist sicher hilfreich, nicht nur wenn Sie bei der Bearbeitung dieser Selbstreflexion Defizite festgestellt haben.

Das effektivste Zeitmanagement und die ökonomischste Arbeitsweise muss nicht immer die beste sein, aber es kann für Pflegekräfte als Rettungsanker dienen, wenn der Zeitdruck zu groß wird. Menschlichkeit, Behutsamkeit, respektierendes Pflegen und Umsorgen kann nicht einzig unter (zeit)wirtschaftlichen Gesichtspunkten betrachtet werden.

Sorgsame, berührende Pflege braucht Zeit. Daher betone ich hier, dass es meiner Meinung nach endlich genug gespart, gekürzt und gestrichen ist – man braucht schlicht einen vernünftigen Stellenschlüssel für ganzheitlich gute Pflege.

6.11   Literatur

Antonovsky, A.: Salutogenese: Zur Entmystifizierung der Gesundheit. In: Franke, A.: Psychosomatische Gesundheit. Versuch einer Abkehr vom Pathogenese Konzept. dgtv Verlag, Tübingen 1997

Claessens, B./Roe, R./Rutte, C.: Time management: logic, effectiveness and challenges. In: Roe, R./Waller, M./Clegg, S. (eds): Time in organizational research. Routledge, London, pp 23–41, 2009

Hüther, G.: Biologie der Angst. Wie aus Stress Gefühle werden. Sammlung Vandenhoeck & Ruprecht, Göttingen 2001, 2014

Juli, D./Schulz, A.: Stressverhalten ändern lernen. Vorbeugung und Hilfe bei psychosomatischen Störungen und Krankheiten. Rororo, Reinbek 1998, 2001

Kaluza, G.: Gelassen und sicher im Stress. Springer Verlag, Berlin, Heidelberg, New York 1996, 2014

Lazarus, R. S./Folkmann, S.: Stress, Appraisal and Coping. Springer, New York 1988

Possemeier, I.: Stress. Wie meistern wir die schöne neue Arbeitswelt? In Geo 3/2002 Gruhner + Jahr, Hamburg

Schmidt, B.: Stress – eine Chance? In: intensiv, 4/2002, Thieme Verlag, Stuttgart

Schwarzer, R.: Stress, Angst und Handlungsregulation. Kohlhammer, Stuttgart 2000, 2014

Seiwert, L.: 30 Minuten Zeitmanagement. Gabal, Offenbach 2012

Weisweiler, S.: Zeit- und Selbstmanagement. Ein Trainingsmanual. Module, Methoden, Materialien für Training und Coaching. Springer, Berlin, 2013

Werner, E.: The children of Kauai: A longitudinal study from the prenatal period to age ten. Honolulu: University of Hawaii Press, 1971

Wunsch, A.: Mit mehr Selbst zum stabilen ICH!: Resilienz als Basis der Persönlichkeitsbildung. Springer, Berlin, Heidelberg 2013

Quelle aus dem Internet

Holsboer, F./Hausch, F.: MPI München, 2012, http://www.mpipsykl.mpg.de/1875349/05_FKBP5

7   Bewältigungsstrategien von Patienten und Betreuten

Einführung von Typologien
Zunächst einmal muss festgestellt werden, dass jeder Mensch seine eigene Art und Weise hat, auf Situationen der Hilflosigkeit zu reagieren. Seine Reaktionen sind für Außenstehende nicht immer nachvollziehbar. In diesem Kapitel sollen verschiedene Bewältigungstypologien (in Anlehnung an Klapp 1985) vorgestellt werden, die schematisch darstellen, wie Menschen mit Krankheit und Hilfsbedürftigkeit umgehen.

Durch die Missverständlichkeit der verschiedenen Bewältigungsreaktionen, bei denen auch manchmal heftige Gefühlsausbrüche stattfinden, kommt es beim Pflegepersonal ebenfalls häufig zu heftigen Emotionen und Reaktionen. Um besser durchschauen zu können, mit welchem Bewältigungsverhalten von Patienten man besser oder schlechter zurechtkommt, macht es Sinn, trotz aller Individualität systematisch vorzugehen und Typologien zu entwerfen. Sie werden bald merken, dass Ihnen zu jedem Typ Menschen einfallen werden, die Sie einmal betreut haben.

Zitat zum Verhalten in Krisensituationen
Zuerst möchte ich ein Zitat vorausschicken, das mich sehr nachdenklich gestimmt hat:

>»Das jeweils von dem Patienten erbrachte Anpassungsverhalten stellt das Optimum dessen dar, was er unter gegebenen Umständen zu leisten in der Lage ist.« (Klapp 1985)

Dieses Zitat besagt, dass ein Patient, auch wenn er noch so uneinsichtig oder unvernünftig ist, in dem Moment der Belastung kein angemesseneres Verhalten zeigen kann. Ihm fehlt die Flexibilität, seine Reaktionen zu verändern. Was dieses Zitat beschreibt, ist kein Freibrief für unangepasstes Verhalten, sondern es beschreibt menschliches Verhalten in Krisensituationen. In einem solchen Zustand versucht der Mensch irgendwo Halt zu finden, weil die Angst, verloren zu gehen, alles andere überdeckt. Halt kann man überall dort finden, wo man sich am schnellsten sicher fühlt.

Verlust von Identität
In einer Krise erlebt man sich als entfremdet von seinem bisherigen Selbstbild. Im Krankheits- oder Alterungsfall sind es der Körper, die Schwäche, das Siechtum, die dem Selbstbild fremd waren. Die Idee vom gesunden, vitalen Menschen ist zusammengebrochen. Gerne halten Menschen an Selbst- und Weltbildern fest, denn sie geben Sicherheit. Durch einschneidende Erlebnisse, wie schwere Erkrankungen beispielsweise, ist man dazu gezwungen, diese Idee von sich selbst loszulassen. Diesen unvertrauten Zustand erleben Patienten nicht mehr als »ihr eigenes Sein«. Daraus entspringt die große Angst, die man

an Patienten und älteren Menschen immer wieder beobachten kann. Sie ist fast immer mit Leid, Abwehr, Trauer und Schmerzen verbunden.

Dort, wo das Werden einer neuen Identität achtsam unterstützt wird, wo der neue Zustand wertschätzend bestätigt werden kann, wird die Sicherheit am ehesten wiedergewonnen.

In einem meiner Seminare wurde berechtigterweise eingeworfen, dass obiges Zitat nicht nur für Patienten und Hilfsbedürftige gilt, sondern ebenso für pflegerisches Verhalten. Das stimmt natürlich, denn Pflegekräfte reagieren auf Krisen genauso wie Patienten und alle anderen Menschen auch. Der einzige Unterschied ist der, dass einem im gesunden Zustand mehr Kraft zur Verfügung steht, sein Verhalten und seine Reaktionen in schwierigen Situationen zu hinterfragen, um sie verändern zu können. Mir hat dieser Satz sehr geholfen, zu dem manchmal eigenwilligen Verhalten mancher Patienten eine größere innere Distanz aufzubauen.

Reaktion der Pflegenden

7.1 Bewältigungstypologien

Der Idealfall

Gehen wir zunächst vom Idealfall aus. Ideal wäre ein Bewältigungsverhalten, bei dem der Krankheitsfall oder eine Hilfsbedürftigkeit als erträglich erlebt wird. Das Ausmaß, in dem etwas als »erträglich« empfunden wird, ist in erster Linie von dem Ausmaß der Krankheit abhängig. Bei kurzfristigen Erkrankungen oder geringen, dauerhaften Einschränkungen ist ein ideales Bewältigungsverhalten häufiger anzutreffen als bei Krankheiten, die mit einem dauerhaften Verlust von Selbstständigkeit verbunden sind.

Voraussetzung

Wie sieht ideales Verhalten aus? Patienten und Betreute fügen sich in ihr Schicksal, ohne untätig zu bleiben. Pflegemaßnahmen werden akzeptiert und soweit es geht unterstützt. Es wird immer wieder versucht, die verloren gegangene Autonomie wieder zu erlangen. Kleinere Stimmungsschwankungen können auftreten, diese beeinflussen aber die Unterstützung der Pflege nicht. Bei einem idealen Bewältigungsverhalten ist es möglich, sachliche Gespräche über den Krankheitszustand und über Therapiemaßnahmen zu führen. Einsicht in Argumente, Interesse an dem eigenen Zustand und gegebenenfalls auch Gespräche über den Gefühlszustand der Betroffen sind möglich. Ein normales, auf Gegenseitigkeit beruhendes Gesprächsverhalten kommt zustande, denn die idealen Betroffenen beantworten Fragen, stellen selbst welche und fragen auch mal nach dem Befinden der Pflegekräfte. Für die Situation anderer ist Verständnis vorhanden. Nähe wird zugelassen, wenn es der Pflege dienlich ist und Distanz wird akzeptiert.

Ideales Verhalten

Menschen mit einem idealen Bewältigungsverhalten erwarten nicht, dass Pflegekräfte ihnen die Wünsche von den Augen ablesen. Bedürfnisse werden ohne versteckte Vorwürfe (z. B. »Warum haben Sie mir kein Schmerzmittel angeboten?«, »Warum bekommt man hier denn nichts zu trinken?«) geäußert. Auf Wartezeiten bei der Bedürfnisbefriedigung wird gelassen reagiert. Menschen mit diesem Bewältigungsverhalten gehen freundlich und höflich mit ihren Mitmenschen um und machen diese nicht für ihren Zustand verantwortlich.

Idealfall ist in der Realität selten

Ideales Bewältigungsverhalten findet sich nach meiner Erfahrung allerdings sehr selten. Ist Menschen dieses Verhalten möglich, kann man davon ausgehen, dass sie in der Bewältigung ihrer Lebenskrisen die Integrität erreicht haben, die Erikson beschreibt (▶ Kap. 3). Es setzt ein hohes Maß an Persönlichkeitsentwicklung und Grundzufriedenheit voraus. Wir brauchen uns nur daran zu erinnern, wie sehr einen schon eine kleine Erkältung beeinträchtigen kann und wie unausgeglichen wir daraufhin im Alltag reagieren.

Es kann sein, dass ideales Verhalten phasenweise möglich ist, aber es gibt immer auch Phasen, in denen andere Verhaltensweisen in den Vordergrund treten.

Pflegende im Umgang mit »idealem« Patienten

Der Umgang mit Patienten mit diesem Idealverhalten ist vergleichsweise unkompliziert, da Pflegende keine Widerstände überwinden müssen. Das Vertrauen in die therapeutischen und pflegerischen Maßnahmen ist vorhanden, es muss daher keine Überzeugungsarbeit geleistet werden. Da sich der Patient mit dem Ausdruck schwieriger Gefühlslagen zurückhält, ist es für die Pflegekräfte nicht notwendig, aktiv Distanz aufzubauen. Es kommt zu einer Art positivem Kreislauf, denn die gegenseitige Begegnung wird als wenig belastend, als kraftsparend, manchmal sogar als bereichernd erlebt.

Gespräche und Begegnungen verlaufen nach Mustern, die uns aus Alltagsbeziehungen bekannt sind. Kommunikationsweisen, die wir durch das Aufwachsen in unserer Gesellschaft erlernt haben, können hier ohne Probleme intuitiv angewendet werden und führen zu gegenseitigem Verstehen.

Ablehnung der Hilfsbedürftigkeit

Verteidigung der Selbstständigkeit

Eine andere Form von Bewältigungsverhalten ist die auffällige Ablehnung des Krankheitszustands. Hierbei wird die eigene Hilflosigkeit als Bedrohung erlebt. Die Selbstständigkeit wird resolut verteidigt, auch wenn sie realistisch gesehen kaum vorhanden ist. Jegliche Hilfe wird abgelehnt. Manchmal kommt es dazu, dass Krankheiten verleugnet werden. Das eigene Körpergefühl ist gestört, denn die Beeinträchtigungen gelangen nicht ins Bewusstsein der Betroffenen.

Verhalten des Patienten/Betreuten

Konkret kann man diese Strategie daran erkennen, dass die Patienten/Betreuten alles alleine machen wollen und teilweise sehr uneinsichtig sind. Gehbehinderte wollen z. B. unbedingt ohne Hilfe zur Toilette gehen und merken nicht, dass sie sich damit selbst gefährden. Andere bestehen darauf, dass sie alleine essen können und äußern sich nicht, wenn es nicht klappt. Den bleibenden Hunger spüren sie nicht.

122

Häufig kommt es bei diesem Verhaltensmuster zu Fluchttendenzen. Patienten, die heimlich (manchmal sogar im Flügelhemd) das Krankenhaus verlassen, ältere Menschen, die ihrer Betreuungsstätte den Rücken kehren, obwohl sie hilfsbedürftig sind, gehören in diese Kategorie.

Auch die Realitätsflucht in Fantasievorstellungen bis hin zu Wahnideen kann ihre Ursache in der Angst haben, die durch die Hilflosigkeit erzeugt wird. Dauert der Zustand der Hilfsbedürftigkeit lange an oder ist er sogar irreversibel, kann es vorkommen, dass Menschen in diesem Verhaltensmuster verharren. Es gibt viele Faktoren, die die Bewältigung einer Krisensituation beeinflussen, wie Persönlichkeitsmerkmale und Lebenserfahrungen. Ebenso können aber auch körperliche Prozesse (z. B. Demenz, Medikamentenentzug, hirnorganische Veränderungen) das Verhalten prägen.

Der Umgang mit Menschen mit diesem Bewältigungsverhalten bereitet häufig Probleme und erfordert viel Geduld von den Pflegenden. Häufig kommt es zu Frustrationen, da die Gespräche wegen mangelnder Einsicht der Patienten als erfolglos empfunden werden. Oft ist es schwer, überhaupt Kontakt zu den Patienten/Betreuten zu bekommen, die sich so sehr verschließen. In vielen vergeblichen Informations- und Überzeugungsversuchen geht viel Kraft verloren. Die Kommunikationsversuche der Pflegenden werden nach einigen Misserfolgen auf ein Minimum beschränkt. Durch das unvernünftige Verhalten der Patienten müssen die Pflegekräfte die Patienten vor sich selbst schützen. Hierfür gibt es viele Beispiele: Wenn ein Patient nach einem frischen Herzinfarkt aufstehen will, eine schwache Heimbewohnerin alleine in die Stadt zum Einkaufen gehen möchte, Patienten ihre Herzmedikamente verweigern oder wenn inkontinente Menschen die Notwendigkeit der Intimpflege nicht einsehen. Manchmal sind hierfür Zwangsmaßnahmen wie Fixierungen nötig. Das ist belastend, denn es berührt einen, wenn ein Mensch so wenig »Herr seiner selbst« ist und deswegen »unwürdig« behandelt werden muss. Ein hohes Maß an innerer Distanz ist notwendig, um die Anschuldigungen der Patienten nicht persönlich zu nehmen und sich die Achtung vor diesen Menschen bewahren zu können.

Problematischer Umgang der Pflegekräfte mit Patienten/Betreuten

Besondere Anpassung

Die Strategie der besonderen Anpassung ist weniger leicht zu erkennen. Menschen, die auf diese Weise auf ihre Hilfsbedürftigkeit reagieren, tun so, als wäre alles in Ordnung. Die Hilflosigkeit wird so gut es geht überspielt. Gefühle wie Angst oder Niedergeschlagenheit werden verleugnet. Der Zustand der Krankheit kann nicht angenommen werden, wenn auch die Gegenwehr nicht so heftig zutage tritt wie bei der oben beschriebenen Ablehnung der Hilfsbedürftigkeit. Diese Menschen versuchen, sich an die Situation durch gespielte Höflichkeit anzupassen und kommen den Aufforderungen des Pflegepersonals in der Regel nach. Sie geben sich besonders zuvorkommend und höflich. Auch Pflegemaßnahmen lassen sie über sich

Verleugnung von Hilfsbedürftigkeit

123

ergehen, sofern diese nicht zum Thema gemacht werden. Solange die Erkrankung von den umgebenden Menschen »übersehen« wird, scheint alles normal zu sein, und die Patienten wahren den Schein. Sie verleugnen ihren Zustand vor sich selbst und vor anderen, wodurch sie ihre Fähigkeiten oftmals überschätzen.

Gespräche über Therapiemaßnahmen, über eine Neustrukturierung des Lebens nach der Genesung, über eventuelle Rehabilitationsmaßnahmen werden abgeblockt. In diesen Fällen wird versucht, vom Thema abzulenken und den Gesprächspartner zu beschwichtigen.

Beispiel Ein gutes Beispiel dafür ist ein Patient, der durch einen Unfall querschnittsgelähmt wurde. Nachdem ich ihn für die Nacht frisch gemacht hatte, fragte ich ihn, ob ich noch etwas für ihn tun könne. Daraufhin antwortete er mir ohne Ironie, dass er wunschlos glücklich sei.

Umgang der Pflegenden mit Patienten/Betreuten Oberflächlich betrachtet ist der Umgang mit den Menschen, die diese Strategie anwenden, weitgehend unkompliziert, sofern man ihr Spiel mitspielt. Schwierig wird es dann, wenn es um Zukunftsplanung geht oder wenn der Schutz des Krankenhauses verlassen werden muss. Schwierig ist der Umgang vor allem für Pflegende, denen es schwer fällt »Theater zu spielen«. Gerade die Realitätsliebe, das Bedürfnis Informationen zu geben, Sachlichkeit und der Hang zur Offenheit kann die Beziehung zu diesen Patienten/Betreuten beeinträchtigen und belastend machen.

Konfrontation mit der Realität Diskussionswürdig ist die Frage, wann ein solcher Patient mit der Realität konfrontiert werden sollte und wer diese Aufgabe übernehmen kann. An dieser Stelle möchte ich auf das obige Zitat zurückkommen. Das Verleugnungsverhalten ist in der Situation das Optimum, was der Patient als Bewältigung leisten kann. Daher kann jedes forcierte Aufbrechen seines Schutzes eine existenzielle Krise hervorrufen. In diesen Fällen ist es immer ratsam, psychologische Unterstützung zu organisieren, um dem Betroffenen den Weg in die Realität mit kompetenter Hilfe möglich zu machen.

Fixierung in der Hilflosigkeit

Diese Typologie beschreibt ein Verhalten, das trotz objektiver Verbesserung des Zustands durch anhaltende Unselbstständigkeit geprägt ist. Menschen, die auf dieses Verhaltensmuster zurückgreifen, bleiben passiv. Hinzu kommt, dass sie eher »kindlich« reagieren. Die Patienten trauen sich sehr wenig zu und haben Angst davor, irgendetwas selbst zu tun oder zu entscheiden. Äußerungen von Selbstmitleid bis hin zu hypochondrischem Verhalten kennzeichnen diesen Typus. Diese Patienten/Betreuten klammern sich unnatürlich fest an das Behandlungsteam, z. B. klingeln sie übermäßig oft wegen Kleinigkeiten. Sie lassen alle Pflegemaßnahmen über sich ergehen, teilweise mit andauerndem Jammern oder Leiden.

Selbst wenn diese Patienten keinerlei Beeinträchtigungen an den Armen oder Beinen haben, möchten sie am liebsten vom Pflegepersonal gewaschen und gefüttert werden. Sich alleine anzuziehen oder aufzustehen ist undenkbar. Es wird gerne alle Verantwortung an die Pflegenden abgegeben.

Depressive Verstimmungen treten häufig auf, und es ist schwer, diese Menschen zu motivieren. Das Vertrauen in die eigenen Fähigkeiten ist zusammengebrochen.

Auch für ihre eigene Situation suchen die Patienten andere Verantwortliche. Am liebsten wäre es ihnen, wenn es gegen jede kleine Unannehmlichkeit ein Medikament gäbe, das diese behebt, ohne dass weiterer Einsatz gebracht werden muss. Die Tendenz zu Betäubungsverhalten mit übermäßigem Schlaf- oder Schmerzmittelkonsum ist gegeben.

Bei anstehenden Veränderungen wie Verlegung oder Entlassung kommt es teilweise unerwartet wieder zu einer Verschlechterung des Körperzustands, Fieber, Herzrhythmusstörungen o. Ä.

Der Umgang mit Menschen, die in dieser Weise auf ihre Beeinträchtigung reagieren, kann anstrengend sein. Das Pflegepersonal hat es schwer, die Verantwortung an diese Patienten zurückzugeben. Dadurch dass sich diese Patienten an die Pflegenden klammern, ist es problematisch, eine angemessene Distanz aufzubauen. Gleichzeitig erfordert die Rehabilitation einen sehr einfühlsamen Umgang, da sie das Vertrauen in sich und ihren Körper erst langsam wiedererlangen. Im Arbeitsalltag bleibt selten die notwendige Zeit für diese aufwändige Pflege. Die Geduld des Pflegepersonals wird stark strapaziert. Manchmal ist es schwer, Verständnis für das Verhalten dieser Patienten aufzubringen, besonders wenn objektiv gesehen noch viel kränkere Menschen gleichzeitig zu betreuen sind.

Umgang der Pflegenden mit Patienten/Betreuten

7.1.1 Selbstreflexion

Wie stehen Sie zu dem Verhalten von Patienten?

Ich habe mehrfach auf das folgende Zitat hingewiesen: »*Das jeweils von dem Patienten erbrachte Anpassungsverhalten stellt das Optimum dessen dar, was er unter gegebenen Umständen zu leisten in der Lage ist*« (Klapp 1985).

Wie denken Sie darüber?

_____

_____

_____

Das Nachdenken über die eigene Einstellung zu dem Bewältigungsverhalten von Patienten kann helfen, mit schwierigen Situationen gelassener umzugehen. Das Betrachten solcher Muster von außen verhilft zu einer objektiveren Sichtweise, wodurch anstrengendes Patientenverhalten nicht zu stark auf sich selbst bezogen wird.

Bewertung

Welche Beispiele kennen Sie aus Ihrem Berufsalltag?

Versuchen Sie bitte, für jeden beschriebenen Verhaltenstypus ein Beispiel aus Ihrem Berufsalltag zu finden.

Idealfall

_____

_____

_____

Wie haben Sie auf dieses Verhalten reagiert und wie haben Sie sich gefühlt?

_____

_____

_____

Ablehnung der Hilflosigkeit

_____

_____

_____

Wie haben Sie auf dieses Verhalten reagiert und wie haben Sie sich gefühlt?

_____

_____

_____

Besondere Anpassung

_____

_____

_____

Wie haben Sie auf dieses Verhalten reagiert und wie haben Sie sich gefühlt?

_____

_____

_____

Fixierung in der Hilflosigkeit

_____

_____

_____

Wie haben Sie auf dieses Verhalten reagiert und wie haben Sie sich gefühlt?

_____

_____

_____

Kennen Sie weitere Formen der Bewältigung bei Patienten/Betreuten?

_____

_____

_____

Mit welchem Verhaltenstypus fällt Ihnen der Umgang besonders schwer und warum?

_____

_____

_____

Nicht jedem gelingt der Umgang mit den verschiedenen Bewältigungsmustern gleich gut. Manches Verhalten macht einen vielleicht schnell ärgerlich, während ein anderes einen ganz ruhig lässt. Jetzt, wo Sie herausgefunden haben, welches Patientenverhalten Sie am meisten unnötige Energie kostet, können Sie sich innerlich besser schützen, wenn Sie auf ein ähnliches Verhaltensmuster treffen. Sie sind darauf vorbereitet und können im Vorfeld zu dem Patienten/Betreuten die nötige Distanz aufbauen. Dadurch kommen Sie nicht unerwartet an Ihre emotionalen Grenzen.

Bewertung

Lassen sich diese Typologien auch auf das Verhalten von Angehörigen übertragen? Welche Reaktionsmuster von Angehörigen kennen Sie?

_____

_____

_____

Bewertung Auch Angehörige befinden sich in einer Ausnahmesituation. Es sind geliebte, einem nahestehende Menschen, die erkrankt sind, wobei der Genesungsverlauf oft nicht klar vorauszusehen ist. Reaktionen wie übermäßige Besorgnis, Skepsis, Misstrauen, Hilfsbereitschaft, Distanz, Fassungslosigkeit, Hilflosigkeit oder Gleichgültigkeit gehören daher ebenso in die Kategorie der Bewältigungsstrategien, wie die Reaktionen der Patienten/Betreuten. Das Bewusstmachen dieses Sachverhalts erleichtert es, die Reaktionen von Angehörigen nicht persönlich zu nehmen und keine voreilig ablehnende Haltung einzunehmen.

> **An welche Patientenkontakte können Sie sich erinnern, die Ihnen besonders angenehm waren?**
>
> _____
>
> _____
>
> _____

Anregung Häufig registriert man nur die negativen, anstrengenden Erfahrungen in Arbeitssituationen. Machen Sie sich auch die positiven Begegnungen bewusst. Kosten Sie die positiven Situationen ruhig aus und genießen Sie diese.

7.2 Der charakterlich schwierige Patient

Menschen haben unterschiedliche Persönlichkeitsstrukturen. Das wurde schon im vorigen Kapitel deutlich, wo ich auf krankheitsbedingte Verhaltensmuster eingegangen bin. Dieser Abschnitt skizziert nun die charakterliche Seite. Manche Menschen sind vom Typus her so schwierig, dass man innerlich, bevor man deren Zimmer betritt, schon seufzt und denkt: »Der schon wieder«. Kennen Sie dieses Gefühl?

Auf dem jährlichen Pflegesymposium der B. Braun Stiftung in Kassel hörte ich 2012 einen sehr guten und eloquenten Vortrag von T. Eckhardt unter dem Titel: »Psychologisch einfacher Umgang mit schwierigen Patienten«. Dieser sehenswerte Vortrag ist als Video mitgeschnitten worden und unter http://www.pflege-symposium.de/index.php?menu=view&id=72 anzusehen. Eckhard kategorisiert diese Patienten/Bewohner unter den Fragestellungen:

- Was macht den schwierigen Patienten aus?
- Wie verhält er sich?
- Welche Motive hat er für sein Verhalten?
- Wie kann man mit ihm umgehen?

Der Umgang mit freundlichen Patienten und Betreuten ist einfach. Der Umgang mit schwierigen Menschen fordert Pflegende in besonderer Form. Als grundlegende Voraussetzung gelten innere Einstellungen und Haltungen.

Wichtig ist es, dem Patienten/Betreuten einmal wirklich zuzuhören. Das bedeutet, dass man einen geeigneten Zeitpunkt wählt, wobei genügend Zeit und Kraft vorhanden ist. Es sollte auch ein persönliches Interesse bestehen, zu hören, was der Patient uns mitteilen möchte.

Zuhören wollen

Wenn man kann, ist es förderlich, zu versuchen, sich zu öffnen und den schwierigen Patienten verstehen zu wollen. Häufig verschließt man sich schon vorher diesem Kontakt, weil er einem unangenehm und anstrengend ist. Ohne Offenheit und Verständnis für die Motive des anderen kann man keine Verbesserung im Umgang mit ihm erzielen.

Verstehen wollen

Spricht man selbst auf einer Ebene, die der Patient auch verstehen kann, ist zumindest theoretisch ein gegenseitiger Austausch möglich. Manchmal merkt man selbst gar nicht, dass man medizinische Fachtermini verwendet oder dass man sich zu kompliziert ausdrückt.

Verständlich sprechen

Man sollte vom Gegenüber das »Beste« erwarten. Zu leicht verliert man, in Anbetracht einer schwierigen Begegnung, schon vorher die Zuversicht, etwas zum Besseren wenden zu können. Eine positive Grundhaltung überträgt sich ebenso auf unser Gegenüber wie negative Einstellungen.

Zuversichtlich sein

Folgende Einteilungen der Patienten in bestimmte Verhaltensgruppen sind nur exemplarisch gemeint und werden aufgegriffen, weil sie besonders häufig anzutreffen sind. Man könnte selbstverständlich noch diverse andere Gruppierungen bilden.

»Rechthaber, Diktatoren und Besserwisser«

Diese Patientengruppe dominiert den Kontakt mit Präsenz und Stärke. Die eigene Meinung steht über allem, als Pflegekraft kommt man schlecht zu Wort, und wenn, dann wird einem nicht zugehört. Diese Patienten wollen selbst aktiv sein und selbst bestimmen, welche Therapien und Pflegemaßnahmen sinnvoll sind und welche nicht.

Es erfordert viel Fingerspitzengefühl, abzuwägen, wann man mit seiner Meinung dagegenhalten muss, um sich Respekt zu verschaffen, und wann man eher diplomatisch vorgehen kann. Diktatorische Persönlichkeiten können durchaus sachliche Konfrontationen aushalten, sie sind sogar wichtig, um ernst genommen zu werden. Im Gesprächsverhalten sollte man darauf achten, dass man von seiner eigenen Meinung nicht abweicht und bei Erklärungen keine Unterbrechungen zulässt. Indem man den letzten, wichtigen Punkt des Gegenübers zeitnah wiederholt und aufgreift, nimmt man ihm den Wind aus den Segeln. Außerdem bietet man weniger Angriffsfläche, wenn man seine eigenen Gefühle unter Kontrolle hat. Hat man es geschafft, sich konsequent und erfolgreich zu behaupten, gibt man die Chance auf ein ehrenhaftes Friedensangebot. Die Gesprächsbasis für rechthaberische Persönlichkeiten sind Informationen. Einen Rechthaber kann man über neue Ideen und Informationen für seine Zielrichtung gewinnen. Indem man sein Wissen anerkennt, Zweifel und Wünsche anspricht und ihn als eine Art Mentor oder Berater teilweise am Geschehen teilhaben lässt, kann man häufig eine gemeinsame Ebene finden.

Ähnlich ist es mit Besserwissern – die gibt es überall. Besserwisser verhalten sich so, um Anerkennung zu bekommen. Im Gegensatz zum Fall des Rechthabers verfügen die Argumente eines Besserwissers selten über ein tiefes Fundament. Im Gespräch kann man dessen Fehlinformationen höflich aufdecken und Übertreibungen minimieren. Schenkt man einem Besserwisser Aufmerksamkeit, erschafft man eine positive Grundstimmung. Indem man ihn bittet, seine Argumente näher zu erläutern, bringt man seine mangelnde Fachkenntnis ans Tageslicht. Es ist wichtig, dass er hierbei sein Gesicht wahren kann und dass er sich trotzdem anerkannt fühlt – ansonsten hat man keine vertrauensvolle Basis für die Pflege.

»Choleriker«

Choleriker, oder wie Eckhard sie nennt: »Granaten«, sind explosiv. Unvorhersehbar gehen sie in die Luft. Choleriker haben irgendwann in ihrem Leben gelernt, dass sie mit ihrer Methode Erfolg haben – alle anderen weichen einer solchen Explosion gern aus. Das pflegerische Kommunikationsziel sollte es sein, die Führung zu übernehmen, wenn man erkennt, dass ein Kontrollverlust droht. Wenn man hierbei den richtigen Zeitpunkt findet, kann man erheblich zur Deeskalation beitragen. Kommt es trotzdem zu einem Wutanfall, versucht man, die Aufmerksamkeit des Gegenübers zu bekommen – egal wie. Aus der Kindererziehung sind einem da diverse Ablenkungsstrategien bekannt. Diese muss man im Einsatz bei Erwachsenen natürlich ernsthaft modifizieren. Da auch ein Choleriker Anerkennung und Beachtung erlangen möchte, lassen Sie ihn spüren, dass Sie an seinem Anliegen Anteil nehmen. Nach und nach kann man so die Intensität der Auseinandersetzung reduzieren. Wenn man sich Gedanken darüber macht, welcher Mechanismus eine Explosion ausgelöst hat, kann man in Zukunft präventiv eingreifen.

»Ja-Sager«

Der »Ja-Sager« ist ein Mensch, der Auseinandersetzungen scheut und sehr harmoniebezogen ist. Das hört sich zunächst einfach an, jedenfalls wenn er den Pflegemaßnahmen zustimmt. Das Problem ist, dass ein Ja-Sager zwar »ja« sagt, um Konflikte zu vermeiden, aber die Absprachen dann nicht einhält. Mit solchen Menschen ist es hilfreich, ihnen nur Maßnahmen und Versprechen abzuverlangen, bei denen die Einhaltung realistisch ist. Durch Ehrlichkeit kann man eine Vertrauensbasis herstellen und eine stabile Pflegebeziehung aufbauen.

»Nörgler«

Diese, recht häufig auftretende, Spezies ist wohl allen geläufig. Ein Nörgler hat selbst die Tendenz, alles richtig machen zu wollen. Dasselbe verlangt er von anderen – mit geringer Frustrationstoleranz. Ihm kann man es einfach nicht recht machen. Einem Nörgler muss man eine Weile zuhören, ihn auch einmal meckern lassen, ohne es selbst persönlich zu nehmen. Hat man seinen wichtigsten Punkten zugehört, kann man sich gemeinsam auf eine zukunftsorientierte Lösung konzentrieren, die er selbst mitgestaltet. Das vermindert sein Gefangensein in der Hilflosigkeit. Sollten Ihre Bemühungen gar keine bessernde Tendenz bewirken, müssen Sie klare Grenzen ziehen und deutliche Ansagen machen. Jedem Patienten oder Betreuten steht es schließlich frei, sich woanders versorgen zu lassen, in einem anderen Krankenhaus, in einer anderen Seniorenanlage. Stellt man diese Alternative sachlich und höflich in den Raum, überlegt der Unzufriedene doch noch einmal, welches Gewicht die Beanstandungen tatsächlich haben.

7.3 Die Posttraumatische Belastungsstörung (PTSD – posttraumatic stress disorder)

In der Psychotraumatologie wurde das Krankheitsbild der Posttraumatischen Belastungsstörung erkannt, die als schlecht angepasster oder gestörter Bewältigungsmechanismus angesehen werden kann. Obwohl die Psychotraumatologie schon seit langem ein eigenständiges Fachgebiet darstellt, wird dem Phänomen der Posttraumatischen Belastungsstörung im Stationsalltag zu wenig Beachtung entgegengebracht. In Anlehnung an Bengel (1997, 2013), Fischer/Riedesser (1999, 2009) und Sendera (Sendera 2013) möchte ich diese Reaktionsweise darstellen.

Allgemeines

Mit dem Begriff »Posttraumatische Belastungsstörung« sind alle diejenigen Reaktionen gemeint, die in Folge eines Traumas die Psyche beeinflussen und verändern. Jegliche Form von Unfällen kann eine solche Belastungsstörung hervorrufen, beim Unfallopfer ebenso wie bei Helfern oder Angehörigen, die den Unfall miterlebten. Außerdem können zahlreiche weitere Situationen, wie Opfer oder Beobachter von Gewalttaten zu sein, das Erleben von Katastrophen, kriegerischen Auseinandersetzungen oder politischen Unruhen, der Verlust des Zuhauses usw. eine solche Belastungsstörung hervorrufen. Ein Geschehen von außergewöhnlicher Bedrohung würde bei nahezu jedem tiefgreifende Verzweiflung auslösen. Aber auch die Erfahrung eines Kontrollverlusts des eigenen Körpers, wie z. B. nach Reanimationen oder einem Herzinfarkt, können das Vertrauen in sich selbst auf lange Zeit zerstören.

Begriffsklärung

131

Belastende Faktoren in einer traumatischen Situation

Verlust von Kontrolle

Viele Belastungsfaktoren beeinflussen die Reaktionen, die Emotionen, die Gedanken und letztendlich das Verhalten von Opfern eines traumatischen Erlebnisses.

Die Hilflosigkeit bei einem Unfall führt zum Verlust der Kontrolle über die stattfindenden Ereignisse. Die eigenen Einflussmöglichkeiten sind häufig sehr beschränkt. Der Bezug zur Wirklichkeit verändert sich, denn plötzlich entscheiden andere, was weiter passiert. Somit stehen Betroffene und deren Angehörige auf der untersten Stufe der Hierarchie hinsichtlich der Mitgestaltung der Situation.

Ersatz-/Zwangshandlungen

Im Moment des Unglücks wird eine begonnene Handlung abrupt unterbrochen. Es kommt zu inneren Spannungen, da die vorausgeplante Handlung nicht zu Ende gebracht werden kann. Hierdurch können Ersatzhandlungen auftreten oder eine zwanghafte Neigung, die begonnene Handlung doch noch zu beenden.

Die Anwesenheit von Zuschauern wird häufig als Belastung empfunden.

Veränderte Wahrnehmung

Reize aus der Umwelt werden wahrgenommen und können später erinnert werden, z. B. Geräusche, Gerüche, Wärme- und Kälteempfindungen und Bilder. Die Wahrnehmung der Umgebung erfolgt aus einer ungewohnten Perspektive, denn häufig nehmen Unfallopfer ihre Umgebung auf dem Boden liegend wahr. Aufrecht stehende Menschen können somit als übermäßig groß und bedrohlich erlebt werden.

Veränderte Körperempfindungen

Ungewohnte Körperempfindungen lösen Angst aus. Teilweise werden Körperempfindungen nicht gespürt, was die häufig beschriebene, zeitlich begrenzte Schmerzunempfindlichkeit von Traumaopfern erklärt. Die Intensität der empfundenen Schmerzen schwankt beträchtlich. Das Körperempfinden kann gestört sein, sodass einzelne Körperteile nicht mehr gespürt werden. Verletzungen werden nicht immer sofort bemerkt.

Verschiedene Körperreaktionen können eine Folge der Verletzung, aber auch eine Folge der psychischen Belastung sein (Atemnot, Herzklopfen, Schwitzen, Zittern). Das Einschätzen der Ursachen dieser Reaktionen fällt schwer, daher lösen sie ebenfalls Angst aus.

Für eine solche außergewöhnliche Situation stehen den betroffenen Menschen kaum Bewältigungsmuster zur Verfügung, an die sie sich halten können, was zu Unsicherheit führt.

Direkte Reaktionen in einer traumatischen Situation

• Emotionen

Ängste

Das objektive Ausmaß der Verletzung nimmt nicht immer Einfluss auf das Ausmaß, in dem Angst und Unruhe auftreten. Persönlichkeitsmerkmale und die momentane Lebenssituation bestimmen diese Angst mit. Ängste können sich diffus zur Todesangst ausweiten oder konkret und realistisch sein. Auch die Sorge um die Reaktion von Angehörigen kann auftreten.

132

Angst kann sich durch allgemeine Unruhe bemerkbar machen, die zu starker Hektik gerät und dazu führen kann, dass Betroffene kaum noch ansprechbar sind. Die Wahrnehmung von Rettungsaktionen unterliegt ebenfalls sehr subjektiven Maßstäben.

Angstreduzierend wirkt das Vermitteln von Informationen in jedem Fall, denn es erleichtert das Verstehen des Geschehenen und dessen Folgen sowie die Bewältigung des Ereignisses.

Depressionen und Traurigkeit treten dann verstärkt auf, wenn Unfall-opfer das Gefühl haben, allein zu sein oder allein gelassen zu werden. Diese Empfindung kann auch andauern, wenn das Unfallgeschehen schon länger her ist. **Depressionen**

Manche Betroffene reagieren wütend, gereizt und aggressiv. Diese Aggressionen können sich gegen sie selbst oder gegen andere richten, so auch gegen das Rettungs- und später das Pflegepersonal. **Aggressionen**

Apathie und scheinbare Gelassenheit sollten beachtet werden, denn sie können ein Anzeichen dafür sein, dass das Geschehen nicht angemessen verarbeitet wird. In einem solchen Fall ist später mit Krisen zu rechnen. Dieses Verhalten ist immer als Schutzreaktion vor stärkeren Emotionen zu deuten und nicht als »Coolness« oder »Abgebrühtheit«. Sehr häufig ist es bei Angehörigen zu sehen. **Apathie**

Scham über das eigene mögliche Fehlverhalten, das zu dem Unfall geführt hat, sowie Schuldgefühle bestimmen den weiteren Umgang mit der Situation. Diese Gefühle können auch dann auftreten, wenn den Betrof-fenen objektiv keine Schuld nachzuweisen ist. **Scham**

- Gedanken

Denkprozesse sind während eines Unfallerlebnisses teilweise verändert oder eingeschränkt. Der erste Gedanke gilt häufig der eigenen Gesundheit. Manchmal werden Hypothesen über den eigenen Zustand aufgestellt, die nicht der Realität entsprechen. Auch die Schwere der Verletzungen unterliegt oft Fehleinschätzungen der Betroffenen. Ein erstes Anpassungs-verhalten zeigt sich darin, dass oft schon Tagesabläufe geplant werden, die die neue Situation einbeziehen, oder dass die Benachrichtigung von Angehörigen in die Wege geleitet wird. **Verändertes Denken**

Gedanken an die Zukunft stehen schnell im Mittelpunkt des Denkens. Diejenigen Betroffenen, die sich den Genesungsverlauf und die Zukunft kaum vorstellen können, sind eher in Gefahr, eine psychische Störung da-vonzutragen.

Auffällig ist ein stark ausgeprägter Wunsch nach Gesprächen. Dieses Bedürfnis tritt nicht nur direkt nach dem Geschehen auf, sondern kann noch Wochen später vorhanden sein. Diese Verarbeitungsstrategie wird als entlastend erlebt, auch wenn im Gespräch immer wieder die gleichen Erlebnisse beschrieben werden. **Wunsch nach Gesprächen**

Der Wunsch nach Informationen ist ebenfalls sehr ausgebildet. Infor-mationen stellen den Bezug zur Wirklichkeit her, entlasten von falschen **Informationsbedürfnis**

Hypothesen hinsichtlich des eigenen Zustands und haben daher eine beruhigende Wirkung.

- Verhalten

Verändertes Verhalten

Das Verhalten von Unfallpatienten ist stark durch Emotionen und Gedanken beeinflusst, teilweise schlecht vorhersehbar und schwer einzuschätzen.

So kann der eingetretene Schock zu leichten Verwirrungen, aber auch zu extremen Denkblockaden führen. Dadurch kann völlige Orientierungslosigkeit auftreten, was zu erneuter Gefährdung des Betroffenen und anderer führen kann.

Abwehr von Hilfe

Verdrängung des Geschehenen und Verleugnung der Unfallfolgen können dazu beitragen, dass Hilfe abgelehnt wird. Eine »Unnahbarkeit« kann in diesen Fällen ebenso beobachtet werden wie eine körperliche Gegenwehr.

Schreien

Lautes Schreien muss nicht immer Ausdruck von starken Schmerzen sein, es kann auch eine allgemeine Panik und Angst ausdrücken. Dadurch werden Erregungen abgelassen.

Kindliches Verhalten

Andere Opfer reagieren eher kindlich, sind hilflos und delegieren jegliche Verantwortung an andere. Sie können in ihrer Lage keinerlei Entscheidungen treffen.

Rationales Verhalten

Das Rationalisieren ist eine weitere Bewältigungsstrategie, die dazu dient, das Unfallerlebnis abzuschwächen. Hierbei wird gedanklich versucht, den Unfall zu verstehen. Es wird z. B. nach Gründen gesucht, warum der Unfall unvermeidbar war, oder die Folgen heruntergespielt. Die Betroffenen reden sich ein, unter den gegebenen Umständen noch Glück gehabt zu haben.

Phasen der Posttraumatischen Belastungsstörung

Bei der Beschäftigung mit dieser Störung können verschiedene Phasen beobachtet werden, die sich am besten durch die Beschreibung der Gefühle und Reaktionen der Betroffenen darstellen lassen.

- Schockphase

Ungläubigkeit/ Verleugnung

Die Schockphase tritt in den ersten Stunden nach dem Erlebnis ein und kann mehrere Tage andauern. Charakteristisch ist ein Gefühl der Unbeweglichkeit und der Starre. Darauf folgt häufig eine Phase der Verleugnung. Die Betroffenen können nicht glauben, was geschehen ist. Häufig wird die Tatsache verleugnet, dass man sich ängstigte und bedroht fühlte.

Kennzeichnend ist die Veränderung des Zeitempfindens, die Erlebnisse werden in »Zeitlupe« oder im »Zeitraffer« wahrgenommen. Auch Wahrnehmungsveränderungen wie die Tunnelsicht sind charakteristisch für diese Phase. Das Umfeld wird dann nur als kleiner Ausschnitt, wie durch einen Tunnel, erkannt.

134

Besonders auf unfallchirurgischen Aufnahmestationen und auf Intensivstationen ist man mit dieser Phase konfrontiert. Da der Fokus zunächst auf der Stabilisierung der Vitalfunktionen liegt, wird den psychischen Auswirkungen der Posttraumatischen Belastungsstörung selten die nötige Beachtung geschenkt. Die Symptome werden leicht übersehen oder falsch eingeschätzt. Aber auch kleinere Unfälle, die nicht zu einem Krankenhausaufenthalt führen, oder eine Mitbeteiligung ohne eigene Verletzung kann diese Schockphase auslösen. Somit können auch andere Disziplinen, wie z. B. Pflegende in Altersheimen und Sozialdiensten, mit dieser Symptomatik konfrontiert werden. Besondere Beachtung sollte dabei der Betreuung von Angehörigen zukommen, die z. B. den Reanimationsmaßnahmen nach einem Herz-Kreislaufstillstand eines Angehörigen beiwohnen mussten.

Konfrontation in der Praxis

• Einwirkungsphase

Diese Phase setzt nach der Schockphase ein und kann zwei bis drei Wochen anhalten. Charakteristisch sind allgemeiner Ärger, Unausgeglichenheit, Selbstzweifel, Hoffnungslosigkeit und Ohnmachtsgefühle. Betroffene sind nicht in der Lage, an positive Zukunftsmöglichkeiten zu denken. Sie haben häufig Schuldgefühle und klagen sich selbst an, manchmal treten Gefühle auf, das Überleben nicht verdient zu haben. Es kommt zu verschiedenen unspezifischen Reaktionen wie Einschlafstörungen, Übererregbarkeit, Schreckhaftigkeit, Gedächtnisstörungen, Konzentrationsschwächen, Alpträumen und häufigen Rückblenden der traumatischen Situation.

Allgemeine Verstimmung/ Schuldgefühle

In eindringlichen Bildern wird die Situation wieder und wieder durchlaufen. Das Handeln und Empfinden sind so, als ob das Ereignis wiederkehren könnte. In Situationen, die an das Ereignis erinnern, werden psychische Belastungen empfunden. Zu körperlichen Stressreaktionen kommt es in diesen Fällen ebenfalls. Daher werden Reize vermieden, die mit dem Trauma verbunden sind, wie Gespräche, Aktivitäten, soziale Kontakte oder Orte. Insgesamt kann sich die gesamte Persönlichkeitsstruktur verändern, sodass einem ein vorher vertrauter Mensch ganz verändert erscheint. Sein häufig zwanghaftes Verhalten macht den Umgang mit ihm schwer und unverständlich, wenn man sich die Hintergründe seines Verhaltens nicht bewusst macht.

Vermeidungsverhalten/Entfremdung

Die allgemeine Empfindsamkeit wird als abgeflacht erlebt, es kann zu einer Entfremdung von anderen Menschen kommen, und das Gefühl, dass die eigene Zukunft eingeschränkt ist, tritt in den Vordergrund. Die Betroffenen leiden intensiv unter den Folgen des Traumas.

Diese Phase kann überall dort nachvollzogen werden, wo Pflegekräfte mit traumatisierten Menschen zu tun haben, deren Trauma schon einige Zeit zurückliegt. Dauern die Symptome der Einwirkungsphase länger als einen Monat an, kann man von einer Chronifizierung der Störung ausgehen.

Begegnung in der Praxis

135

• Erholungsphase

Maßnahmen
In dieser Phase liegt die Weichenstellung, die darüber entscheidet, ob ein langfristiges Belastungssyndrom und begleitende Störungen auftreten oder ob das Trauma überwunden werden kann.

In dieser Phase sollten Erholung und Entspannung den Tagesablauf bestimmen. Bei häufiger Störung der Erholung kann es zu Erschöpfungszuständen kommen, die eine dauerhafte Veränderung der Persönlichkeitsstruktur begünstigen. Ebenso sollten weitere Stressoren vermieden werden.

Ein fester Tagesablauf, eine verständnisvolle Atmosphäre und Gesprächsbereitschaft können die Erholungsphase sehr unterstützen. Daher ist eine einfühlsame Nachbetreuung von Betroffenen in jeglichem Umfeld sehr förderlich, selbst wenn es sich »nur« um einen kleineren Unfall (z. B. ein Sturz mit einer Knochenfraktur als Folge) handelte.

Unterschiedliche Schweregrade und zeitliche Ausdehnung nach erlebten Traumatisierungen haben zu unterschiedlichen Benennungen geführt.

Als *Anpassungsstörung* bezeichnet man eine Ausprägung zwischen sechs Monaten bis zu zwei Jahren, bei folgenden Symptomen:

• Intrusion (Wiedererleben von traumatischen Ereignissen, Flashbacks, Albträume)
• Vermeidungsverhalten und Fehlanpassung
• Konzentrationsstörungen
• Angst und depressive Verstimmungen
• Störungen in der Impulskontrolle

Als *akute Belastungsreaktion* (psychische Schocksymptomatik) bezeichnet man einen Krankheitsverlauf mit folgenden Symptomen, die bis zu vier Wochen lang, nach der Traumatisierung, anhalten:

• Intrusion (s. o.)
• Vermeidungsverhalten
• emotionale Taubheit
• Beeinträchtigung der bewussten Wahrnehmung
• verfremdete Wahrnehmung (Derealisation)
• Depersonalisation
• dissoziative Amnesie (nicht organisch bedingter, teilweiser oder völliger Verlust der Erinnerung an das Traumageschehen)

Prävention

Wie kann man nun in diesen Phasen der posttraumatischen Belastung am besten unterstützend helfen? Man unterscheidet zwischen primärer und sekundärer Prävention.

136

Primäre Prävention ist die Vorbereitung auf ein geplantes, notwendiges Trauma wie z. B. eine bevorstehende Operation. In diesem Fall sind ausführliche vorbereitende Gespräche sehr hilfreich. Bei ihnen sollte der Eingriff thematisiert werden, mögliche Folgen oder zeitweilige Einschränkungen, der weitere Verlauf der Therapie sowie das Gefühlserleben des Betroffenen. Sehr wichtig ist es, darüber zu sprechen, dass das Auftreten von Ängsten in dieser Situation ganz normal ist. Auch vor kleineren Eingriffen, wie z. B. dem Legen einer Magensonde, einer PEG-Sonde, eines Dauerkatheters, sollten die Betroffenen ausführlich informiert werden. Auch wenn diese Eingriffe kein Trauma im o. g. Sinne sind, handelt es sich in allen diesen Fällen um eine Einschränkung der eigenen Freiheit und sie können subjektiv als traumatisierend und fremdbestimmend erlebt werden.

Primäre Prävention

Sekundäre Prävention ist das unterstützende Helferverhalten nach einem erfolgten Trauma. In jeder Phase ist es besonders wichtig, Sicherheit zu vermitteln. Das kann durch Informationen über die Geschehnisse und über die Maßnahmen, die zur Hilfe unternommen werden, geschehen. Ebenso kann diese Hilfe durch unaufdringlichen Körperkontakt unterstützt werden.

Sekundäre Prävention

Es ist hilfreich, die Reaktionen des Betroffenen zu beurteilen (z. B. Vermeidung, Reizüberflutung, Aggression, Apathie), um speziell darauf eingehen zu können. Unterstützend wirkt es, wenn man dem Betroffenen zu verstehen gibt, dass seine Reaktionen in jedem Fall normal und verständlich sind. So kann das Gefühl seiner Isolation gemildert werden.

Weiterhin sollte der Betroffene auf Phänomene, die in seiner Lage auftreten können, hingewiesen werden. So gerät er nicht unvorbereitet in die Einwirkungsphase des Traumas und kann seine eigenen Reaktionen besser einschätzen. Alle Möglichkeiten der Beruhigung und Entspannung sollten ausgeschöpft werden.

Gefühlsausbrüche sollten, sofern es möglich ist, positiv akzeptiert werden. Dem Traumaopfer sollte Akzeptanz entgegengebracht werden, auch wenn es seinen Unfall selbst und unvernünftig verschuldet hat. Dieser Punkt ist besonders schwer zu beachten, wenn bei diesem Unfall weitere Menschen verletzt wurden. Sehr umstritten ist diese Forderung nach Akzeptanz beispielsweise bei selbst traumatisierten Gewalttätern, wobei es durchaus menschlich und manchmal angebracht ist, ablehnend zu reagieren.

Hat sich eine Posttraumatische Belastungsstörung erst einmal manifestiert, sollten weitere Hilfsmöglichkeiten, wie psychologische Unterstützung, professionelle Seelsorge oder eine psychiatrische Therapie, angeregt werden.

Sendera (Sendera 2013) beschreibt etliche Therapieformen, die bei der Behandlung von PTSD von fachkundigen Therapeuten erfolgreich eingesetzt werden.

Bei PTBS-Erkrankten sind auch medikamentöse Therapien indiziert. Sollten diese bisher vernachlässigt sein, kann man durchaus anregen, entsprechende ärztliche Konsile anzufordern, die eine solche Therapie gegebenenfalls anordnen. Zum Einsatz kommen zum Beispiel:

Medikamentöse Therapie

- SSRI (Serotonin-Wiederaufnahme-Hemmer). Sie wirken sich positiv auf die emotionale Dysregulation aus und reduzieren Vermeidungsverhalten und Hyperarousal (vegetative Übererregung) nachweislich dadurch, dass die Serotoninkonzentration durch die hemmende Aufnahme im Zwischengewebe des Gehirns erhöht bleibt. Beispiele hierfür sind Sertralin und Citalopram.
- Trizyklische Antidepressiva. Sie führen ebenfalls zur Reduktion der Schwere der Symptome der PTSD, Depression und Angst, sind jedoch bei Vorliegen von Suizidgefahr gefährlich und haben weitreichendere Nebenwirkungen als SSRI.
- Mood-Stabilizer. Sie reduzieren Reizbarkeit und Hyperarousal, verbessern die Impulskontrolle und mindern Schlafstörungen. Carbamazepin und Valproat reduzieren Intrusionen und Flashbacks und verringern Impulsdurchbrüche. Diese Medikamente kommen als Mittel der zweiten Wahl zum Einsatz.
- Bei psychotischen Episoden und Aggressionsdurchbrüchen werden atypische Neuroleptika wie zum Beispiel Olanzapin, Quetiapin oder Risperidon gegeben. Adrenolytische Substanzen wie Propanolol, Clonidin oder Prazosin werden erfolgreich gegen PTSD-assoziierte Schlafstörungen und Albträume gegeben.
- Bei Benzodiazepinen wird absolute Zurückhaltung empfohlen.
- Hydrocortison nach Trauma senken das PTSD-Risiko signifikant. Hydrocortison unterdrückt Intrusionen. Die Studien von Schelling und Kapfhammer (in Sendera 2013) beschreiben dies nach ARDS, septischem Schock und herzchirurgischen Eingriffen, aber auch bei schwerkranken, intensivpflichtigen Patienten. Studien von Aerni et al. (2004, in Sendera 2013) konnten diesen Effekt auch für Ziviltraumata nachweisen.

Wie wirkt sich das Trauma anderer auf Helfer aus?

Beeinflussung von Unbeteiligten

Das Verhalten, die Gefühle und die Gedanken von Helfern und Pflegekräften bleibt von dem Trauma anderer nicht unbeeinflusst. Häufig ist man sich der Wirkung, die Unglücksfälle auch auf Nichtbeteiligte haben, nicht bewusst.

In der Gesundheitsforschung spricht man von einem »naiven Glauben an die eigene Unverwundbarkeit«, um sich vor zu starken Ängsten zu schützen. Alle Menschen haben bewusst oder unbewusst diesen Glauben. Die Hoffnung liegt eher im emotionalen Bereich als im rationalen und hat auch Bestand, wenn man durch entsprechendes Fachwissen aus medizinischen Berufen mehr über Erkrankungsrisiken weiß. Immer dann, wenn im näheren Umfeld (bei Freunden oder in der Verwandtschaft) ein schwerer Krankheitsfall auftritt, rückt die Wahrscheinlichkeit einer solchen Erkrankung näher an einen selbst heran. Die Reaktion hierauf ist Erschütterung. Plötzlich wird einem bewusst, dass man genauso leicht erkranken oder verunfallen kann.

Durch das Miterleben von traumatischen Situationen können Erinnerungen an eigene unbewusste Traumata wachgerufen werden, die lange vergessen oder verdrängt waren. Auch ein solches Erlebnis kann eine Krise hervorrufen.

Dies sind die Gründe dafür, dass das Miterleben eines Traumas oder einer schweren Erkrankung auch die betroffen Helfer berührt. Die Reaktionen können sehr verschiedenartig sein und sich durch Verletzlichkeit, Unsicherheit, inneren Rückzug, Intellektualisierung, Überforderung, Empathiestress oder aufgesetzte Neutralität bemerkbar machen. Auch abwertende Haltungen (z. B. »Wie kann man nur so dumm sein? Mir wäre das nie passiert!«) kann man bei sich beobachten. Dass dieses Verhalten eine Reaktion auf den Kontakt mit einem traumatisierten Menschen ist, wird einem dabei selten bewusst.

Reaktionen von Helfern

Erst wenn man weiß, dass man selbst auf ein Trauma anderer reagiert, kann man damit besser umgehen. Darauf gefasst zu sein, dass etwas mit einem passiert, und seine Reaktionen zu beobachten kann zu einem angemesseneren Umgang verhelfen. Alle Reaktionen und Symptome sind normal und verständlich, sie müssen nicht verdrängt oder verleugnet werden.

Inzwischen hat dieser Vorgang einen Namen bekommen – er wird als sekundäre Traumatisierung bezeichnet. Charakteristisch ist ein plötzlicher Beginn der Symptome bei einer Überschreitung der Belastbarkeitsgrenze, fehlenden oder erschöpften Ressourcen und Bewältigungsstrategien. Es entwickelt sich das Vollbild einer akuten Belastungsreaktion, bei längerer Dauer das einer Posttraumatischen Belastungsstörung. Allerdings ist die Chance auf spontane Rückbildung der Symptome groß.

Sekundäre Traumatisierung

»Dennoch unterscheidet sich eine sekundäre Traumatisierung von einer primären, nämlich in folgenden Punkten: Die Sekundäre Traumatisierung beginnt meist nicht so plötzlich und unvorbereitet, daher wird das Kriterium Angst, Hilflosigkeit und Entsetzen meist nicht erfüllt. Das Gefühl des Ausgeliefertseins beim primären Opfer ist bei der Sekundären PTSD insofern nicht vorhanden, als der Therapeut/Helfer meistens die Kontrolle über die Situation hat. Äthiologie und Auslöser sind unterschiedlich. Bei der sekundären Traumatisierung sind nicht unterschiedliche Lebensbereiche betroffen, wie dies oft bei der primären Traumatisierung der Fall ist. Menschen in helfenden Berufen sind meist gut ausgebildet und so auf Extremsituationen vorbereitet.« (Sendera 2013)

Wer in dem Bereich der psychologischen Traumabegleitung von Patienten und Betreuten seine Kompetenzen erweitern möchte oder wer dafür besonderes Interesse hegt, kann sich um eine Fortbildung zum »Betrieblichen, psychologischen Notfallhelfer« bemühen. Sie dauert ca. 16 Stunden und wird, leider noch zu wenig, von verschiedenen Einrichtungen angeboten.

Eine kontrovers diskutierte Bewältigungsmethode, die bevorzugt bei professionellen Notfallhelfern wie Rettungsdienst, Notarzt oder Feuerwehr eingesetzt wird, ist das »Debriefing«. Das ist eine, vom Therapeuten begleitete, zeitnah erfolgende Gesprächssituation. Es soll einerseits entlasten, über das Erlebte frei sprechen zu können und die Gefühle ausdrücken zu dürfen. Andererseits kann es zu einer Überforderung werden, das Erlebte so zeitnah in Erinnerung zu rufen, wenn gerade schützende Verdrängungsmechanismen wirken. Diese Sachverhalte sind noch nicht eindeutig geklärt.

7.3.1 Selbstreflexion

Wie reagieren Sie auf das Trauma anderer?

Erinnern Sie sich bitte an einen Patienten, dessen Unfall oder Erkrankung Sie besonders berührt hat. Beschreiben Sie Ihre Gefühle?

_____

_____

_____

Welche Gedanken hatten Sie?

_____

_____

_____

Wodurch waren Ihre Reaktionen gekennzeichnet?

_____

_____

_____

Inwiefern haben Sie für oder gegen jemanden Partei ergriffen, oder sind Sie neutral geblieben?

_____

_____

_____

Bewertung Diese Analyse bringt Klarheit über die Verknüpfung zwischen dem traumatischen Erlebnis des Patienten und den eigenen Empfindungen. Im Arbeitsalltag benötigt man viel Kraft, um diesen oft furchtbaren Erlebnissen der Patienten entgegenzutreten. Die Maßnahmen zur Distanzierung sind also durchaus angebracht und notwendig, um die eigene Arbeit gut zu machen.

Was macht ein angemessenes Helferverhalten in diesen Situationen besonders schwierig?

In der Literatur liest man über viele Möglichkeiten, wie man traumatisierte Patienten am besten betreuen sollte und wie man sie am hilfreichsten unterstützen kann. Aber die eigene Betroffenheit ist mitunter zu belastend, als dass man diesen Idealvorstellungen entsprechen könnte. Indem Sie versuchen herauszufinden, was Ihnen den Umgang besonders erschwert, können Sie Ihre Kräfte den Anforderungen entsprechend besser einteilen.

Gibt es eine Situation, die Sie selbst als traumatisch erlebt haben? Wie war dabei Ihr Empfinden, Ihre Reaktion und das Verhalten von Helfern?

_____

_____

Welches Verhalten von Seiten der helfenden Person hat Ihnen in der Lage am meisten geholfen?

_____

_____

_____

Können Sie selbst auf diese Weise reagieren, wenn jemand anderes traumatisiert ist, oder inwiefern handeln Sie auf eine andere Weise?

_____

_____

Es sind häufig persönliche Erfahrungen, die das eigene Handeln beeinflussen. Reaktionen, die man selbst als positiv erlebt hat, wird man eher in sein Verhaltensrepertoire aufnehmen als Reaktionen, an die man sich als negative erinnert. Durch Erinnerung und Reflexion kann man negative, nicht hilfreiche Reaktionen eher vermeiden lernen. **Bewertung**

Wie könnten Sie einen Menschen nach/oder in einer traumatischen Situation beruhigen? Was könnten Sie sagen?

_____

_____

In Situationen, in die man unerwartet hineinrutscht, passiert es einem leicht, dass man auf erlernte, standardisierte Floskeln zurückgreift. Man hört sich dann z. B. sagen: »Das wird schon wieder« oder »Ist alles nicht so schlimm«. Solche Aussagen sind für einen traumatisierten Menschen wenig hilfreich, und sie sind auch wenig einfühlsam. Es ist zum Teil auch eine Frage des Trainings, helfende Aussagen parat zu haben, wie: **Hilfestellung**

- Sie sind nicht allein, ich bleibe bei Ihnen
- Der Notarzt ist schon unterwegs – Hilfe kommt
- Es ist normal, dass Sie sich so fühlen, das ist eine normale Reaktion auf Ihren Unfall
- Wir kümmern uns um alles, wir erledigen das für Sie

Wie reagieren Sie auf starke Gefühlsausbrüche von Patients?

_____

_____

_____

Inwiefern macht Ihnen aggressives Verhalten zu schaffen?

_____

_____

_____

Was ist Ihre Reaktion auf Verleugnungsverhalten?

_____

_____

_____

In welchen Bereichen spüren Sie ihre eigenen Grenzen besonders?

_____

_____

_____

Rufen Sie sich eine Situation ins Gedächtnis, bei der Sie an der Verarbeitung eines Traumas Ihrer Meinung nach besonders unterstützend helfen konnten.

_____

_____

_____

Bewertung Anhand dieser Gedanken können Sie verstehen, welchen Einfluss die Erlebnisse von Patients auf Sie selbst ausüben. Als Helfer bleibt man trotzdem ein Mensch, der seinen Gefühlen (manchmal zu sehr) ausgeliefert ist. Das Wissen um sich selbst begrenzt solche Gefühle der Machtlosigkeit.

7.4 Literatur

Bengel, J. (Hrsg.): Psychologie in Notfallmedizin und Rettungsdienst. Springer Verlag, Berlin, Heidelberg 1997

Eckhard, T.: Psychologisch einfacher Umgang mit »schwierigen Patienten, Bewohnern und Angehörigen«. Videovortrag http://www.pflege-symposium.de/index.php?menu=view&id=72

Fischer, G./Riedesser, P.: Lehrbuch der Psychotraumatologie. Ernst Reinhardt Verlag, München, Basel 1999

Klapp, B. F.: Psychosoziale Intensivmedizin. Untersuchungen zum Spannungsfeld von medizinischer Technologie und Heilkunde. Springer Verlag, Berlin 1985

Riemann, F.: Grundformen der Angst. Ernst Reinhardt Verlag, München, Basel 1961, 32. Auflage 2000

Sendera, A./Sendera, M.: Trauma und Burnout in helfenden Berufen. Erkennen, Vorbeugen, Behandeln – Methoden, Strategien und Skills. Springer, Wien 2013

8 Kommunikation

Mit diesem Kapitel möchte ich den Weg zur gegenseitigen Verständigung klären. Behinderungen, die das Verständnis erschweren, sollen aufgezeigt werden. Weiterhin biete ich Reflexionshilfen, um Erfahrungen über das eigene Kommunikationsverhalten zu erlangen.

8.1 Was ist Kommunikation?

Hinter dieser Frage verbirgt sich viel mehr, als man vorerst vermutet. Viele Theoretiker forschen seit langem zu diesem Thema, denn es bestimmt das menschliche Zusammenleben in allen Bereichen.

> *Wichtig:* Ganz allgemein ausgedrückt ist Kommunikation das Mittel, mit dem wir uns miteinander verständigen. Aber Verständigung heißt nicht immer gleichzeitig Verstehen. Häufig kommt es zu Missverständnissen oder zu Störungen in der Kommunikation, was sich auf die Beziehung zueinander auswirkt.

Leistung von Kommu-
nikationstheorien

Die Kommunikationstheorien Schulz von Thuns (Schulz von Thun 1998, 2010) und Watzlawicks (Watzlawick 1993, 2011), von denen viele von Ihnen sicher schon einmal etwas gehört haben, helfen sehr, ein Gespräch oder den zwischenmenschlichen Umgang allgemein (Interaktion) im Nachhinein zu analysieren. In einer konkreten Situation, in der Verständigungsprobleme auftreten, nützt einem das Wissen um die theoretischen Aspekte allerdings meist sehr wenig, da man in deren spontaner Anwendung zu ungeübt ist. Daher werden diese Theorien hier nur recht oberflächlich beleuchtet.

Kommunikation ist nicht nur das Sprechen miteinander, es ist vielmehr Ausdruck unseres Selbst, unserer Fähigkeiten, Gefühlslagen und unserer Grenzen. Daher ist es auch so schwer, unsere Kommunikation mit erlernten Trainingsmethoden zu beeinflussen. Oberflächlich angewandte Gesprächstaktiken sind nicht wirkungsvoll, wenn unsere Körpersprache nicht mit den Gesprächsinhalten übereinstimmt. Warum es sich trotzdem lohnt, sich über das eigene Kommunikationsverhalten Gedanken zu machen, erfahren Sie in diesem Kapitel.

Kommunikationstheorie nach Schulz von Thun

In diesem Modell wird deutlich, dass Sprechen und Hören (man kann auch sagen: Senden und Empfangen von Informationen) mehrere unterschiedliche Bedeutungsinhalte haben. Die erste Bedeutung einer Nachricht vermittelt sachliche Inhalte. Diese sind recht leicht aus einer gesprochenen Information herauszufiltern. Hierbei wird von dem Sachinhalt einer Nachricht gesprochen. Häufig steht der Sachinhalt in Gesprächen im Vordergrund. Haben zwei Gesprächspartner Streit miteinander, kann ein Sachthema als Mittel zum Zweck dienen, obwohl die Probleme eigentlich woanders liegen.
Herausfiltern des Sachinhalts

Die zweite Bedeutung liegt darin, dass ich dem Hörer durch meine Nachricht etwas von mir zeige. Es kann sich hierbei um Persönlichkeitsmerkmale (z. B. Selbstsicherheit, Redegewandtheit, Schüchternheit, Verwirrung) sowie um momentane Stimmungen (z. B. Traurigkeit, Nervosität, Albernheit, Ausgelassenheit, Wut) handeln. Diese Ebene nennt man die Selbstoffenbarung.
Selbstoffenbarung

Die dritte Bedeutung einer Nachricht sagt etwas über meine derzeitige Beziehung zu dem Hörer aus. Nicht im gesprochenen Wort, aber in der Gesamtheit meiner Aussage schwingt eine Information über meine Beziehung zu dem Hörer mit. Er kann erahnen, was ich von ihm halte und wie wir zueinander stehen. Beispielsweise kann die Anrede per »Sie« oder per »du« Aufschluss über den Grad der Vertrautheit geben. Diese Ebene nennt man die Beziehungsbotschaft.
Beziehungsbotschaft

Die vierte Bedeutung liegt in der erhofften Wirkung des Gesprächs. Nicht immer teilt man seinem Gegenüber wörtlich mit, was man von ihm erwartet und was man von ihm möchte. Oft ist diese Botschaft verschlüsselt und nur im Zusammenhang mit der Körpersprache zu verstehen. Manche Patienten stöhnen z. B. vor Schmerzen, ohne ein Schmerzmedikament zu verlangen. Dadurch möchten sie die Pflegekraft veranlassen, von selbst auf dieses Problem zu sprechen zu kommen und eine Tablette zu bringen. Diese Ebene nennt man den Appell einer Botschaft.
Appellfunktion

Dieses Modell zeigt, wie vielschichtig menschliche Kommunikation abläuft. Diese Vielschichtigkeit birgt allerdings zahlreiche Möglichkeiten des Missverständnisses. Von daher kann es sich lohnen, sich die verschiedenen Ebenen der Kommunikation in konkreten Fällen klarzumachen. Am deutlichsten ist unsere Kommunikation immer dann, wenn wir es schaffen, alle diese Ebenen in Worten auszudrücken. Eine Patientin sagt z. B.: »Ich fühle mich so elend. Schön dass Sie gerade kommen, Sie sind immer so freundlich zu mir. Haben Sie Zeit, mir eine Weile zuzuhören? Ich würde mit Ihnen gern über die geplante Entlassung reden.« Diese Aussage ist auf allen vier Ebenen informativ, ohne dass der Zuhörer diese Ebenen erst analysieren muss.
Bewertung

145

Kommunikationstheorie von Watzlawick

Watzlawick (Watzlawick 1993, 2011) stellt fünf Axiome auf, die jeder menschlichen Kommunikation zugrunde liegen. Diese möchte ich kurz darstellen.

• Man kann nicht nicht kommunizieren

Dieses Axiom bedeutet, dass man einem Gegenüber auch dann etwas vermittelt, wenn man nicht mit ihm spricht. In solchen Fällen ist hauptsächlich an bewusste Ignoranz, Desinteresse oder Ablehnung zu denken. In anderen Fällen kann Schweigen eine Art der Verständigung in besonders innigen Momenten sein. Mimik und Körpersprache dienen hierbei als Kommunikationsmedium. Schweigen ist eine Form von Kommunikation, die von dem Gegenüber entsprechend als Mitteilung interpretiert werden kann.

Das erste Axiom macht deutlich, dass man sich durch ein Unterbrechen des verbalen Austauschs einer zwischenmenschlichen Interaktion nur bedingt entziehen kann.

• Jede Kommunikation hat einen Inhalts- und einen Beziehungsaspekt

Watzlawick beschreibt, ähnlich wie Schulz von Thun, einen Inhalts- und Beziehungsaspekt in der Kommunikation. Er spricht in dieser Hinsicht von einer Metakommunikation, die durch den Beziehungsaspekt bestimmt wird. Herrscht zwischen den Gesprächspartnern Uneinigkeit, kommt es zu Störungen auf der Inhaltsebene.

Interessant ist dieses Axiom, weil es auf eine mögliche Ursache der Kommunikationsstörung hinweist, die in der Unterschiedlichkeit der Beziehungsauffassung der Kommunikationspartner liegt. Eine Beziehungsklärung kann in einem solchen Fall nur erzielt werden, indem die Beziehung selbst zu einem Sachthema in dem Gespräch gemacht wird. Nur dann kann sich das Kommunikationsgeschehen positiv verändern.

• Jede Kommunikation besteht aus einer Interpunktion von Ereignisfolgen

Dieses Axiom besagt, dass eine Kommunikation eine Kette von weiteren Kommunikationen bewirkt, die jeweils von den Partnern unterschiedlich interpretiert werden. Im Nachhinein ist oft nicht mehr zu klären, wodurch eine Auseinandersetzung oder eine Diskussion begann, so schnell folgen aufeinander bezogene Reaktionen aller Gesprächspartner.

Dieses Axiom klingt plausibel. Um es aber konstruktiv umsetzen zu können, wäre es wichtig zu wissen, wie eine solche Verkettung unterbrochen werden könnte, um eine schwierige oder missverständliche Kommunikation in andere Bahnen zu lenken. Das Bewusstsein um diese Form der Dynamik in Kommunikationsabläufen kann helfen, fortlaufende, unerwünschte Streitereien zu beenden.

- Jede Kommunikation besitzt digitale und analoge Anteile

Mit digitaler Kommunikation ist die sprachliche Kommunikation gemeint, wobei der Bedeutungsinhalt auf die Bedeutung der Worte beschränkt ist. Die analoge Kommunikation ist der Austausch von Bedeutungsinhalten durch Mimik und Gestik.

- Kommunikation verläuft entweder symmetrisch oder komplementär

Dieses Axiom beschreibt zwei Möglichkeiten von kommunikativen Verhaltensweisen. Symmetrisch heißt, dass sich die Partner in ihren Reaktionen ergänzen. Damit ist z. B. dominantes Verhalten gemeint, das sich mit unterwerfendem Verhalten ergänzt. Komplementär heißt, dass beide Partner auf die gleiche Weise reagieren und versuchen sich gegenseitig zu übertreffen (z. B. durch Prahlerei oder Wortgefechte). Die Kommunikation wird dadurch eher konkurrierend oder kämpferisch.

Mit diesen beiden theoretischen Ansätzen ist versucht worden, den Begriff der Kommunikation in vielfältiger Weise zu erfassen. Es wird klar, dass menschliche Kommunikation einer Dynamik unterliegt, die wir nur selten komplett unter Kontrolle haben. Auch hierbei geht im Arbeitsalltag viel Kraft verloren. Indem man aber lernt, diese Kommunikationsabläufe zu durchschauen, kann man sich ihnen besser entziehen oder sie nach seinen Wünschen mitgestalten.

Bewertung

8.1.1 Reaktionsbildung und Angst als Kommunikationstheorie

Die Grundlage dieses Modells ist die Reaktionsbildung, die als eine Art Notfallreaktion verstanden werden kann. Hier wird es in Anlehnung an die Arbeit von Fuhr und Gremmler-Fuhr (Fuhr & Gremmler-Fuhr 2000) dargestellt.

Definition: Von Reaktionsbildung sprechen wir, wenn sich Menschen auf eine Weise verhalten, als würden sie auf einen sehr heftigen Angriff, also auf eine Bedrohung, reagieren, obwohl aus einer distanzierteren Perspektive keine Bedrohung zu beobachten ist und zunächst wohl auch von keinem Kommunikationspartner beabsichtigt war. Die Reaktion auf die empfundene Bedrohung erfolgt in Form von Notfallreaktionen wie Angriff oder Flucht bzw. sich-tot-stellen.

Eine solche empfundene Bedrohung entsteht im Inneren. Irgendein Reiz ist hierbei der Auslöser für diese Empfindung, sodass es zu übereilten Reaktionen kommt, die nicht durch geistige Verarbeitungsprozesse gefiltert werden.
Die jeweiligen Kommunikationspartner reagieren häufig in ähnlicher Weise, da sie sich durch eine solche Reaktion ebenfalls angegriffen fühlen.

Entstehung Angriff/Gegenangriff

Es entsteht eine Spannung, von der später keiner mehr weiß, wie sie entstanden ist. Meistens ist es schwer, aus solchen angespannten Situationen einen Ausweg zu finden, da Angriffe und Gegenangriffe im Verlauf vorkommen. Man spricht auch dann von Reaktionsbildung, wenn die Form der beschriebenen Auseinandersetzung unangemessen ist und wenn die Kosten dem Nutzen der Diskussion nicht entsprechen. Reaktive Konfliktsituationen kommen im familiären und im beruflichen Alltag häufig vor.

Die Reaktionsbildung kann unter vier verschiedenen Gesichtspunkten beleuchtet werden:

- beobachtbares Verhalten
- soziale Dynamik
- Erleben von Reaktionsbildung in Rollenaufteilungen und Wertvorstellungen
- inneres Erleben

Beobachtbares Verhalten

Beobachtbares, individuelles reaktives Verhalten kann viele Formen haben. Es äußert sich z. B. in Gesten, Mimik, Tonfall, Bemerkungen, Beleidigungen, Trotzreaktionen, scheinbar unberührtem Reden, Ironie, Polemik, Moralisieren oder in sprachlichen Ablenkungsversuchen, wobei es oft schwer ist, zwischen Reaktionsbildung und bewussten Angriffen zu unterscheiden. Übergeordnete Begriffe für diese Perspektive sind die schon eingangs erwähnten Verhaltensweisen: Flucht, Angriff und der Reflex sich tot zu stellen.

Soziale Dynamik

Soziale Dynamik beschreibt die Auswirkungen reaktiver Verhaltensweisen auf Kommunikationspartner oder betroffene Gruppen. Reaktionsbildung ruft bei den Kommunikationspartnern ebenfalls Reaktionsbildung hervor, dabei entsteht eine reaktive Dynamik, die zur Eskalation neigt (z. B. Rechtsextremismus, Ausländerfeindlichkeit, Ideologieverteidigung). Jede Kultur verwendet unterschiedliche Methoden und Rituale, um derartige Eskalationen zu vermeiden.

Reaktionsbildung in Rollenaufteilungen und Wertvorstellungen

Mit dem Erleben der Reaktionsbildung in Rollenaufteilungen und Wertvorstellungen sind Vorgänge gemeint, bei denen sich die Beteiligten unhinterfragt auf ihre eigenen Moralvorstellungen beziehen, die dann für allgemeingültig gehalten werden. Ähnlich verhält es sich, wenn Wertvorstellungen in einen Konflikt eingebracht werden, die den Status einer Ideologie haben. Auch die Bedeutung von Rollenklischees wird in diesem Zusammenhang aufgeführt, wobei den Rollen die Attribute von »gut« und »böse« zugeschrieben werden. Derlei gesellschaftlich geprägte Vorstellungen bewirken, dass Reaktionsbildung nicht nur individuell, sondern auch kollektiv auftreten kann.

Inneres Erleben

Unter dem Aspekt des inneren, subjektiven Erlebens sind die Vorgänge zu betrachten, die eine Person empfindet, wenn sie reaktiv ist. Zunächst wird festgestellt, dass es schwer ist, diese inneren Gefühle zu benennen, da in einer reaktiven Situation häufig »nichts« empfunden wird. Erst in der Rückschau wird es manchmal möglich, die Zustände zu benennen, in denen man sich befand. Spürbar sind am ehesten die körperlichen Symptome der Erregung, die die Reaktionsbildung hervorruft, wie z. B. Kopfschmerzen, Anspannung, Herzklopfen. Diese Symptome dienen als Indikatoren, um feststellen zu können, wann wir uns in einem reaktiven Zustand befinden. Sie können auch dann auftreten, wenn wir selbst nur Beobachter einer reaktiven Situation sind. Diese körperlichen Vorgänge spiegeln unsere innere Befindlichkeit wider. Weitere Empfindungen, die wir subjektiv erleben, sind: Erregung, Verwirrung, Ungehaltenheit, Angriffslust oder Lähmung.

Wie kommt es, dass wir, obwohl in der gegenwärtigen Situation keine Bedrohung feststellbar ist – jedenfalls keine existenzielle Bedrohung –, oft genauso reagieren, als wären wir psychisch oder physisch lebensbedroht? Dieser Frage gehe ich im Folgenden nach. **Fragestellung**

Reaktionsbildung wird als psychische Maßnahme zur Vermeidung von Angst beschrieben, die einem in dem Augenblick des Geschehens nicht bewusst ist. Ängste entstehen im Zusammenhang mit den jeweiligen individuellen Biografien, weil vorhandene Bedürfnisse, Wünsche und Impulse aufgrund von Frustrationen oder Bestrafungen nicht ausgelebt werden konnten. Eine Verdrängung der Bedürfnisse durch Abwehrreaktionen ist die Folge. Hinter diesen Abwehrreaktionen steht die Angst, dass die eigenen unbewussten Schutzmaßnahmen durchbrochen werden und die verdrängten Empfindungen, Bedürfnisse und Wünsche erneut auftreten könnten. Alle Reize, die eine solche Verdrängung angreifen, werden als bedrohlich erlebt und können Reaktionsbildung verursachen. Es kommt zu Notfallsituationen (Reaktivität), in denen versucht wird, diese Angriffe auf die eigene Abwehr durch Angriff, Flucht oder durch Totstellen loszuwerden. Diese Reaktionen sind mit Stressreaktionen vergleichbar und gehen mit körperlichen Symptomen einher. **Vermeidung von Angst**

Die schnellen Überlebensmechanismen, die in einer Stresssituation ablaufen, ermöglichen es, Gefahrensituationen zu bewältigen, da langwierige Denkprozesse ausgeschaltet werden. In reaktiven Phasen verläuft dieser Prozess ebenso, obwohl die Bedrohung nur subjektiv vorhanden ist.

Eine Möglichkeit, mit dem Problem der eigenen Reaktionsbildung umzugehen, ist es, sich bewusst zu machen, dass wir in einigen Situationen reagieren, als wären wir existenziell bedroht. Da diese Prozesse sehr schnell ablaufen und ein rationaler Eingriff nur schwer möglich ist, könnten wir uns dafür sensibilisieren, mit welchen Symptomen unsere Reaktivität einhergeht. So würden wir zumindest spüren, wenn wir reaktiv werden. Weiterhin könnten wir in vertrauter Atmosphäre oder bei einer Therapie versuchen herauszufinden, in welchen Situationen wir reaktiv werden und warum. **Umgang mit der eigenen Reaktionsbildung**

Diese Erkenntnisse erleichtern es uns, uns in reaktiven Situationen zu distanzieren und eine unbeteiligtere Beobachterposition einzunehmen. Wenn wir lernen uns einzugestehen, dass wir reaktiv sind, wäre ein erster Schritt getan, der Reaktionsbildungsdynamik entrinnen zu können. Als weitere Methoden zu ihrer Unterbrechung werden aufgeführt: bewusstes Einfordern von Pausen, Beschwichtigung durch eine nicht reaktive Person, Klärung von Beziehungen in einer friedlichen Atmosphäre, Angriffe vorübergehen lassen und die aufgeführten Argumente in sachlicher Weise reflektieren, auf spielerische, humoristische Weise der Situation die Span- **Durchbrechen der Reaktionsbildungs-dynamik** nung nehmen, Konfrontation des Partners mit seiner Verhaltensweise und Persönlichkeitsentwicklung.

Bewertung des Modells in der Praxis

Dieses Modell erklärt viele Störungen in der Kommunikation. Ich gehe davon aus, dass alle Patienten, die stationär betreut werden, durch ihre Erkrankung eine mehr oder weniger nachvollziehbare Bedrohung erleben, auf die sie mit der Situation angemessenen, funktionalen Notfallreaktionen (Angriff, Flucht, Totstellen) reagieren. Da dem Personal eine Bedrohung häufig nicht bewusst ist – sie schätzen die Situation aufgrund von medizinischer Sachkenntnis vielleicht als »nicht bedrohlich« ein oder empfinden deren Bedrohlichkeit nicht mehr, da es sich um »Alltagssituationen« handelt –, erscheint ihnen das Verhalten des Patienten unangemessen und übertrieben. Die Notfallreaktionen der Patienten, die sich in vielen Fällen in Aggressivität äußern, können aber eine reaktive Dynamik auslösen, wenn Punkte berührt werden, auf die die Pflegekraft selbst reaktiv reagiert, da sie sich nun ihrerseits bedroht fühlt. Gelingt es nicht, diesen Prozess zu bemerken und sich rechtzeitig abzugrenzen, werden diese Situationen sehr belastend und kraftraubend.

8.2 Wahrnehmung und Interpretation von Informationen

Anregung der Gefühlsebene

Die Annahme, man könnte mittels Sachinhalten objektiv und nicht wertend kommunizieren, ist falsch. Immer lösen unsere Wahrnehmungen Gefühle in uns aus. Das kann schon vor dem ersten Kontakt mit Patienten oder Betreuten geschehen. Schon in den ersten Augenblicken des Kontakts verspüren wir und unser gegenüber Sympathie oder Antipathie, die wir uns so schnell gar nicht erklären können. Wir werden versuchen, unseren ersten Eindruck im Laufe der Begegnung bestätigt zu finden.

Wahrnehmungslenkung

Durch unsere Wahrnehmungen (Sehen, Hören, Tasten, Riechen, Schmecken) erfahren wir unsere Umwelt und geben unseren Eindrücken eine Bedeutung. Wir benutzen unsere Sinne, um die Welt zu verstehen und zu begreifen, so auch in Alltagssituationen. Da wir ständig mit neuen Reizen und neuen Informationen konfrontiert sind, filtern wir die eintreffenden Reize. Die, die uns unwichtig erscheinen, werden in unserem Gehirn nicht gespeichert. Die gespeicherten Informationen können je nach Situation abgerufen werden. Je nachdem in welchem Zusammenhang wir uns gerade befinden, nehmen wir unsere Umwelt wahr und setzen sie in Relation zu unseren Erinnerungen. Der Schwerpunkt, auf den wir unsere Wahrnehmung lenken, ist stark davon beeinflusst, wonach wir gerade suchen. Suchen wir z. B. nach einer Bestätigung unseres ersten emotionalen Eindrucks einer Person, werden uns passende und bestätigende Reize eher auffallen als solche, die nicht in unser vorgefertigtes Bild passen.

Entsprechend dieser Vorstellungen handeln wir und machen wieder neue Erfahrungen. In diesem Sinne gestalten wir unsere eigene Wirklichkeit mit.

Auf unsere Kommunikation im Arbeitsalltag bezogen heißt das, dass wir Gespräche und Interaktionen nur mitgestalten können, wenn uns diese Mechanismen bewusst werden. Auch wenn es schwer fällt, kann man die Unterscheidung zwischen tatsächlichen Wahrnehmungen und den eigenen Interpretationen üben. Indem wir uns fragen, was wir tatsächlich sehen, indem wir überprüfen, mit welchen Eigenschaften wir unsere Wahrnehmungen versehen, kommen wir unseren Interpretationen auf die Spur. Wenn wir unsere Sinnesorgane bewusst einsetzen, können wir mehr wahrnehmen als das gesprochene Wort.

Umsetzung in der Praxis

Wichtig: Gezieltes Beobachten, auch von sich selbst, aufmerksames Zuhören, einfühlsame, unaufdringliche Berührungen und das Richten unserer Aufmerksamkeit von innen nach außen auf bestimmte Sachverhalte sind unser Handwerkszeug zur Gestaltung von pflegerischen Beziehungen.

8.3 Beeinträchtigung der Kommunikation

Im Bereich der Kranken- und Altenpflege haben wir es häufig mit körperlichen, geistigen oder emotionalen Beeinträchtigungen der Kommunikation zu tun. Selten wird über die Tragweite solcher Beeinträchtigungen reflektiert, die ein gemeinsames Verständnis erschweren.

• Körperliche Beeinträchtigungen

Die körperlichen Beeinträchtigungen von Patienten und älteren Menschen werden uns in Gesprächen schnell deutlich. Dazu gehört die Schwerhörigkeit, die Sehbehinderung, die Sprachbehinderung (z. B. durch kieferchirurgische Eingriffe oder durch fehlenden oder schlecht angepassten Zahnersatz, Facialisparese, Atemnot, allgemeine Schwäche). Es wird immer versucht, die Behinderung in einem Bereich durch vermehrte Aktion in einem anderen Bereich zu kompensieren. Ist eine Beeinträchtigung des Gehörs vorhanden, werden die Augen verstärkt eingesetzt, um beispielsweise von den Lippen abzulesen. Ist die Sehkraft vermindert, wird der Tastsinn verstärkt benutzt. Tritt eine Sprechbehinderung auf, wird mittels Gestik versucht, dieses Handicap zu mildern.

Kompensation

Daher ist es besonders wichtig, auf diese Arten der Kompensation zu achten, wenn wir unser Gegenüber verstehen wollen.

151

• Geistige Beeinträchtigungen

Wenig Mitteilungs-möglichkeiten

Geistige Beeinträchtigungen der Kommunikation gehen häufig mit degenerativen Veränderungen des Gehirns einher. Aber es gehören ebenso veränderte Bewusstseinszustände wie Bewusstlosigkeit, Koma und eine medikamentöse Therapie (Sedierung) in diesen Bereich.

Betroffene Menschen leiden unter ihren mangelnden Mitteilungsmöglichkeiten, sofern sie diese bemerken. Bei älteren Menschen kommt es zu Verständnisschwierigkeiten, Sachverhalte werden in Sekundenschnelle wieder vergessen oder gar nicht erst verstanden. So erscheint einem die Mühe der Verständigung oft vergeblich. Es treten häufig Frustrationen auf, da das erwünschte Ziel trotz hohem Einsatz nur selten erreicht wird.

Mit bewusstlosen, sedierten oder komatösen Patienten ist es häufig nur auf der Ebene des Tastsinns und des Körperkontakts möglich, in Verbindung zu treten. Das Prinzip der basalen Stimulation beruht hierauf.

• Emotionale Beeinträchtigungen

Eingeschränkte Kommunikation

Im vorigen Kapitel haben Sie viel über Bewältigungsstrategien erfahren. Ein Unfallgeschehen, eine unerwartete Erkrankung, Krisensituationen im Allgemeinen setzen die Kommunikationsfähigkeit enorm herab. Menschen, die unter starker emotionaler Anspannung stehen, können ihre Aufmerksamkeit wenig nach außen richten und deshalb auch schlechter auf das reagieren, was andere ihnen mitteilen möchten. Diese Beeinträchtigungen können wir sowohl bei Patienten als auch bei deren Angehörigen beobachten. Es kann vorkommen, dass unser Gegenüber scheinbar normal auf unsere Informationen reagiert, aber sich hinterher an keinen der erklärten Sachverhalte mehr erinnert. Auch diese Beeinträchtigung behindert die Kommunikation, da man normalerweise davon ausgeht, dass die erläuterten Informationen z. B. über das Krankheitsbild, über den Unfallhergang erinnert werden. Nachfolgende Gespräche bauen auf diesen Vorinformationen auf. Im Umgang mit diesen Beeinträchtigungen muss man sich auf Wiederholungen, zusätzliche Erklärungen und Verständnislosigkeit seitens der Betroffenen einlassen.

Fremdsprachenaspekt

Eine besondere Form der Kommunikationsschwierigkeit sind Verständnisprobleme aufgrund von sprachlichen Schwierigkeiten.

Das Beispiel soll die Beeinträchtigung der Kommunikation eines intubierten Patienten illustrieren:

Zunächst muss der Mitteilungswunsch des Patienten/Betreuten registriert werden und die Bereitschaft und Zeit vorhanden sein, darauf einzugehen. Durch gezielte Ja- und Nein-Fragen müssen die Bedürfnisse erfragt und herausgefunden werden. Gleichzeitig muss man dem Beeinträchtigten erklären, dass er seine Lippenbewegungen und Gestik möglichst langsam ausführen und nur begrenzte Informationen vermitteln soll, damit die

Wahrscheinlichkeit des Verständnisses steigt. Führt diese Strategie nicht zum Erfolg, muss man die Kommunikation mit Hilfsmaterialien (z. B. Buchstabentafel, Schreibtafel, Fragebogen) unterstützen, die herbeigeholt werden müssen. Der Patient/Betreute muss in der Handhabung unterwiesen werden. Gegebenenfalls muss er beim Schreiben unterstützt werden. Der nächste Schritt ist dann das Erkennen und Verstehen des Geschriebenen. Und schließlich, bevor man als Pflegekraft adäquat antworten und handeln kann, muss man erkennen, welchen emotionalen Gehalt die Aussage des Patienten hat. Ein langer Weg, der trotz hohem Einsatz manchmal nicht zum Ziel führt, nämlich wenn das Geschriebene unleserlich ist oder der Patient verwirrte Dinge mitteilt.

Untersuchungen haben ergeben, dass in Fällen der Kommunikationsbeeinträchtigung die Gesprächsbereitschaft der Pflegekräfte im Laufe der Zeit in Ermangelung von Rückmeldungen abnimmt. Es muss ein hoher Einsatz an Zeit und Geduld aufgebracht werden, um verhältnismäßig wenig Informationen austauschen zu können. Bei erschwerter Kommunikation werden zunächst hauptsächlich Sachinformationen weitergegeben, Aussagen über Gefühlszustände bleiben meist unerwähnt. Häufig kommt es vor, dass der Betroffene die Informationen, die man ihm mitteilt, aus emotionalen oder geistigen Gründen nicht aufnimmt. Es kommt zu vielen Misserfolgserlebnissen. Vermeidungsverhalten führt dazu, dass diesen Situationen gerne aus dem Weg gegangen wird, zumal im alltäglichen Arbeitsablauf viel Zeitdruck herrscht. Diese dynamische Entwicklung kann dazu führen, dass ein Mitteilungswunsch von Patienten/Betreuten von vornherein übersehen wird. Der Patient gerät auf diese Weise in eine soziale und emotionale Isolation.

Abnehmende Gesprächsbereitschaft der Pflegenden

Besser wäre es in jedem Fall, den Wunsch des Patienten nach Kommunikation zu beachten. Wenn zu viel Zeitdruck, zu wenig Kraft oder ein Bedürfnis nach Abgrenzung vorhanden ist, kann man dies dem Patienten mitteilen und ein Gespräch auf später verschieben.

Respektieren der Wünsche des Patienten

8.4 Möglichkeiten der Gesprächsgestaltung

Mittels bewusst eingesetzter Methoden zur Gesprächsführung kann man Gespräche mit Patienten gestalten. Einige dieser Techniken möchte ich hier vorstellen. Sie können helfen, die seltenen Möglichkeiten, die man als Pflegekraft hat, um mit Patienten länger und in Ruhe zu sprechen, besser auszunutzen.

Äußeres Umfeld

Ruhe und Aufmerksamkeit

Wenn man sich die Zeit für ein ausführlicheres Gespräch mit Patienten/Betreuten nimmt, ist es wichtig, etwas Ruhe in die Umgebung zu bringen. Das kann heißen, dass Besucher am Nachbarbett eventuell hinausgeschickt werden, dass Radio oder Fernsehen ausgeschaltet werden oder dass die Zeit genutzt wird, wenn die anderen Patienten das Zimmer verlassen haben. Wichtig ist es außerdem, sich selbst zu setzen, denn niemand kann in Ruhe sprechen, wenn er das Gefühl hat, das Gegenüber könnte jederzeit aus dem Zimmer laufen. Wenn man sich auf ein Gespräch einlässt, sollte man seine ganze Aufmerksamkeit darauf richten und Gedanken an den weiteren Arbeitsablauf in den Hintergrund drängen. Man sollte darauf achten, dass man keine anderen Tätigkeiten wie Bettenmachen, Infusion anhängen, Gebiss reinigen nebenbei ausführt, denn das gibt dem Gegenüber das Gefühl, als würde man dem Gespräch nicht aufmerksam folgen.

Höflichkeitsrituale

Aufbau von Vertrauen

Höflichkeitsrituale haben ihren Sinn. Indem ich Patienten/Betreute und deren Angehörige begrüße und verabschiede, bekunde ich eine wertschätzende Haltung. Ohne großen Aufwand kann man Vertrauen aufbauen. Diese Möglichkeit sollte man auf jeden Fall nutzen. Mir wurde die Wichtigkeit dieser Rituale erst bewusst, als eine Besucherin ganz erfreut ausrief: »Sie sind hier die erste, die sich mir mit dem Namen vorstellt!« Die Erwähnung des eigenen Namens schafft Nähe und Verbindlichkeit, die auch Namensschilder allein nicht wett machen können.

Durch eine höfliche Begrüßung kann das Misstrauen, das einige Angehörige den Pflegekräften entgegenbringen, minimiert werden. Das kann schon Voraussetzung für eine gute Zusammenarbeit sein, denn sehr negativ eingestellte Angehörige können den Arbeitsablauf mitunter sehr belasten.

Fragetechniken

Fragen, die man an jemanden richtet, drücken generell Interesse aus und vermitteln dem Gegenüber das Gefühl, an einem gemeinsamen Problem zu arbeiten. Die Technik der verschiedenartigen Fragestellungen wendet man häufig schon intuitiv an, um ein Gespräch zu beeinflussen. Je nach Kommunikationspartner, Anlass und äußeren Gegebenheiten kann man unterschiedliche Fragetechniken zur Informationssuche anwenden.

*   Kürzere Gespräche

Geschlossene Fragen

Geschlossene Fragestellungen sind Fragestellungen, die der Gesprächspartner nur mit Ja oder Nein beantworten kann. Sie sind sinnvoll, wenn ein Problem logisch eingegrenzt werden soll, wie es der Arzt im Gespräch über Symptome tut, um eine Diagnose zu stellen. Weiterhin sind sie gut

154

anzuwenden, wenn Gesprächspartner sehr einsilbig sind und man gewisse Informationen braucht. Bei demenzkranken Menschen erleichtern kurze, klare Frageformulierungen das Verständnis.

Bei Vielrednern als Gesprächspartner können sie das Gespräch abkürzen. Häufig begegnen uns Menschen mit einem großen Mitteilungsbedürfnis. In der häuslichen Krankenpflege ist das Pflegepersonal oder die Haushaltshilfe oft der einzige soziale Kontakt der zu Betreuenden. Daher schweifen diese Menschen in Gesprächen ab und versuchen den menschlichen Kontakt dadurch zu erweitern. Durch gezielte Fragestellungen kann man das Gespräch in die gewünschte Richtung lenken und zu den Informationen gelangen, die man für die weitere Betreuung benötigt.

Manchmal dienen geschlossene Fragen dazu, von vornherein zu signalisieren, dass man an einem ausführlichen Gespräch im Moment nicht interessiert ist. »Geht es Ihnen gut?«, »Schmeckt Ihnen das Essen?«, »Kommen Sie alleine zurecht?« sind Beispiele dafür.

Um eindeutige Sachverhalte (z. B. über den Krankheitszustand) in Erfahrung zu bringen, bietet es sich an, Katalogfragen zu stellen. Katalogfragen geben dem Patienten alternative Eigenschaften zur Auswahl: »Ist der Schmerz brennend, stechend, dumpf, ziehend, drückend oder eher bohrend?«. *(Katalog- und direkte Fragen)*

Eine weitere Möglichkeit, gezielt eindeutige Antworten zu bekommen, sind direkte Fragen nach besonderen Einzelheiten: »Wie oft am Tag traten diese Schmerzen auf?«, »Wohin strahlten sie aus?«. Solche Fragen sind sehr effektiv, da sie eindeutige Stellungnahmen fordern. Oben genannte geschlossene Fragen bieten in diesem Zusammenhang wenig Informationsgewinn, da sie die Antwortmöglichkeiten zu leicht beeinflussen, wie z. B.: »Strahlt der Schmerz in den linken Arm aus?«.

Möchte man einfach nur einen Sachverhalt mitteilen oder eine Aufforderung weitergeben, stellt man gar nicht erst eine Frage, sondern formuliert eine Aussage: »Sie sehen heute gut aus!«, »Das Essen ist heute besonders gut!«, »Sie kommen schon alleine zurecht!«.

* Längere Gespräche

Offene Fragestellungen sind Fragen, auf die der Gesprächspartner mit einer längeren Stellungnahme antworten muss. Diese Fragen lassen sich nicht nur mit Ja oder Nein beantworten. »Wie geht es Ihnen?«, »Wie schmeckt Ihnen das Essen?«, »Wie kommen Sie alleine klar?« sind Beispiele für offene Fragen. Sie lassen eine ausführlichere Antwort zu. *(Offene Fragen)*

Um ein längeres Gespräch mit einem etwas verschlossenen Menschen in Gang zu bringen, wird es daher immer sinnvoll sein, offene Fragen zu stellen. Man kann auch Fragen als Anstöße benutzen, um ein Gespräch in Gang zu halten: »Was geschah dann?«, »Was haben Sie dann getan?«.

Um von einem sachlichen Gespräch in ein tiefer gehendes, die Gefühlsebene berücksichtigendes Gespräch zu kommen, kann man Fragen stellen, die Brücken bauen: »Sie haben mir erzählt, dass ... Wie kommen Sie damit zurecht?«.

155

Warum-Fragen »Warum-Fragen« drängen den Gesprächspartner leicht in die Defensive und lösen eine Widerstandshaltung aus, da sich in solchen Fragestellungen versteckte Vorwürfe verbergen. Häufig beginnen sich so Befragte zu rechtfertigen, was einem Vertrauensverhältnis nicht zuträglich ist. »Warum haben Sie so wenig gegessen?«, »Warum helfen Sie nicht ein bisschen mehr mit?«, »Warum nehmen Sie Ihre Medikamente nicht regelmäßig?« sind Beispiele für diese Art Fragen zu stellen.

* Gesprächsabschluss

Zusammenfassung des Gesprächs Klärende Fragen kann man immer dann stellen, wenn man sich vergewissern will, ob man seinen Gesprächspartner richtig verstanden hat. Diese Fragen kann man beginnen mit: »Habe ich Sie richtig verstanden, dass … ?«. Sie stellen eine Zusammenfassung des Gesprächs dar und helfen, die Aussagen auf den Punkt zu bringen. Auch für den Gesprächspartner sind diese klärenden Zusammenfassungen wichtig, da sie Ordnung in die Gedanken bringen und eventuelle Missverständnisse ausräumen.

Zuhören und verstehen

Üblicherweise versteht man unter »zuhören« ein eher unreflektiertes, oberflächliches Aufnehmen von Reizen. Ich möchte auf eine andere Form des Zuhörens hinweisen. Einem anderen Menschen zuzuhören bedeutet, zu versuchen, sich in den anderen und das, was er gerade von sich mitteilt, einzufühlen. Das gelingt nicht ohne Akzeptanz und Respekt vor der anderen Persönlichkeit. Dieses Bemühen, die Welt des anderen zu verstehen, bedeutet ein aufmerksames Hinhören und viel Engagement. Aktives Zuhören ist nur möglich, wenn es gelingt, die eigenen Gedanken, Wünsche und Vorstellungen für eine Weile beiseite zu legen. Zuhören bedeutet auch, die o. g. vier Bedeutungen einer Aussage wahrzunehmen.

Wenn Patienten/Betreute sehr unsicher wirken, wenn man das Gefühl hat, dass sie unter starkem emotionalen Druck stehen, wenn sie so erregt sind, dass sie ohnehin nicht auf Aussagen von außen hören können oder wenn ihnen Beistand vermittelt werden soll, ist das aktive Zuhören eine hilfreiche Methode.

Bestätigung Die Aussagen des Gegenübers zu bestätigen, gibt ihm eine Rückmeldung. Bestätigungen wie »Ja«, »Mhm« oder »Aha« signalisieren dem Partner, dass man dem Gespräch aufmerksam folgt. Zusätzlich kann man die Aussage des anderen als Frage zurückgeben (z. B.: »Ich habe keinen Appetit«, »Sie mögen nichts essen?«). Dadurch symbolisiert man, dass man das Gespräch aufrechterhalten will, dass man seine Mitteilung richtig verstanden hat und darauf eingehen möchte. Der Gesprächspartner fühlt sich verstanden und ist ermutigt, weiterzusprechen.

Schweigen Schweigen kann verschiedene Botschaften vermitteln. Es kann Interesse, Beistand und Solidarität in Momenten ausdrücken, in denen einem

156

förmlich die Worte fehlen. Weiterhin kann es den Gesprächspartner aus der Reserve locken und zu weiteren Aussagen motivieren.

Es kann aber auch verdeutlichen, dass man auf ein Entlastungsbedürfnis eines Patienten reagiert und bereit ist, Spannungen auszuhalten und zu akzeptieren. Ebenso kann durch Schweigen die Ablehnung von Kommunikation gezeigt werden. In diesen Fällen kommt es ganz besonders darauf an, auf die Körpersprache zu achten, die dann entsprechend zugewandt oder ablehnend ist.

Spiegeln bedeutet, die Aussagen des Gegenübers in eigenen Worten auszudrücken. Das beinhaltet sowohl das sinngemäße Wiederholen der Aussage als auch das Verbalisieren der anderen Aspekte eines Gesprächs, nämlich der uns mitgeteilten Gefühle, Wünsche, Einstellungen und Werte. Dadurch verhelfen wir dem Gesprächspartner, über sich selbst Klarheit zu gewinnen, und wir können unsere Wahrnehmung und Interpretationen überprüfen. Wir fassen das in Worte, was wir verstanden haben und was der andere vielleicht nicht so gut ausdrücken konnte. Das könnte so klingen: »Es ist Ihnen also wichtig, dass ... ?«.

Spiegelung der Aussagen

Um das Verstehen anderer Menschen zu erleichtern, sind folgende Tipps hilfreich:

- Oft werden die wirklich wichtigen Aussagen von Patienten/Betreuten erst im Nebensatz erwähnt. Man kann versuchen, bewusst darauf zu achten, was in diesen Nebensätzen, die häufig mit »aber« beginnen, mitgeteilt wird.
- Man kann die Aufmerksamkeit darauf richten, ob Regungen und Aussagen des Gegenübers zusammenpassen, um die Aussagen zu erfassen, die hinter dem Sachaspekt einer Botschaft stehen.
- Man kann sich bewusst machen, welche Erfahrungen man mit dem Gesprächspartner hat, um seine eigenen Interpretationen von den sachlichen Mitteilungen unterscheiden zu können.
- Man kann versuchen, sich die Erwartungen des Gegenübers klarzumachen und diese anzusprechen.
- Decken Sie Verallgemeinerungen, die durch Worte wie »immer«, »nie«, »alle«, »jeder«, »niemand« zum Ausdruck kommen, auf. Fragen Sie nach, was das Gegenüber mit diesen Worten genau meint.

Tipps, um den anderen besser zu verstehen

Schwierige Gesprächssituationen

Irgendwann wurde mir bewusst, dass mich schwierige Gesprächssituationen überfordern. Mir wurde klar, dass ich bestimmte Vermeidungsstrategien anwandte, um solchen Gesprächen aus dem Weg zu gehen. So signalisierte ich oft durch übertriebene Geschäftigkeit, dass ich nicht gesprächsbereit war. Diesen Mechanismus, nicht zuhören zu können, wenn man gleichzeitig arbeitet, und zu arbeiten, um nicht zuhören zu müssen, konnte ich auch bei etlichen anderen Menschen als Ausweichmanöver beobachten.

Anwendung von Vermeidungsstrategien

Eigene Grenzen setzen Stattdessen könnte ich aber auch versuchen, dem Patienten/Betreuten mitzuteilen, dass die eigene Belastungsgrenze erreicht ist und dass ich keine Aufnahmekapazität mehr habe. Auch Pflegekräfte sind ganz normale Menschen mit ganz normalen Belastungsgrenzen. Ich habe die Erfahrung gemacht, dass viele Patienten dann sogar verständnisvoll reagieren. Eindeutige Aussagen, auch über eigene Gefühlszustände, klären die Fronten. Es ist sehr kraftsparend, diese Grenzen auszudrücken, da man dann keine Kraft mehr braucht, um diese Grenzen auf eine andere Art und Weise zu verteidigen, z. B. indem man ständige Beschäftigung signalisiert.

Gefühle ehrlich ausdrücken Es kann gleichzeitig Nähe und Distanz schaffen, wenn man seine eigenen Gefühle in Worte fasst. So dienen die Aussagen »Sie erwarten viel von mir«, »Ich kann Ihre Sorgen verstehen, aber ich kann sie Ihnen nicht abnehmen«, »Ich habe auf diese Frage auch keine Antwort, genau wie Sie« dazu, dem Gegenüber zu verstehen zu geben, dass man sehr wohl verstanden hat, worum es geht. Gleichzeitig gibt man eine ehrliche Antwort, die das Vertrauensverhältnis nicht belastet. Häufig können Patienten mit dieser Form von höflicher Aufrichtigkeit und Authentizität besser umgehen, als mit ständigem Ausweichen, mit floskelhaften Antworten oder mit unbewussten Vermeidungsstrategien.

Sprache

Eigenes Sprechen Jeder Mensch hat seinen eigenen Sprechstil. Nur selten achten wir darauf, wie wir sprechen. Zur besseren Verständigung ist es hilfreich, sich über die Eigenheiten des eigenen Sprechens klar zu werden. Dazu gehören die Gesprächsbereitschaft, die Lautstärke, die Stimmlage, die Schnelligkeit, der Satzbau, die Wortwahl, die Mimik und die Gestik.

Fazit Die genannten Möglichkeiten können Anregungen zur Gesprächsgestaltung bieten. Um sie bewusst und sicher einsetzen zu können, bedarf es allerdings sehr viel Erfahrung und Übung. Man muss immer beachten, dass ein Gespräch nicht allein aus Gesprächstechniken besteht. Diese können nur hilfreich genutzt werden, wenn sich der Mensch, der sie anwendet, nicht hinter ihnen verstecken will, sondern zu einer offenen und aufrichtigen Begegnung bereit ist.

8.5   Selbstreflexion

Die vier Bedeutungen einer Botschaft

Bei dieser Übung geht es um die vier Bedeutungsebenen einer Botschaft, wie Schulz von Thun sie modellhaft beschreibt.

Erinnern Sie sich bitte an einen kurzen Dialog mit einem Patienten/
Betreuten und schreiben Sie ihn auf.

_____

_____

_____

Versuchen Sie, die vier Mitteilungen in Worte zu fassen.

Der Sachinhalt

_____

_____

_____

Die Selbstoffenbarung

_____

_____

_____

Die Beziehungsbotschaft

_____

_____

_____

Der Appell

_____

_____

_____

Wenn Sie im Alltag hin und wieder versuchen, kurze Gesprächssequenzen   Anregung
auf diese Weise zu analysieren, wird die gegenseitige Verständigung
wesentlich deutlicher, und es kommt seltener zu Missverständnissen. Das
spart Kraft und Geduld.

Grundsätze der Verständigung

Rufen Sie sich ein Beispiel in Erinnerung, bei dem Kommunikation stattgefunden hat, obwohl nichts gesprochen wurde.

_____

_____

_____

Können Sie sich an ein Gespräch erinnern, bei dem ein Streit um Sachargumente einen unter der Oberfläche gärenden Konflikt überdeckte?

_____

_____

_____

Es ist sicher nicht leicht ein solches Beispiel zu finden, weil Störungen auf der Beziehungsebene nicht leicht in Worte zu fassen sind. Versuchen Sie es trotzdem einmal, es kann auch ein Beispiel aus dem privaten Alltag sein.

Ich selbst habe einmal erlebt, dass ein Patient in allem, was er verlangte, sehr fordernd und ungeduldig war. Darüber wurde ich ärgerlich. Dieser Patient hatte eine Prostataoperation und war ständig der Meinung, er müsse abführen. Er wollte dauernd den Schieber und meinte, er brauche ein Klistier. Er achtete gar nicht auf meine Erklärungen, dass dieses Gefühl auf die Operation zurückzuführen sei, da der Wundschmerz einen Druck im Bereich des Enddarms hervorruft. Zunächst bemerkte ich meinen Ärger nicht bewusst, sondern verlagerte mein Missfallen auf eine Diskussion darüber, ob seine Schmerzen operationsbedingt seien oder ob er tatsächlich abführen müsse. Ich bot ihm mehrfach ein Schmerzmittel an, was er ablehnte. Diese ganze Prozedur war sehr anstrengend und zeitraubend. Es ärgerte mich sehr, dass er meinen Ratschlägen keine Beachtung schenkte, alles besser wissen wollte und ständig klingelte. Die Diskussion auf der Sachebene war in diesem Fall aus Informationsgründen zwar angebracht, aber als sie nicht fruchtete, machte ich meinem Ärger Luft, indem ich ihn wegen seinen unangemessenen Forderungen und seiner mangelnden Höflichkeit zurechtwies. Die Ruhe, die daraufhin und später, nach der Verabreichung eines ärztlich angeordneten Schmerzmittels, einkehrte, gab mir Recht.

In diesem Beispiel sind Sachaspekt und Beziehungsaspekt miteinander verquickt. Nachdem der Beziehungsaspekt durch meine Zurechtweisung geklärt war, war auch die Sachdiskussion hinfällig.

Sie kennen sicher Diskussionen, in denen ein Wort das andere gibt und man am Ende nicht mehr weiß, wie und warum alles begann.

_____

_____

_____

Kennen Sie ein Beispiel aus dem Berufsalltag, bei dem sich die Gesprächspartner in ihren Reaktionen ergänzten?

_____

_____

_____

Dieses Gesprächsverhalten ist in der Beziehung zu Ärzten und zum Pflegepersonal häufig anzutreffen, wenn Patienten kritiklos und ohne zu fragen alles das tun, was von ihnen verlangt wird. So ergänzt sich Dominanz mit Unterwürfigkeit.

Kennen Sie ein Beispiel aus dem Berufsalltag, bei dem die Gesprächspartner gleichermaßen reagierten und sich zu übertreffen versuchten?

_____

_____

_____

Dieses Gesprächsverhalten findet man, wenn einer die Argumente des anderen nicht annimmt und nur von seiner eigenen Haltung überzeugt ist.

Die Übungen sollen helfen, die Kommunikationsmodelle besser zu verstehen. Anhand dieses Wissen, können Auseinandersetzungen im Alltag besser eingeschätzt und durchschaut werden, was zu einer größeren Distanz zu den Gesprächsabläufen verhilft.

Bewertung

Reaktionsbildung

Wie reagieren Sie bei einem heftigen Streit?
Fragestellungen

	ja	nein
Sie verspüren den Drang, sich diesem Streit zu entziehen	☐	☐
Sie werden unsachlich	☐	☐
Sie versuchen, die Schwächen Ihres Streitpartners auszunutzen	☐	☐
Sie knallen die Türen	☐	☐
Sie werfen mit Geschirr	☐	☐
Sie sprechen Drohungen aus	☐	☐
Sie werden handgreiflich	☐	☐
Sie bekommen Herzklopfen	☐	☐
Sie schreien oder sprechen sehr laut	☐	☐
Sie werden zynisch	☐	☐
Sie werden herablassend	☐	☐
Sie beginnen zu schwitzen	☐	☐
Ihnen kommen die Tränen	☐	☐
Sie fühlen sich in die Enge getrieben	☐	☐
Sie reagieren mit Humor	☐	☐
Sie bleiben ganz cool	☐	☐
Sie bemühen sich sachlich zu bleiben	☐	☐
Sie sind beleidigt	☐	☐
Sie halten Monologe	☐	☐
Sie versuchen durch ein anderes Thema abzulenken	☐	☐
Sie machen spitze Bemerkungen	☐	☐
Sie psychologisieren und deuten die Reaktionen des Partners	☐	☐
Sie zittern	☐	☐
Sie atmen schnell	☐	☐
Sie moralisieren	☐	☐
Sie bekommen ein Blackout	☐	☐
Sie verallgemeinern Ihre Argumente	☐	☐
Sie demütigen Ihr Gegenüber	☐	☐
Sie entwerten den Streitpartner	☐	☐
Sie sind verzweifelt	☐	☐
Sie haben Angst	☐	☐
Sie sind versöhnlich	☐	☐
Sie verlassen schnell Ihren eigenen Standpunkt	☐	☐
Sie sind sarkastisch	☐	☐
Sie fühlen sich ausgelaugt und erschöpft	☐	☐
Sie fühlen sich unverstanden	☐	☐
Sie bekommen Kopfschmerzen	☐	☐
Sie fühlen sich, als ob Ihnen jemand den Atem raubt	☐	☐
Sie machen Ihren Streitpartner lächerlich	☐	☐

	ja	nein
Sie schließen sich auf dem Klo ein	□	□
Sie gehen zu Ihrem/Ihrer besten Freund/in und sprechen sich aus	□	□
Sie verharmlosen die Situation	□	□
Sie beschuldigen den anderen	□	□
Sie gehen auf die Argumente des Partners nicht ein	□	□

Die meisten Menschen, die wissen, was Reaktionsbildung ist, sind der Meinung, sie seien davon nicht betroffen. Dieser Fragebogen ist so ausgelegt, dass zumindest einige Fragen mit Ja beantwortet werden müssen. Meistens ist es einem nicht bewusst, dass es sich bei all diesen Verhaltensweisen um Kommunikationsmethoden handelt. Wenn Sie sich Ihre Antworten anschauen, kommen Sie sicher selbst dahinter, ob Sie in bedrohlichen Situationen eher zum Angriff, zur Flucht oder zum Totstellen neigen. — **Bewertung**

Beobachten Sie doch im Alltag einmal Ihre Kommunikationsmethoden und die der Kollegen, Patienten und Mitmenschen. Sie werden erstaunt sein, wie häufig Reaktivität unseren Umgang miteinander bestimmt. Das Erkennen dieser Dynamik ist der erste Schritt, sich ihr zu entziehen, indem man z. B. auf seinen Gefühlszustand aufmerksam macht und vorschlägt, ein anderes Mal über das Problem zu reden. — **Anregung**

Wichtig: Wenn man erkennt, dass ein Patient oder Heimbewohner reaktiv reagiert, fällt es leichter, seine Reaktionen nicht persönlich zu nehmen. Es ist dann einfacher, die Bedrohung, die diese Dynamik ausgelöst hat, zu erkennen und zu mildern. Dabei sollte man nicht vergessen, dass für Patienten die Bedrohung ihres Lebens häufig real ist und dass ihre Reaktionen somit eigentlich angemessen sind. Man selbst kann durch diese Klarheit Energie einsparen.

Gibt es Themen, die Sie in Gesprächen nach Möglichkeit vermeiden? Welche?

_____

_____

_____

Gibt es Themen, auf die Sie besonders gereizt oder erregt reagieren? Welche?

_____

_____

_____

Ihre Antworten geben Hinweise darauf, bei welchen Themen Sie bei sich selbst mit Reaktionsbildung rechnen können.

> **Welche Möglichkeiten fallen Ihnen ein, eine reaktive Dynamik mildern zu können?**
>
> _____
>
> _____
>
> _____

Sicherlich sind Ihnen ähnliche Ideen gekommen wie:

- das Problem vertagen,
- durch witzige Einwürfe die Gereiztheit abschwächen,
- mit Selbstironie auf die Erregung hinweisen,
- bewusst wieder zur Sachlichkeit zurückkehren,
- versöhnliche Gesten anbieten,
- Schlichtung durch einen unbeteiligten Dritten anregen.

Wahrnehmung und Interpretation

> **Sie bemerken, dass jemand auffallend laut spricht. Welche verschiedenen Bedeutungen kann diese Lautstärke haben?**
>
> _____
>
> _____
>
> _____
>
> **Sie sehen einen älteren Menschen ganz ruhig auf einer Bank im Park sitzen. In was für einer Stimmung könnte er sein?**
>
> _____
>
> _____
>
> _____
>
> **Eine Heimbewohnerin zieht sich mitten in der Woche ihre beste Kleidung an. Was könnte dieses Verhalten für Gründe haben?**
>
> _____
>
> _____
>
> _____

Sie bemerken, dass eine Patientin auffällig oft klingelt. Was sagt diese Beobachtung aus?

_____

_____

_____

Ihre Antworten verdeutlichen den Anteil der Interpretation, während die Fragestellungen lediglich Ihre Wahrnehmungen beschreiben. Die Lautstärke im ersten Beispiel kann gleichermaßen Erregung, Ärger, Schwerhörigkeit, den Wunsch nach Aufmerksamkeit und noch vieles andere bedeuten. Der ältere Mensch auf der Bank kann nachdenklich, versonnen, erschöpft, gelassen, traurig usw. sein. Die schöne Kleidung kann Ausdruck von Wohlbefinden, von der Besonderheit des bestimmten Tages oder von zeitlicher Desorientierung (z. B dachte sie, es wäre Sonntag) sein. Das häufige Klingeln der Patientin kann z. B das Bedürfnis nach besonderer Zuwendung, Ruhelosigkeit, ein körperliches Missempfinden ausdrücken. Versuchen Sie im Alltag hin und wieder Ihre Interpretationen zu hinterfragen, dann kommt man Missverständnissen leichter auf die Spur.

Lösungsmöglichkeiten

Kommunikationsbeeinträchtigungen

Ein sehr schwerhöriger alter Mann macht Ihnen klar, dass er ganz dringend mit seiner Frau telefonieren möchte. Dabei bedenkt er nicht, dass er sie ohne Hörgerät gar nicht verstehen kann. Sie müssen Ihre Einwände mehrfach wiederholen, ohne verstanden zu werden.

Beispiel 1

Wie gehen Sie mit dieser Situation um?

_____

_____

_____

Welche Lösungen fallen Ihnen ein?

_____

_____

_____

Welche Gefühle haben Sie in dieser Situation?

_____

_____

_____

Beispiel 2

Eine verwirrte Patientin/Betreute kann nicht verstehen, dass es nun Zeit ist, Körperpflege zu betreiben und ins Bett zu gehen. Sie ist noch hellwach, hält aber durch ihre Geschäftigkeit auch eine andere Patientin vom Schlafen ab.

Wie gehen Sie mit dieser Situation um?

_____

_____

_____

Welche Lösungen fallen Ihnen ein?

_____

_____

_____

Welche Gefühle haben Sie in dieser Situation?

_____

_____

_____

Beispiel 3

Ein sehr erregter, aufgebrachter Mensch ist ins Krankenhaus eingeliefert worden. Er kommt mit Verdacht auf eine Thrombose auf Ihre Station und muss unbedingt Bettruhe einhalten. Er ist aber so unruhig, erregt und durch seine Erkrankung emotional angespannt, dass er immer wieder aufstehen möchte.

Wie gehen Sie mit dieser Situation um?

_____

_____

_____

Welche Lösungen fallen Ihnen ein?

_____

_____

_____

Welche Gefühle haben Sie in dieser Situation?

_____

_____

_____

Durch die Bearbeitung dieser Fragen ist Ihnen Ihre Gesprächshaltung in schwierigen Situationen bewusster geworden. Jeder kennt sicher das Gefühl, wenn man mit seiner Geduld am Ende ist. Wichtig ist es in solchen Situationen, schnell geeignete Lösungen zu ersinnen, bevor man seine Grenze erreicht hat und ohne Gesprächserfolg über keinerlei Kraftreserven mehr verfügt.

Bewertung

Im ersten Beispiel könnte es eine Lösung sein, das Telefonat für den Patienten zu führen. Im zweiten Beispiel könnte die verwirrte Dame vielleicht dazu gebracht werden, nach vollzogener Körperpflege im Aufenthaltsraum eine Weile zu sitzen, bis auch sie müde geworden ist. Im dritten Beispiel wäre es ratsam, einen Arzt hinzuzuziehen, um dem Patienten durch Beruhigungsmittel die Möglichkeit zu geben, sich zu entspannen. Alle diese Beispiele haben gemeinsam, dass man auch mit sehr viel Geduld die Situationen nicht in den Griff bekommt. Nach einigen vergeblichen Versuchen kann es also manchmal angebracht sein, nach anderen Lösungsstrategien als einem Gespräch zu suchen.

Lösungsmöglichkeiten

Sprechen

Es ist nicht ganz einfach, das eigene Sprechverhalten zu reflektieren, da man sich selbst nur in Gedanken zuhören kann. Wenn Sie diesen Reflexionsteil nicht alleine bearbeiten können, bitten Sie einen Freund/Freundin um seine/ihre Mithilfe.

Unterstreichen Sie die Eigenschaften, die auf Ihren Sprechstil zutreffen.

Lautstärke	Stimmlage
Ich spreche eher laut. Ich spreche eher leise. Die Lautstärke variiert bei mir sehr stark. Ich spreche nur laut, wenn ich erregt bin. Auch wenn ich mich anstrenge bleibt meine Stimme eher leise.	Meine Stimme ist hell. Meine Stimme ist tief. Meine Stimme klingt leicht schrill. Meine Stimme klingt dunkel. Meine Stimme ist ruhig. Meine Stimme zittert leicht. Meine Stimme überschlägt sich leicht. Ich habe meine Stimme nicht immer unter Kontrolle.

Sprechtempo	Satzbau
Ich spreche schnell. Ich spreche langsam. Ich merke nicht, ob ich schnell oder langsam spreche. Ich spreche nur schnell, wenn ich viel zu erzählen habe. Ich spreche mitunter sehr schnell. Wenn ich will, kann ich mein Sprechtempo der Situation anpassen. Ich kann nur schwer langsam sprechen. Ich kann nur schwer schnell sprechen.	Ich spreche in einfachen Sätzen. Ich spreche drauflos, ohne meine Gedanken vorher zu ordnen. Ich spreche gerne in gut strukturierten Sätzen. Ich verliere manchmal den Faden beim Sprechen. Wenn ich einen Satz beendet habe, weiß ich nicht mehr, wie ich ihn begonnen habe. Ich kann meinen Satzbau den Gegebenheiten anpassen.

Wortwahl	Gesprächsbereitschaft
Ich drücke mich gerne gewählt aus. Ich bin stolz darauf, viele medizinische Fachausdrücke zu kennen und benutze sie auch. Es fällt mir schwer, Fremdworte in meine Reden einzubauen. Ich stelle mich mit meiner Wortwahl auf mein Gegenüber ein. Ich benutze häufig Fremdworte, ohne es zu bemerken. Ich bemerke es, wenn ich Fremdworte benutze und erkläre sie dann. Ich spreche gerne verständlich und einfach. Ich spreche gerne Dialekt und benutze auch umgangssprachliche Ausdrücke. Ich bemerke schwer, ob ich Worte benutze, die mein Gesprächspartner nicht kennt.	Ich spreche grundsätzlich gerne mit Menschen. Es gibt Zeiten, wo es mir zu viel ist, Gespräche zu führen. Ich spreche am liebsten über unterhaltsame Themen. Ich setze mich gerne mit ernsten Themen auseinander. Wenn ich nicht gesprächsbereit bin, fällt es mir schwer, meinem Gesprächspartner das zu sagen. Ich spreche eigentlich nicht so gerne. Ich äußere mich nur, wenn es unbedingt nötig ist. Ich weiß zu jedem Thema etwas zu sagen. Es fällt mir in Gesprächsrunden leicht, mich einzubringen. Ich gehe Streitgesprächen und Diskussionen aus dem Weg.

Gesprächsinhalt

Ich kann eigene Gefühle erkennen und auch benennen.

Ich halte mich mit persönlichen Inhalten eher zurück.

Ich kann Konflikte erfassen und austragen.

Ich gehe Konflikten lieber aus dem Weg.

Ich gebe gern Ratschläge.

Ich halte mich mit gut gemeinten Ratschlägen lieber zurück.

Es macht mir nichts aus, eigene Schwächen oder Fehler einzugestehen.

Ich kann mich auf oberflächliche Gespräche ebenso gut einlassen wie auf ernste Themen.

Mit meiner Gesprächsbereitschaft locke ich andere gerne aus der Reserve.

Ich rede ungern über mich selbst.

Ich spreche oft über unverfängliche Themen wie z. B. das Wetter.

Ich bin grundsätzlich neugierig, in Gesprächen etwas über mein Gegenüber zu erfahren.

Das Privatleben und die Gefühlswelt von anderen Menschen interessiert mich nur bedingt.

Meine Gesprächsbereitschaft ist abhängig von den angesprochenen Themen.

Meine Gesprächsbereitschaft ist von dem Gefühl beeinflusst, das ich meinem Gegenüber entgegenbringe.

Haben Sie außerdem etwas festgestellt, was Sie hier ergänzen möchten?

_____

_____

_____

Anregung

Vielleicht haben Sie durch das Bearbeiten dieser Liste einiges Neues über sich selbst erfahren. Der Grund dieser Reflexion ist es, nun aus diesen Erkenntnissen Schlüsse zu ziehen. Schauen Sie sich die Ergebnisse noch einmal an. Vielleicht liegen einige Schwierigkeiten in der Kommunikation an dem Einsatz Ihrer Eigenschaften. Versuchen Sie im Arbeitsalltag einmal darauf zu achten.

Wichtig: Jeder Mensch hat seine speziellen Eigenarten. Der eine spricht gerne viel, der andere eher wenig. Es ist der falsche Weg, sich etwas abzuverlangen, was der eigenen Persönlichkeit nicht entspricht. Auch Patienten und Heimbewohner wissen, dass es unterschiedliche Menschen gibt. Daher ist es wichtig, die Anforderungen, die man an das eigene Verhalten stellt, der Wirklichkeit anzupassen. Eine gute Möglichkeit ist es, den Gesprächspartner im gegebenen Fall von den eigenen Verhaltensstrukturen zu unterrichten.

Mir ergeht es im Nachtdienst, besonders in den Morgenstunden immer so, dass jegliche Gesprächsbereitschaft in mir erstirbt. Um Missverständnisse und Fehldeutungen zu vermeiden, habe ich mir angewöhnt, meinen Patienten davon zu erzählen. Dann deuten sie meine Einsilbigkeit nicht als Ablehnung, sondern führen sie korrekterweise nur auf meine Müdigkeit zurück.

Zuhören

Ähnlich wie mit dem Sprechverhalten verhält es sich mit der Bereitschaft und der Fähigkeit zuzuhören.

Sind Sie ein guter Zuhörer?

_____

_____

_____

Diese Eigenschaft möchte ich mit Ihnen nun näher betrachten. Anhand folgender Fragestellungen können Sie Ihre Einschätzung überprüfen.

Was sind für Sie schwierige Gesprächssituationen?

_____

_____

_____

Wo bleiben Ihre eigenen Gefühle in solchen Situationen?

_____

_____

_____

Wie reagieren Sie auf Gefühlsäußerungen von Patienten/Betreuten?

_____

_____

_____

Inwiefern gelingt es Ihnen zuzuhören, ohne den Satz des Gesprächspartners innerlich weiterzudenken oder zu beenden?

_____

_____

_____

Inwieweit werden Sie unruhig, wenn jemand sehr lange braucht, um eine Aussage auf den Punkt zu bringen?

_____

_____

_____

Fällt es Ihnen schwer, den Routineablauf des Stationsalltags wegen eines längeren Gesprächs abzuändern?

_____

_____

_____

Passiert es Ihnen leicht, dass Ihre Gedanken während eines Gesprächs abschweifen?

_____

_____

_____

Wie ist Ihre Konzentrationsfähigkeit in Gesprächen beschaffen?

_____

_____

_____

Aufgrund Ihrer Antworten können Sie nun leicht feststellen, ob Ihre vorherige Einschätzung mit Ihren Aussagen übereinstimmt.   **Anregung**

   Wenn Sie festgestellt haben, dass Sie vielleicht nicht der geduldigste Mensch sind, kann man in wichtigen Momenten mit dem entsprechenden Bewusstsein und der Bereitschaft die nötige Ruhe aufbringen. Stecken Sie ihre Ziele jedoch nicht zu hoch. Haben Sie vielleicht erkannt, dass Sie zu den ganz besonders geduldigen Menschen gehören? Dann wäre es wichtig herauszufinden, wie Sie sich selbst dabei fühlen. Versuchen Sie festzustellen, wo Ihre persönlichen Grenzen liegen, damit es nicht zu Überforderungen kommt.

Jedes Gespräch birgt potenziell die Chance einer wirklich berührenden Begegnung, die beide Partner weiterbringt. Denken Sie nach, fällt Ihnen ein solches Gespräch ein?

_____

_____

_____

8.6 Validation – der verborgene Zugang zu Menschen

Validation ist nicht nur eine Form der Kommunikation, sie ist vielmehr eine Haltung, mit der man demenzkranken Menschen begegnet. Validadion heißt »Gültigkeit«, man erklärt die Erlebniswelt eines alten, verwirrten Menschen mitsamt seinen Gefühlen für gültig. Die Pflegenden unter Ihnen, die aus der Altenpflege kommen, werden Validation sicher im Arbeitsalltag anwenden, die Pflegenden, deren Examen noch nicht so lange her ist, haben davon im Unterricht schon gehört. Ich möchte die Validation als Begegnungsprinzip hier kurz vorstellen, denn mit ihr kann man manchmal einen Zugang zu Menschen finden, wo es einem auf anderem Wege nicht gelingt.

Validation ist eine wertschätzende Haltung, die für die Begleitung und Pflege von Menschen mit Demenz entwickelt wurde. Sie basiert insbesondere auf den Grundhaltungen der klientenzentrierten Gesprächsführung nach Rogers (Rogers 1991; ▶ Kap. 9.3). Das Verhalten, die Äußerungen und Gefühlsregungen der alten Menschen mit Demenz, werden beim Validieren als »wahr« erklärt, auch wenn der Sachinhalt in keinem logischen Zusammenhang zur gegenwärtigen Situation steht oder nicht zu benennen ist.

Die Methode der Validation selbst wurde von Feil (Feil 2013) entwickelt. Sie geht davon aus, dass alte, desorientierte Menschen in die Vergangenheit zurückgleiten und emotionale, schwierige Lebensaufgaben noch einmal durchleben und verarbeiten, um den daraus entsprungenen Druck und Schmerz zu lindern. Die Anwender der Validation nach Feil machen es sich zur Aufgabe, die Menschen dabei zu unterstützen.

Nicole Richard (www.integrative-validation.de) änderte die Methode der Validation ab und nennt ihre Methode »Integrative Validation«. Ihr Ansatz sieht es nicht als Aufgabe an, Menschen mit Demenz bei »unerledigten Aufgaben« zu begleiten, sondern sie in ihrem gegenwärtigen emotionalen Zustand und ihren aktuellen Befindlichkeiten zu akzeptieren und zu begleiten. Unkonventionelles Verhalten, Sprache ohne verständlichen Wortlaut, ungebremst ausgelebte Gefühle werden als Realität anerkannt. Die Gefühle der Betreuten sind der Ausgangspunkt für validierende Begegnungen. Sie werden einfühlsam erfasst und vielleicht in Worte gekleidet, damit sich der betreute Mensch verstanden, angenommen und aufgefangen fühlt. Dadurch lässt der emotionale Druck nach und verschwindet allmählich.

Die Methode der Validation ist natürlich noch lange nicht gelernt, indem man diese kleine Abhandlung liest, es erfordert Training und Übung, sie anzuwenden. Auch möchte ich auf das Krankheitsbild der Demenz hier nicht näher eingehen – das würde den Rahmen dieses Buches sprengen. Aber wenn eine Pflegekraft validieren kann, kann sie in wenig Zeit viel erreichen. Verwirrte Patienten begegnen uns im Berufsalltag immer wieder. Ob durch Demenz verwirrt oder durch andere hirnorganische Störungen (Schlaganfall, Blutungen) oder einfach nur durch die fremde Umgebung, durch eine Operation oder durch den Zustand des Krankseins, man steht so häufig am Patientenbett, erklärt die Lage – und erreicht den Patienten mit Worten doch nicht. In all diesen Situationen wäre es einen Versuch wert, Validation anzuwenden.

Wie funktioniert Validation konkret? Ein Beispiel

Herr M. ist ins Krankenhaus eingeliefert worden, er ist gestürzt. Er hat sich eine Gehirnerschütterung zugezogen und muss dort 24 Stunden überwacht werden. Herr M. ist unruhig, bettflüchtig, will aufstehen und nach Hause gehen. Sie wissen nicht viel über den Patienten.

Validation anwenden

Ohne Validation würde der Dialog vielleicht so aussehen:

Herr M.:	Ich muss nach Hause, in mein Zimmer.
Schwester:	Herr M., Sie sind gestürzt und jetzt im Krankenhaus. Wir müssen Sie einen Tag hierbehalten und schauen, morgen können Sie dann nach Hause.
Herr M.:	Ich muss nach Hause, weg von dem Bahnhof.
Schwester:	Sie sind hier nicht auf dem Bahnhof, sondern im Krankenhaus. Sie sind auf den Kopf gefallen und dürfen jetzt nicht aufstehen.
Herr M., unruhig und unwirsch:	Ich muss weg, lassen Sie mich in Ruhe!
Schwester, versucht Herrn M. im Bett zu halten:	Nun bleiben Sie doch liegen, Sie haben Bettruhe! Sie haben eine Gehirnerschütterung!
Herr M., schlägt um sich:	Loslassen! Hilfe! Polizei!!! …

In der Dokumentation wird vermerkt, dass Herr M. unkooperativ, verwirrt und aggressiv ist, der Arzt hat ein Beruhigungsmittel verabreicht.

Mit Validation könnte es so aussehen:

Herr M.:	Ich muss nach Hause, in mein Zimmer.
Schwester:	Sie möchten gern wieder nach Hause, Herr M.? In Ihr eigenes Zimmer?
Herr M.:	Ja. Ich muss weg vom Bahnhof, nach Hause!
Schwester:	Sie möchten hier weg? Sie möchten lieber in Ihrer vertrauten Umgebung sein? Sie sind ja ganz unruhig.
Herr M.:	Ja. Ich muss doch in mein Zimmer.
Schwester:	Sie wirken ganz verzweifelt und unruhig.
Herr M.:	Wird ruhiger: Ja, ich kenne mich nicht mehr aus …

Was war nun im zweiten Dialog anders, was ist geschehen? Im ersten Dialog hat die Schwester ganz routinemäßig ihre Pflicht getan, den Patienten informiert und versucht, ihn dadurch zu beruhigen und zum Bleiben zu animieren. Im zweiten Dialog spielten Sachargumente zunächst gar keine Rolle. Die Schwester hat sich ganz und gar darauf, konzentriert herauszufinden, welche Gefühle Herrn M. gerade dazu bewegen, flüchten zu wollen. Zuerst hat sie einfach seine Aussage mit den gleichen Worten als Frage wiederholt, etwas moderater formuliert, denn sie hat »möchten«, statt »müssen« gesagt. Daraufhin hat Herr M. mit »ja« geantwortet, was als Erfolg zu werten ist. Er fühlt sich schon ein wenig verstanden. Mit »ja« antworten entspannt – mit »nein« antworten verkrampft und schürt Gegenwehr. Die Schwester fasst Herrn M.s Gefühle in Worte – in diesem Augenblick spielt das Warum und Wieso der Situation keine Rolle. Schließlich wird Herr M. ruhiger, seine Gefühle konnten einen kanalisierenden Weg finden.

> Dies ist ein kleiner Idealdialog. Sie merken schon, dass es einer Menge Einfühlungsvermögen bedarf, um so mit den Patienten umzugehen. Es kann auch sein, dass sich der ganze Dialog eine Viertelstunde später ähnlich wiederholt …, aber immerhin war ein Teilerfolg erreicht, man hat miteinander (nicht gegeneinander) kommuniziert, Vertrauen aufgebaut und Verständnis vermittelt.

Methodik zum Erlernen des Grundprinzips der Validation

Verwirrte Menschen lassen sich von ihren Gefühlen und Antrieben leiten. Gefühle können sich variabel verändern, Antriebe sind eher als Lebensthemen zu verstehen. Beide Komponenten bilden den Zugang zu diesen Menschen. Je mehr man über die Biografie eines Betreuten weiß, je länger die Pflegebeziehung besteht, umso besser kann man auf ihn eingehen, da man dessen Gefühlsregungen kennt und da einem dessen innere Antriebe, die mit Familie, Beruf und Gesellschaft zu tun haben, bekannt sind. Validation erfolgt in mehreren Schritten:

1. Antriebe und Gefühle von verwirrten Menschen werden wahrgenommen und ernst genommen. Man spiegelt dieses Befinden, indem man die Worte wiederholt und als Frage formuliert. So gewinnt man Zeit, sich Gedanken zu machen, welche tieferen Gefühle und Antriebe dahinterstecken. Man soll keine Position beziehen, keine Anweisungen geben, weder Recht geben noch widersprechen. Es sollte auch vermieden werden, nach weiteren Details zu fragen – das kann schon zu kognitiven Überforderungen führen.
2. Man versucht zu ergründen, welche Gefühle hinter dem Gesagten oder dem Verhalten des Verwirrten stehen, wie: Traurigkeit, Einsamkeit,

Fremdheit, Heimweh, Angst, Schmerz, Unsicherheit, Unternehmungslust, Sorge, Empörung, Misstrauen, Wut, Ärger, Hilflosigkeit, Verlorenheit usw. Dieses Gefühl kleidet man in kurzen Sätzen in eigene Worte, wie z. B.:

- Sie fühlen sich ganz fremd hier
- Sie sind ärgerlich weil …
- Sie fühlen sich unsicher und fremd
- Sie sind wütend, weil …
- Sie können nicht vertrauen
- Es schmerzt Sie, dass …
- Sie sind sehr besorgt, dass …
- Sie finden keine Ruhe
- Sie sind ganz verzweifelt

Mit dieser Spiegelung hat man sogar manchmal schon das Vertrauen gewonnen. Wenn man beim Spiegeln authentisch sein kann, ein wahres Interesse an seinem Gegenüber aufbringen kann und den bewussten Blickkontakt sucht, können kommunikative Begegnungen stattfinden.

3. Bei Menschen, die wirklich an einer Demenz erkrankt sind, bietet sich nun an, die herauskristallisierten Gefühle oder Antriebe in Redewendungen oder Sprichwörtern aufzugreifen, da die Kernaussagen meist noch verstanden werden, wie z. B.
   - Zu Hause ist es am schönsten
   - Im eigenen Bett schläft man am besten
   - Es muss alles seine Ordnung haben
   - Eigener Herd ist Goldes wert

oder indem man die Lebensthemen im Kontext des vorausgegangenen Dialogs formuliert:

- Sie waren immer sehr pflichtbewusst
- Sie wissen, was Arbeit ist
- Sie haben immer für alle gesorgt

Allen diesen Gesprächssequenzen ist gemein, dass unser Gegenüber mit einem erleichterten »ja« antworten kann – mit dieser Entspannung ist oft schon viel erreicht und eine Eskalation oder Zwangshandlung manchmal schon vermieden. Der oft unstillbare Leidensdruck von unverstandenen, verwirrten Menschen findet ein Ventil, einen Weg sich zu beruhigen, und man selbst muss diesen Belastungen nicht weiter standhalten, indem man pausenlos dieselben sachlichen Erklärungen abgibt.

In der Gerontologie wird derzeit die therapeutische Wirksamkeit von Validation wissenschaftlich erforscht.

8.7   Übung

Indem Sie diese Tabelle vervollständigen, können Sie das Prinzip des Spiegelns verbal üben.

Äußerung	Einfache Wiederholung	Welches Gefühl steckt dahinter?	Spiegeln des Gefühls
Sie gehen immer heimlich in mein Zimmer!	Ich gehe immer heimlich in Ihr Zimmer? Es geht jemand immer heimlich in Ihr Zimmer?	Empörung Misstrauen Ärger Wut	Sie sind ärgerlich, dass Ihre Privatsphäre missachtet wird
Sie haben mein Gebiss geklaut!			
Da hinten ist doch meine Tochter!	Ihre Tochter ist da hinten?	Überraschung Verwunderung Sehnsucht Einsamkeit	Sie vermissen Ihre Tochter und fühlen sich allein
Dieser Lärm hier den ganzen Tag!			
Wann geht denn mein Zug?			
Ich will das jetzt nicht essen!	Sie möchten das nicht essen?	Fremdbestimmung Misstrauen Angst	Sie möchten selber bestimmen, wann Sie essen. Sie haben das Gefühl, jemand will Sie zwingen?
Wo wohne ich denn?			

Diese Übung ist ein kleiner Anfang, ein kleiner Einblick in das Thema Validation. Es gibt viele Konfliktsituationen, die sich nicht so einfach auflösen lassen. Aber wenn man es schafft, eine Situation erst einmal emotional zu entschärfen, ergeben sich neue Möglichkeiten. Trauen Sie sich, eigene Erfahrungen zu machen.

Abschließend liste ich einige Sprichwörter und Redewendungen auf, die sich im pflegerischen Zusammenhang bewährt haben, um altersverwirrten Menschen ihre Gefühle und Antriebe zu spiegeln – fallen Ihnen noch andere ein?

- Wer ist schon gern allein?
- Einen alten Baum verpflanzt man nicht.
- Was Recht ist, muss Recht bleiben.
- Die Pflicht ruft.
- Sich regen bringt Segen.
- Mutter bleibt man ein Leben lang.
- Vertrauen ist gut – Kontrolle ist besser.
- Das Geld fällt ja nicht vom Himmel.
- Erst die Arbeit, und dann das Vergnügen.
- _____
- _____
- _____
- _____

8.8 Literatur

Feil, N./van Klerk, V.: Validation. Ein Weg zum Verständnis verwirrter alter Menschen. Reinhard, München 2013

Fitzgerald, A./Zwick, G.: Patientenorientierte Gesprächsführung im Pflegeprozess. Springer Verlag, Wien, New York 2001

Fuhr, R./Gremmler-Fuhr, M.: Angst und Reaktionsbildung. Ein Beitrag zur alltäglichen Konfliktbewältigung. In: Gestalt Therapie 14, 1/2000 b, 3–30

Hoffmann-Gabel, B.: Besser verstehen lernen. Kommunikation in helfenden Berufen. Vincentz Verlag, Hannover 1999

Richard, N.: »Sie sind sehr in Sorge«. Die Innenwelt von Menschen mit Demenz gelten lassen. Aufsatz, www.integrative-validation.de

Rogers, C. R./Schmidt, P. F.: Person-zentriert. Grundlagen von Theorie und Praxis. Edition Psychologie und Pädagogik, Matthias Grünewald-Verlag, Mainz 1991

Schmidt, B.: Verstehen und sich selbst schützen. Hilfreiche Tipps zum Umgang des Krankenpflegepersonals mit Patienten und deren Angehörigen in der Intensivkrankenpflege. In: intensiv Heft 3 5/2001, Thieme Verlag, Stuttgart

Schmidt, B.: Wie hilfreich sind verschiedene Aspekte der Kommunikationstheorie im Arbeitsalltag der Intensivpflege? In: intensiv Heft 6 9/2001, Thieme Verlag, Stuttgart

Schulz von Thun, F.: Miteinander Reden. Bd. 1, Rowohlt Verlag, Reinbek 1998, 2010

Watzlawick, P./Beavin, J. H./Jackson, D. D.: Menschliche Kommunikation. Paradoxien, Formen, Störungen. Huber Verlag, Bern 1993, 2011

9 Mitleid – Einfühlsamkeit

Begriffsklärungen In diesem Kapitel möchte ich mich den Begriffen des Mitgefühls, des Mitleids, der Einfühlsamkeit und der Anteilnahme, die alle etwas Ähnliches beschreiben, auf verschiedene Weise nähern. Das lateinische Wort für Mitgefühl ist »Sympathie«, was vielleicht verwundern mag. Es wird in unserem Sprachgebrauch nämlich meistens unter der Bedeutung »Zuneigung«, also nur im positiven Sinne, verwendet. Das lateinische Wort für Einfühlsamkeit ist »Empathie«.

Decety und sein Team (Decety, Moriguchi 2007) haben eine Definition bzw. ein Modell für das Phänomen »Empathie« entworfen, das viel Klarheit bringt.

»Das Verstehen emotionaler Zustände anderer ist zur Aufnahme und Aufrechterhaltung sozialer Interaktionen essentiell wichtig. Das Verstehen komplexer Emotionen erfordert das Gewahrsein der eigenen Gefühle in Verbindung mit oder in Reaktion auf soziale Interaktionen« (Decety 2007). Es wird hierbei angenommen, dass vier verschiedene Bereiche miteinander interagieren, aufgrund derer Empathie möglich wird.

1. Das reflexartige Teilen von Empfindungen mit anderen basiert auf einer automatischen Verbindung zwischen Wahrnehmung und Reaktion und mündet in eine gemeinsame Repräsentation des emotionalen Zustands.
2. Trotz einer zeitlich begrenzten Identifikation einer Person mit dem emotionalen Zustand eines anderen kommt es zu keiner Konfusion des eigenen Selbst mit dem des anderen. Das Teilen von Empfindungen geschieht unter dem Gewahrsein des eigenen Selbst – einem ist zu jedem Zeitpunkt klar, dass die Realität des anderen diesen Zustand ausgelöst hat.
3. Die Fähigkeit zur geistigen (mentalen) Flexibilität ist vorhanden, um die Perspektive des anderen zu übernehmen.
4. Es treten regulatorische Prozesse in Kraft, um die subjektiven Empfindungen, die mit dem emotionalen Zustand eines anderen verbunden sind, zu kontrollieren.

Methodisches Vorgehen Zunächst möchte ich den Ursprung und die Bedeutung von Mitleid im Zusammenhang mit der christlichen Nächstenliebe (in Anlehnung an

Käppeli 2001) betrachten. Danach stelle ich die Bedeutung der Einfühlsamkeit im Zusammenhang mit der klientenzentrierten Gesprächstherapie nach Rogers (Rogers 1991) vor, da sie auch in etlichen Krankenpflegebüchern als Handlungsorientierung herangezogen wird. Eine weitere Perspektive, Mitleid und Helferverhalten zu betrachten, liegt in der Motivationstheorie (hier in Anlehnung an Heckhausen 1989). Aber auch unter entwicklungspsychologischer Sichtweise kann man interessante Erkenntnisse gewinnen, denn die Eigenschaft des »Mit-Leidens« oder des »Einfühlens« entwickelt sich im Verlauf des persönlichen Wachstums, was ich anhand der Arbeiten von Krebs und van Hesteren (Krebs und Van Hesteren 1994) sowie Ernst (Ernst 2001) darstelle. Die unterschiedlichen Qualitäten dieser Fähigkeiten werden deutlich herausgearbeitet.

In den letzten Jahren wurde der Empathiebegriff vermehrt neurophysiologisch beforscht. Die neuen Erkenntnisse, wie z. B. die Funktion von Spiegelneuronen und die Beeinflussung des menschlichen Sozialverhaltens durch Oxytocin und Dopamin, werden erläutert (Walter 2014).

Nachdem ich somit einen Überblick über dieses, besonders in der Pflege zentrale Thema gegeben habe, ziehe ich Schlüsse darüber, was diese Erkenntnisse für den Pflegealltag bedeuten können. Das Wissen um das, was in einem vorgeht, wenn man mit dem Leid anderer konfrontiert wird, schafft Möglichkeiten der Gestaltung solcher Konfrontationen. Intensive Gefühle können einem viel Kraft geben, sie können einem aber auch ebenso viel Kraft rauben. Auch in dieser Hinsicht kann man einen bewussten Umgang mit den eigenen Ressourcen lernen.

Ziel

9.1 Mitleid aus jüdischer und christlicher Perspektive

Wie Käppeli in ihrem Aufsatz über dieses Thema herausarbeitet, spendet der mit-leidende Gott in der jüdischen und christlichen Tradition Trost und bietet Bewältigungsmöglichkeiten. Das ist bis heute aktuell geblieben. Die Schriften beider Glaubensgemeinschaften enthalten viele Textstellen, die das Bedürfnis Leidender nach einem mit-leidenden Gott und seiner Zusage nach Beistand ausdrücken. Das wird in Botschaften und Trostschriften deutlich, in denen Gott am Leiden der Menschen Anteil nimmt und ihre Standhaftigkeit belohnt. Er kann für die Menschen Verständnis aufbringen.

Der mit-leidende Gott

Auch die Selbstopferung Jesu Christi ist ein Beleg hierfür. Dadurch dass er das Leid eines ganzen Volkes auf sich nimmt, befreit er die Menschen von ihrem Leid und ihren Sünden. Er leidet stellvertretend für andere und verschafft ihnen dadurch Entlastung. Weil er selbst gelitten hat, kann er von innen heraus mit anderen fühlen und ihnen wirksam beistehen.

Beispiel Jesus Christus

Die Anfänge der Krankenpflege waren bei Juden und Christen von der Nachahmung Gottes geprägt. Durch dieses Vorbild hofften sie, dem

Anfänge der Krankenpflege

179

Bedürfnis Leidender nach Anteilnahme und Hoffnung gerecht zu werden. Die Pflegebeziehung war von den Bedürfnissen der Leidenden bestimmt. In diesem Konzept des Mit-Leidens sollten Helfer mit allen Sinnen und Kräften beim Leidenden anwesend sein. Sie sollten für den Leidenden ständig verfügbar sein und für ihn einstehen. Weiterhin beinhaltete die Orientierung an Gott die wohlwollende Hingabe und das aktive Eingreifen in das Leid anderer. Treue und Verlässlichkeit prägten diese Aufgabe. Als Folge des Mit-Leidens mit anderen wird das Leid selbst erfahren, was zu seiner Überwindung beiträgt. Barmherzigkeit ist ein Begriff, der diesem Konzept sehr nahe steht.

19. und 20. Jahrhundert Dass diese Pflegeauffassung im Rahmen der modernen, religiös motivierten Krankenpflege bis heute gültig ist, ist verständlich. Aber auch bei der nicht kirchlichen Krankenpflege des 19. und 20. Jahrhunderts blieb das Mit-Leiden als Leitmotiv lebendig. Für den gleichen Sachverhalt werden nun Begriffe wie emotionale Beziehung, Fürsorglichkeit oder Anteilnahme verwendet. Gleichzeitig wurde das religiöse Ideal als innere Notwendigkeit der Frau oder als mütterliches Prinzip dargestellt. Es forderte im selben Maße Selbstaufopferung, Pflichttreue und Unterordnung wie das religiöse Motiv. Statt himmlischer Heilserfüllung versprach ein Handeln nach diesen Vorgaben Selbstwertgefühl und gesellschaftliche Anerkennung. Die Krankenpflege blieb ein meist weiblicher Dienst, der über das Sachliche hinaus auf das Ideal der Nächstenliebe gerichtet war.

Entwicklung der Pflegewissenschaft Unter dem Einfluss der Pflegewissenschaft geriet das Konzept des Mit-Leidens zu einem moralischen Auftrag. Angesichts der Tiefgründigkeit der Lebensereignisse, in die Pflegende eingebunden sind, bedeutet das, dass Mit-Leiden eine Veränderung der Persönlichkeit bewirkt. In diesem Sinne geht Mitleid emotional tiefer als Einfühlsamkeit (Empathie), was eher auf der geistigen Ebene verweilt, bzw. verarbeitet werden sollte. Es handelt sich bei Mitleid um eine leidenschaftliche, gefühlsmäßige, meist unreflektierte Verbundenheit, die zu entsprechenden Handlungen im Interesse des Leidenden führt. Die moralische Qualität von Pflege begründet sich darin, dass Anteilnahme weder im alltäglichen noch im beruflichen Zusammenhang selbstverständlich ist. Berufliche Helfer fühlen sich in der Regel moralisch verpflichtet, Unannehmlichkeiten und Konflikte auf sich zu nehmen, die das Einstehen für Leidende mit sich bringt.

Entwicklung der Pflegeethik Hohe moralische Ansprüche an Pflegende führten zu der Entwicklung der Pflegeethik. Die ethische Verantwortung und Haltung Leidenden gegenüber gestaltet die zwischenmenschliche Beziehung. Die Wirkung pflegender Anteilnahme liegt darin, dass dem Leidenden das Gefühl vermittelt wird, trotz Krankheit ein Mitglied der menschlichen Gemeinschaft zu sein. Anteilnahme erhält die Würde eines Leidenden aufrecht. Der »Lohn« dieser Haltung liegt in der persönlichen Entwicklung, da das Leben tiefsinniger werden kann. Sie kann zu einem tieferen Verständnis des Lebens anderer führen. Ein wichtiger Entwicklungsschritt, der der humanistischen Psychologie zu verdanken ist, ist eine partnerschaftliche Sichtweise der Beziehung Pflegender zu Kranken und die Möglichkeit der inneren Abgrenzung. Als Reaktion auf die zuvor praktizierte Forderung der grenzenlosen Aufopferung entstand eine Art Versachlichung des Mitleidbegriffs.

Diesen Entwicklungsschritten ist gemein, dass sie von der grundsätzlichen Verbundenheit aller Menschen miteinander ausgehen. Leiden wird als Schaden dieser Verbundenheit wahrgenommen, wobei die Reaktion der Anteilnahme als therapeutisches Mittel zu ihrer Wiederherstellung angesehen wird. Es geht um die Bereitschaft, mit Leidenden in Beziehung zu treten, auch wenn das bedeutet, der Partner von unbeliebten und unkooperativen Menschen zu sein.

Gemeinsamkeiten

Bewertung: Mitleid aus jüdischer und christlicher Perspektive

In diesem Konzept kommt es natürlich auf die Ausprägung des Glaubens von jedem Einzelnen an. Aber selbst Pflegende, die nicht in einer kirchlichen Gemeinde Mitglied sind oder die andere Weltvorstellungen haben, tragen noch die religiöse Prägung mehrerer Jahrhunderte in sich, auch wenn diese nicht bewusst wahrgenommen oder anders benannt wird. Anhand der Ausarbeitung wird klar, wie hoch der Anspruch an die Selbstlosigkeit in diesem Konzept ist. Das bedeutet für den Pflegealltag, dass den Gefühlen der Pflegekräfte nie wirkliche Bedeutung zugesprochen wird. Es wird nie gefragt, wie die Helfenden eigentlich mit Belastungen fertig werden können. Diese Prägung zeigt sich heute noch daran, dass in der Ausbildung und in weiterführenden Fortbildungen zu wenig Selbstreflexion bezüglich dieser Thematik geübt wird. Hierin liegt meiner Meinung nach ein großes Defizit, denn die Nichtbeachtung eigener Gefühle, wie Erschöpfung oder Überforderung, führen zu Burnout.

Defizitäres Konzept

Als Handlungsorientierung mag dieses Konzept durchaus richtungsweisend sein, allerdings darf man die eigenen Grenzen der Belastbarkeit nicht übersehen.

Fazit

Ich frage mich in diesem Zusammenhang, ob es den Leidenden einen wirklichen Nutzen bringt, wenn die Pflegenden ebenso leiden. Meiner Meinung nach zehrt unreflektiertes Mitleiden eher die Kräfte der Pflegenden auf, als dass es einem Kranken hilft. Die Zugehörigkeit zur Gesellschaft, das Gefühl, gut aufgehoben und versorgt zu sein, kann ihm auch auf andere Weise vermittelt werden. Ich habe die Erfahrung gemacht, dass Patienten durchaus erfreut reagieren, wenn eine fröhliche, ausgelassene oder sogar humorvolle Atmosphäre herrscht, die von der Trübsal ablenkt.

Mitleid braucht Kraft

9.2 Über die Motivation, anderen zu helfen

Motivationsforscher beschäftigen sich schon seit langem mit der Frage nach dem Motiv für helfendes Verhalten. Scheint es doch dem Helfenden auf den ersten Blick keinen Vorteil zu bringen. Es ist zu beobachten, dass

Miterleben von Leid

181

Menschen häufig spontan helfen, ohne an Zustimmung oder Belohnung zu denken.

Das menschliche Verhalten ist aber von bewussten oder unbewussten »Kosten-Nutzen«-Rechnungen beeinflusst. Worin gründet also eine soziale Einstellung, die so verbreitet zu sein scheint, dass sie unsere gesamte Gesellschaftsordnung durchzieht? Menschen reagieren in aller Regel mit Mitleid und Hilfe auf die Not anderer Menschen, auch wenn sie in individualistischen Gesellschaftsformen groß geworden sind. Evolutionstheoretiker stellten die Hypothese auf, dass helfendes Verhalten (Altruismus) einer Spezies einen Selektionsvorteil einbrachte und sich daher manifestiert hat.

Das Miterleben von Kummer und Leid anderer wird dem Helfen als motivierender Antrieb zugrunde gelegt. Eine Befriedigung, die nach einer lindernden Hilfeleistung eintritt, dient als Bekräftigung dieses Handelns. Das Hineinversetzen in die Lage eines Hilfsbedürftigen allein fördert das Helfen noch nicht. Erst wenn dieses Hineinversetzen ein Gefühl auslöst, kommt es zu einer entsprechenden Hilfeleistung. Die Hilfeleistung wirkt auf den Helfer dann erregungsmindernd. Das bedeutet, dass ein Helfer zweierlei belastende Gefühle auf sich lädt:

- Die Notlage des anderen belastet ihn dadurch, dass er sich in sie hineinversetzt und die Gefühle des anderen nachempfindet.
- Die eigenen Emotionen, die durch dieses empathische Miterleben ausgelöst werden, belasten ihn ebenfalls (aversive Gefühle).
- Weiterhin unterscheiden Forscher zwischen wirklich uneigennützigem Helfen und eigennützigen Helferhandlungen. Das Lindern eigener aversiver Gefühle wird hierbei als eigennützige Motivation verstanden. Dieser Fragestellung im Rahmen von professioneller Kranken- bzw. Altenpflege nachzugehen halte ich für wenig praxisnah.

> Ich gehe einkaufen und beobachte, wie eine ältere Dame stürzt. Sie hat Schmerzen und kann nicht aufstehen. Das Bild des hilflos am Boden liegenden Menschen löst Mitleid in mir aus. Ohne dass es mir bewusst wird, stelle ich mir die Lage der Frau vor und helfe ihr. Dadurch erhält sie Hilfe und ich kann das Gefühl der Trostlosigkeit (das erste belastende Gefühl), das dieses Bild in mir ausgelöst hat, ablegen. Vielleicht hat diese Begebenheit aber noch ganz andere Gefühle in mir heraufbeschworen, z. B. die Angst, selbst alt und hilflos zu werden (das zweite belastende Gefühl).

Spontanes versus geplantes Helfen

Dieses Beispiel beschreibt eine spontane Hilfeleistung. In Pflegeberufen handelt es sich meistens um geplantes Helfen. Bei geplantem Helfen sind die Aufgaben und die Verantwortlichkeiten klar. Somit entfällt die Entscheidung »helfe *ich*, oder helfen *andere*?« im Krankenhaus- oder Heimalltag. Das bedeutet aber auch, dass zur Auslösung dieser Art von Hilfeleistung

182

nicht immer ein empathisches Gefühl vorhanden sein muss. Die Erbringung von Hilfeleistungen sind durch das Wesen dieser Berufe von vornherein festgelegt.

Trotzdem wird der jeweilige Einsatz, den Pflegende einbringen, durch verschiedene motivierende Aspekte gestaltet. Zunächst sind wieder einmal die Kosten im Einzelfall zu erwähnen. Hierunter fallen die Mühe, der körperliche Kräftehaushalt, das Gehalt und der jeweilige Zeitaufwand. Als Nutzen kann man praktische Dinge betrachten, z. B. die Unterstützung von Hilfe zur Selbsthilfe. Wenn ich einem Patienten mühsam, unter größerem Zeitaufwand beibringe, wie er sich selbst waschen kann, erspare ich mir daraufhin seine tägliche Ganzkörperwaschung. Als Nutzen gelten aber auch positive oder erleichternde Gefühle. Von Bedeutung ist auch die Fremdbewertung, die Einschätzung des eigenen Handelns von anderen. Hierbei spielen soziale Normen (z. B. als Helfer muss man möglichst immer nett und freundlich sein) eine große Rolle.

Kosten und Nutzen von Hilfeleistungen

Soziologen haben herausgefunden, dass Individuen in Gesellschaftssystemen, in denen altruistische Handlungen von anderen spontan belohnt werden (z. B. durch Anerkennung) und in denen unterbliebene Hilfeleistungen moralisch geächtet und auch bestraft werden, anderen häufiger spontan helfen.

Eine nachträgliche Selbstbewertung, inwiefern man seinen eigenen Ansprüchen gerecht geworden ist, ist ebenfalls ein motivierender oder demotivierender Faktor, der sich auf das zukünftige Verhalten auswirkt. Es können hieraus Gefühle der Genugtuung oder der Unzufriedenheit entstehen.

Selbstbewertung

Die sich möglicherweise bessernde Befindlichkeit des Hilfsbedürftigen bewirkt eine gefühlsmäßig bessere Befindlichkeit des Helfenden.

Wie groß nun jeweils der Anreiz ist, den die möglichen Folgen unseres Handelns in sich bergen, hängt wiederum von der Situation und von der Persönlichkeitsstruktur ab. Hilfeleistungen zeichnen sich dadurch aus, dass neben den Folgen, die einen selbst betreffen, auch die Folgen für den Hilfsbedürftigen mit berücksichtigt werden.

Hilfeleistungen und Folgen

Das Ausmaß, in dem ein »Hilfemotiv« wirksam wird, lässt sich durch folgende Faktoren zusammenfassen:

- Die Bereitschaft, zu versuchen, sich in die innere Befindlichkeit anderer Menschen hineinzuversetzen.
- Die Bereitschaft, zu versuchen, die Folgen des eigenen Handelns für andere mit zu berücksichtigen.
- Die persönlichen Werte, die der Selbstbewertung des eigenen, selbstlosen Handelns Standards setzen.
- Die Tendenz, sich selbst Verantwortlichkeit für helfendes Verhalten zuzuschreiben und dies nicht äußeren Umständen oder anderen Menschen zu überlassen.

Zusammenfassung von »Hilfemotiven«

Bewertung: Über die Motivation, anderen zu helfen

Selbstbestimmung

Das Konzept aus der Motivationsforschung bietet insofern neue Ansatzpunkte, als dass es geplante Hilfeleistungen, wie sie in Pflegeberufen geleistet werden, von den spontanen Hilfeleistungen abgrenzt. Diese Handlungen erfahren dadurch eine Normalisierung. Pflegenden sind die täglichen Hilfeleistungen durch das berufsdefinierte Aufgabengebiet so vertraut und normal, dass man gar nicht jede Handlung als Hilfeleistung wahrnimmt. Auch Patienten erleichtert diese Normalität das Annehmen ihres Zustandes. Inwiefern sich die individuelle Pflege gestalten lässt, ist abhängig von emotionalen Faktoren. Dadurch erklärt sich, warum die Pflegebeziehung zu einigen Menschen intensiver ist als zu anderen. Mir gefällt die individuelle Offenheit dieses Konzepts, denn hierbei ist das Maß des Sichhineinversetzens in Hilfsbedürftige eine selbstbestimmte Handlung. Sie unterliegt einem eigenständigen Verantwortungsgefühl und den eigenen Wertmaßstäben.

9.3 Verstehendes Einfühlen in der personenzentrierten Gesprächstherapie

Personenzentrierter Ansatz

Die Entwicklung des personenzentrierten Ansatzes in der Gesprächstherapie von Rogers (Rogers 1991) erfolgte in den Jahren zwischen 1938 und 1950 und wurde seitdem fortgesetzt. Er fand im therapeutischen sowie im pädagogischen Feld große Verbreitung.

Die personenzentrierte Therapie entwickelte sich kontinuierlich als eine Form der Beziehung mit Menschen, die heilsame Veränderung und Wachstum fördert. Ihre zentrale Hypothese ist, dass die Person in sich selbst ausgedehnte Ressourcen dafür hat, sich selbst zu verstehen und ihre Lebens- und Verhaltensweisen gewinnbringend zu ändern, und dass diese Ressourcen am besten in einer Beziehung mit bestimmten Eigenschaften freigesetzt und verwirklicht werden können.

Erweiterung des Konzepts

Der Ausdruck »Person« (oder auch »Klient«) ersetzte in den 1950er Jahren die bis dahin geläufige Bezeichnung »Patient«. Dadurch wurde die Grundannahme einer Selbstverantwortlichkeit der Hilfe suchenden Personen verdeutlicht. Der Begriff »Therapie« beschreibt, dass der Betrachtungsschwerpunkt auf der inneren Erfahrungswelt des Klienten liegt. Eine Erweiterung des Einflusses von Rogers Konzept auf verschiedenste Arten und Orte zwischenmenschlicher Beziehungen, in denen der Wunsch nach Persönlichkeitsentwicklung ausgelebt wird, führte dazu, dass heutzutage im Allgemeinen von »personenzentriertem Ansatz« gesprochen wird. Die Ausbreitung des Konzepts des zwischenmenschlichen Kontakts ermöglicht es, Rogers Ansatz auf vielfältige Felder des Lernens und Lehrens, der

184

Interaktion überhaupt, zu übertragen. Rogers Grundannahme ist, dass therapeutische Erfolge nicht in erster Linie von der Ausbildung in Techniken oder von Fachkenntnissen abhängen, sondern vielmehr vom Vorhandensein bestimmter Einstellungen auf Seiten des Therapeuten (Lehrers, Ratgebers, Hilfeleistenden). Diese Einstellungen sind:

- Echtheit und Kongruenz

Hiermit ist eine therapeutische Haltung gemeint, die ohne Täuschung und Fassade im Bewusstsein des Therapeuten gegenwärtig ist und über direkte Kommunikation dem Klienten vermittelt wird. Es entsteht eine Offenheit und Transparenz der Gefühle und Haltungen, die im Augenblick der Therapie vorhanden sind. Voraussetzung für eine solche Haltung ist das Bewusstsein des eigenen Selbst. Der Therapeut muss fähig sein, seine Gefühle in der Beziehung zum Klienten zu leben. Es findet eine Begegnung mit dem Klienten von Person zu Person statt. Diese Bedingung ist nicht leicht zu erfüllen, da damit ebenfalls gemeint ist, negative Beziehungsaspekte ausdrücken zu können. Aber wenn Gefühle mitgeteilt werden können, können sie sich ändern. Durch diese Offenheit wird der Klient bestärkt, selbst offen zu sprechen.

Aufrichtige Beziehung von Person zu Person

- Vollständiges Akzeptieren oder bedingungslose positive Wertschätzung des Klienten

Mit dieser Haltung ist gemeint, dass der Klient als Person mit vielen konstruktiven Möglichkeiten gesehen wird und dass dieses zum Ausdruck gebracht wird. Bedingungslos positiv kann die Zuwendung nur sein, wenn sie nicht durch Bewertungen und Beurteilungen beeinflusst ist (wobei diese Aussage selbst eine Wertung, nämlich »positive Zuwendung«, enthält). Die Anteilnahme soll nicht an Bedingungen gebunden sein. Diese Haltung baut Vertrauen als Grundvoraussetzung zur weiteren Selbstreflexion auf.

Positive Zuwendung

- Einfühlendes Verstehen

Die Gefühle des Klienten verstehen zu können und deren Bedeutung zu erfassen, ist mit dieser Einstellung gemeint. Das Erlebnis tatsächlich verstanden zu werden, hat fördernden Einfluss auf die Persönlichkeitsentwicklung. Empathisches Verstehen beinhaltet zwei verschiedene Aspekte – den gefühlsmäßigen und den geistigen.

Zwei Aspekte von Empathie

Einfühlen bedeutet ein inneres Nachvollziehen der Situation, man hat Anteil am Erleben des anderen. Es ist ein zeitlich begrenztes Sich-Identifizieren mit einer anderen Person. Hierbei wird eine gewisse emotionale Distanz gewahrt, man ist sich bewusst darüber, dass es die Gefühle des anderen sind, die man nachempfindet. Man nennt so etwas auch »Als-ob-Wirklichkeit«. Der Hilfsbedürftige wird emotional begleitet.

Einfühlen

Verstehen

Verstehen heißt in diesem Zusammenhang, dass man Verständnis für das Fühlen und das Verhalten des Hilfesuchenden hat und dass man es akzeptieren kann. Außerdem bedeutet es, dass man einen Sinn in den Regungen des anderen erkennt und einem die Bedeutung dessen bewusst ist. Diese Haltung beschreibt den Prozess vom Anschauen zum Durchschauen der Bedeutungszusammenhänge und ihre Interpretation. Hierbei ist es wichtig, den Klienten an diesem Prozess teilhaben zu lassen. Dieses therapeutische Verhalten regt zur Auseinandersetzung des Klienten mit sich selbst an. Die Verdeutlichung von Sinnzusammenhängen, das Benennen von Gefühlen, das Herausarbeiten von Erlebnisweisen und deren Selbstbewertungen und das Interpretieren der geäußerten Gefühle und Situationen tragen zur Klärung bei.

Personenzentrierte Lebenseinstellungen

Personenzentrierte Lebenseinstellungen sind keineswegs leicht zu realisieren oder leicht in der Praxis zu leben. Entwicklungsprozesse, die in einer Atmosphäre stattfinden, wie sie oben beschrieben wurde, ermöglichen es, den Mitteilungen aus dem Inneren Schritt für Schritt Beachtung zu schenken. Ein Akzeptieren seiner Selbst wird auf diese Weise vorbereitet.

Die Grundannahme einer Aktualisierungstendenz (ein Organismus hat eine ihm innewohnende Tendenz, seine Fähigkeiten auf eine Art und Weise zu entwickeln, die der Erhaltung oder Steigerung des Organismus dient) ist ebenso grundlegend für den Prozess der Persönlichkeitsentwicklung wie das Vorhandensein eines Selbstkonzepts (die Vorstellung von sich selbst). Erkenntnisgewinn durch »Erleben« bis hin zu körperlichen Wahrnehmungen sind weitere wichtige Elemente dieses Ansatzes. Eine Diskrepanz zwischen dem Selbstkonzept und dem Erleben eines Organismus kann zu Konflikten und zu Angst führen.

Bewertung: Personenzentrierte Gesprächstherapie

Konzept mit hohem Anspruch

Ebenfalls sehr hohe Ansprüche stellt das Konzept der personenzentrierten Gesprächstherapie an die Ausführenden. Ich finde es nicht geeignet, es im Zusammenhang mit Kranken- und Altenpflege als Handlungskonzept anzubieten, wie es in etlichen Lehrbüchern der Fall ist (so in Bauer, R.: Beziehungspflege. Ullstein, 1997). Carl Rogers selbst spricht davon, wie schwer es ist, dieses Konzept zu verwirklichen. Dabei darf nicht vergessen werden, dass es aus der Psychotherapie entwickelt wurde. Therapeuten sind speziell für bestimmte Bereiche geschult, so auch für die personenzentrierte Gesprächstherapie. Das, was Therapeuten in jahrelanger Erfahrung und Schulung erlernt haben, kann nicht einfach auf die Kommunikation in der Pflege übertragen werden. Neben dem alltäglichen Stationsablauf und Pflegetätigkeiten, die den größten Teil des Arbeitsablaufs bestimmen, kann es von Pflegekräften schon zeitlich nicht geleistet werden, nach diesem Konzept zu arbeiten.

Beschreiben/Hinterfragen von Empathie

Der Grund, warum ich es dennoch in diesem Zusammenhang vorgestellt habe, ist der, dass es eine ausführliche Beschreibung und Erklärung von Empathie liefert. Es wird klar, dass Einfühlsamkeit in diesem Sinne viel mehr ist als einfach nur zuzuhören und für jemanden da zu sein. Es kostet viel Kraft, empathisch zu sein. Dennoch besteht eine unausgesprochene Erwartung an Pflegekräfte, über alle Maße einfühlsam sein zu müssen, es gilt als Verhaltensmaßregel schlechthin. Viel zu selten wird hinterfragt, ob und wie dieses Anliegen im Arbeitsalltag, in dem man mit vielen verschiedenen Menschen zusammenarbeitet, die alle ihre eigenen Probleme und Schicksalsschläge mitbringen, zu verwirklichen ist. Viel zu wenig wird bedacht, dass Pflegekräfte auch nur über begrenzte Kraftreserven verfügen.

9.4 Wachstum von Mitleid und Einfühlsamkeit im Rahmen der Persönlichkeitsentwicklung

Schon kurz nach der Geburt kann man bei Säuglingen die Fähigkeit entdecken, Gesichtsausdrücke nachzuahmen. Das Baby kann mit diesen Nachahmungen jedoch noch keine Bedeutungen in Zusammenhang bringen. Das Nachahmen dient der Festigung der sozialen Bindungen eines Babys, wodurch sein Überleben gesichert wird. Erst später lernt es, dass Tränen ein Ausdruck von Leid sind, Lächeln und Lachen jedoch Ausdruck von Freude. Da ein Baby sich selbst noch nicht getrennt von anderen Personen erlebt, geht es davon aus, dass die Gefühlsregungen anderer seine eigenen Gefühle sind. Diejenigen Leser, die eigene Kinder haben oder Kinder beobachtet haben, werden sich bestimmt an Situationen erinnern, in denen ein Kind anfing zu weinen. Kurz darauf weinten auch andere Kinder, die beispielsweise in einer Still- oder Krabbelgruppe zusammen sind. So etwas nennt man emotionale Ansteckung. Ebenso kann Fröhlichkeit ohne besonderen Grund auf alle Gruppenmitglieder übergreifen. Dieses Beispiel zeigt die engste Form des Mitfühlens, die Gefühle anderer werden direkt geteilt und miterlebt. Aber nicht nur bei Kleinkindern kann diese ursprüngliche Form des Mitfühlens beobachtet werden, sondern auch bei Erwachsenen, z. B. wenn man ein Kind auf einer Schaukel beobachtet und selbst dieses Ziehen im Bauch spürt oder wenn einem bei einem sentimentalen Film die Tränen kommen, ohne dass man über die Handlung im Film nachdenkt. Dieser Mechanismus passiert, obwohl einem in der Regel bewusst ist, dass es sich nur um einen Film handelt und nicht um die Wirklichkeit. Im Laufe der Zeit wird die Wahrnehmung der Gefühle anderer immer differenzierter.

Mitfühlen im Kleinkindalter/Emotionale Ansteckung

Wichtig: Im Mitfühlen spiegelt man die Gefühle des anderen. Dieses Wiedererkennen von Gefühlen in anderen Menschen ist für Kinder wichtig, um ihre eigene Gefühlswelt auszubilden.

**Eigene Bedürfnisbe-
friedigung**

Wenn wir mitfühlen, erinnern wir uns daran, wie Traurigkeit, Freude oder Zorn sich anfühlen. Deshalb können wir in diesen Fällen auch trösten, uns mitfreuen oder uns aufregen. Schon kleine Kinder trösten ihre Freunde oder Geschwister, wenn sie hingefallen sind und weinen oder traurig sind. So entsteht eine gefühlsbetonte Gemeinsamkeit zwischen zwei Menschen. Diese Tröstungen haben den Zweck, den eigenen, mitgefühlten Schmerz zu lindern, da das kindliche Selbst auf der Gefühlsebene mit anderen Menschen verwoben ist. Auf dieser Entwicklungsstufe handelt man nach dem Prinzip: »Ich gebe anderen, was ich selbst brauchen würde.«

Kinder verhalten sich oft so, dass sie in anderen positive Reaktionen hervorrufen. Diese Handlungen dienen aber hauptsächlich der eigenen Bedürfnisbefriedigung – den Anforderungen anderer gerecht zu werden, der Entlastung des eigenen Unwohlseins und der Förderung eigener Sicherheitsgefühle.

**Entwicklungsstufe
geprägt von
Pragmatismus**

Als nächster Schritt dieser Entwicklung wird gelernt, auf die Bedürfnisse, Absichten und Motive des anderen zu achten. Dieses Wissen wird dann eingesetzt, um einen gerechten Austausch machen zu können: »Wie Du mir, so ich Dir!« lautet der Handlungsgrundsatz dieser Entwicklungsstufe. Hieraus können durchaus Kompromisse und Kooperation entstehen. Das Eingehen auf andere ist eher pragmatisch, dabei aber auf Regeln beruhend und fair. Ziel und Motiv des eigenen Gebens ist es, das Gleiche auch zurückzubekommen. Auch diese Haltung setzt Mitgefühl voraus, das allerdings umgewandelt und auf sich selbst bezogen wird.

**Mitgefühl als gesell-
schaftliche Norm**

In der fortschreitenden Entwicklung erweitert sich das Bewusstsein des eigenen Helferverhaltens um eine soziale Komponente. Die Rollenerfüllung steht hierbei im Mittelpunkt. Es wird getan, was von einem erwartet wird, in gewisser Weise wird auch so gefühlt, wie es von einem erwartet wird. Wichtig ist es, einen guten Ruf zu bewahren, Freundschaften zu schließen, seinen Platz in der Bezugsgruppe zu sichern, sich anzupassen und sich »anständig« zu benehmen. In einer von religiöser Nächstenliebe geprägten Gesellschaft werden auf diese Weise Mitgefühl und Helferverhalten gewissermaßen erlernt und weitergegeben. Auf dieser Stufe überwiegt das Gemeinschaftsinteresse über das Eigeninteresse. Mitgefühl wird zu einer gesellschaftlichen Norm, die sich stark auf das Gefühlsleben des Einzelnen auswirkt. Diese Entwicklung kann in das Empfinden sozialer Verantwortung münden, die handlungsleitend ist.

**Entwicklung von
Empathie**

Durch das Erlernen von Verantwortung in vielen Bereichen wird gelernt, die Folgen seines Handelns zum Wohle anderer mit zu bedenken. Daraus entstehen ethische Prinzipien, wie das Achten der Menschenwürde, die Anerkennung gleicher Rechte für alle sowie das bestmögliche Wohlergehen aller. Voraussetzung dieser Haltung ist eine tiefe Wertschätzung anderer. Auf dieser Stufe entwickelt sich Empathie. Sie teilt nicht nur Gefühle, sondern durch Empathie versucht man zu verstehen, was diesen Gefühlen zugrunde liegt. Man versucht, sich vorzustellen, was im anderen vorgeht. Dieser zeitweilige Wechsel der Perspektive eröffnet uns ein Verständnis über das Mitfühlen hinaus. Die Fähigkeit zur Einfühlsamkeit bedeutet jedoch nicht die Aufgabe von Mitgefühl und Mitleid, diese Fähigkeiten existieren nebeneinander. Mithilfe der Empathie erweitern wir unser Wissens- und Verhaltensrepertoire, wir verbessern unser Welt- und Menschenverständnis, um Probleme besser lösen zu können. Durch diese Erfahrungen kann man Krisen eher überwinden und tiefere Ursachen erkennen. Sie ist ein Teil der emotionalen Intelligenz, die ein besseres Verständnis im Zusammenleben möglich macht.

> *Wichtig:* Im weiteren Verlauf der Entwicklung wird das eigene Empfinden mit dem Empfinden von Menschlichkeit verschmolzen. Empathie ist von humanitären Prinzipien geleitet, die bedeuten, dass die Menschen gemäß ihrer Fähigkeiten geben und gemäß ihrer Bedürfnisse nehmen.

Einige besondere Menschen erreichen eine noch höhere Stufe der Empathie, sie fühlen sich auf einer spirituellen Ebene eins mit allem Lebendigen. Diese allumfassende Empathie entspringt aus einer universellen Ethik der verantwortungsvollen universellen Liebe, die anderen ohne Gewinnabsicht angeboten wird.

Empathie auf spiritueller Ebene

Bewertung: Entwicklungsstufen vom Mitgefühl zur Empathie

Die Beschreibung der Entwicklungsstufen vom Mitgefühl zur Empathie dient der Klärung der Unterschiede zwischen diesen Empfindungen. In der Hektik des Arbeitsalltags überkommen einen eine Vielzahl unterschiedlicher Emotionen hinsichtlich des Mitleids, des Mitempfindens und des Verstehens. Die Theorie trägt dazu bei, diese Gefühle besser einordnen zu können. Wenn mir bewusst ist, welches Gefühl gerade in mir aufsteigt, kann ich besser damit umgehen. Ungezügeltes Mitleid verhilft einem Leidenden zwar zu einer emotionalen Verbindung mit dem Mitleidenden, es steht aber nicht im Zusammenhang mit einer daraus resultierenden Pflegequalität. Aus zu heftigem Mitleid kann sich z. B. ergeben, dass ich einen Patienten nicht in den Sessel mobilisiere, obwohl es für seinen Gesundheitszustand sehr wichtig wäre. Dieses Verhalten kann aus der pflegerischen Perspektive negativ gedeutet werden.

Praktikables Konzept

Unreflektiertes Mitleid kann außerdem zu Gewissenskonflikten der Pflegekraft führen, wenn sie, um bei obigem Beispiel anzuknüpfen, den Patienten trotz ihres Mitleids mobilisiert. Dann hat sie das Gefühl, dem Menschen etwas Schlechtes, etwas Unzumutbares zuzufügen. Diese inneren Konflikte kosten viel Kraft. Nur wenn einem diese Gefühle gewahr werden, kann man mit solchen Situationen angemessen umgehen.

Es sind noch weitere Bedeutungen in dem Wort Empathie enthalten: Identifizierung, Umfassung und Intuition.

Weitere Qualitäten von Empathie

Der Psychologe Maurice Friedman (Friedmann 1987) grenzt diese drei verschiedenen Bedeutungen und Qualitäten des Begriffs voneinander ab. Generell differenziert er zwischen Empathie (sich hineinversetzen, einfühlen, ein imaginärer Sprung auf die andere Seite) und Sympathie (mitfühlen, emotional gleichzeitig bei sich und bei dem anderen sein).

Identifizierung bedeutet für Friedman das Nachvollziehen von Erfahrungen, die den eigenen gleichen. Man bleibt bei sich selbst, da man in sich selbst nach Parallelen des Erlebens sucht, und erfährt eigentlich nichts Neues. Man sucht nach Erfahrungen, die einem selbst bekannt sind. Verständnis entsteht durch die Konzentration auf das eigene Selbst. Die Einzigartigkeit des anderen wird hierbei nicht erkannt. Er wird in seiner Existenz durch Identifizierung nicht bestätigt, da Bestätigung bedeutet, jemanden in seiner Einzigartigkeit anzunehmen.

Umfassung bedeutet für Friedman das Einschwingen in die Realität anderer. Darüber gelangt man zu einer Vorstellung, wie der andere denkt und fühlt. Er wird von seiner Seite der Beziehung aus erfasst. Hierbei wird die eigene konkrete Existenz nicht aufgegeben, sondern es entsteht eine »Als-ob-Qualität«. Durch das kurzfristige Verlassen des eigenen Selbst in die Gefühls- und Gedankenwelt des anderen entsteht Verständnis. Umfassung kann ihn in seiner Einzigartigkeit bestätigen und dadurch bestärken. Das Spektrum der Andersartigkeit öffnet einem die Augen, Gleichberechtigung und Ehrlichkeit sind das Potenzial zur Bestätigung des Gegenübers. Diese Beschreibung entspricht dem Empathiebegriff, den ich in diesem Kapitel herausgearbeitet habe.

Intuition bedeutet für Friedman ein unmittelbares, kurzfristiges existenzielles Vertrauen und ein tiefes, spontanes Verstehen, ohne darüber nachzudenken. Sie entsteht spontan und unbewusst und läuft über nonverbale Kommunikation ab. Friedman spricht von einem Raum zwischen zwei Menschen (das »Zwischen«), in dem intuitive Emotionen nicht ausgeblendet, sondern zugelassen werden. Es kommt zu einer gegenseitigen Offenbarung, bei der der andere nicht in ein Objekt der Betrachtung verwandelt wird, sondern Mensch bleibt. Ein Beispiel für Intuition ist die gegenseitige Liebe auf den ersten Blick.

Bewertung: Weitere Qualitäten von Empathie

Sich mit jemandem oder mit etwas zu identifizieren scheint eine Art magnetischen Charakter zu haben, man trifft auf etwas, das man kennt. Betreut man im Arbeitsalltag einen Patienten, der die gleiche OP hatte wie man selbst vor zwei Jahren, steht man diesem Patienten aus diesem Grunde oft gleich sehr nahe. Man bringt eventuell eigene Erfahrungen an usw. Ich würde diese Reaktion nicht so negativ werten wie oben dargestellt, denn hier zeigt sich doch, dass auch Pflegende ganz normale, fühlende Menschen sind, die auch ihre eigenen Lebenserfahrungen einmal äußern dürfen.

Die Beschreibung der Umfassung entspricht der »idealen« Empathie, sie beinhaltet alle Faktoren der Definition von Decety, ist aber in besser verständlichen Worten geschildert. Diese Vorstellung könnte sozusagen als Richtungsorientierung dienen, wenn man darüber nachdenkt, in welcher Art und Weise man empathisch handeln möchte. Auf keinen Fall sollte man der Versuchung unterliegen, sich diese Form der Empathie tagtäglich abzuverlangen – wenn es aber ab und zu solche idealen Momente im Arbeitsalltag gibt, kann man durchaus mit seiner Einfühlsamkeit zufrieden sein.

190

Nach meiner subjektiven Erfahrung trat Intuition in besonders intensiven Momenten auf. Es ist ganz unterschiedlich und sicher auch von persönlichen Schwingungen abhängig, welche Erlebnisse einen direkt ins Herz treffen – positiv wie negativ. Sie fordern einen emotional sehr und sind nicht kontrollierbar. Dass es diese seltenen Momente gibt, finde ich wertvoll. Ich denke, sie sind ein Indiz dafür, dass man trotz langjähriger Berufspraxis nicht empathisch erstarrt ist.

9.5 Die Neurophysiologie der Empathie

Dieser Bereich ist in den letzten Jahren vermehrt beforscht worden und liefert neue Erkenntnisse. Rigolazzi & Sinigaglia (2008) konnten die Existenz des Systems von Spiegelneuronen zuerst für Affen – später auch für Menschen nachweisen. Diese Nervenzellen im Gehirn zeigen beim Beobachten von Handlungen anderer im gleichen Hirnareal Aktivität, als würde man selbst agieren. Es wird von einem »Resonanzsystem« gesprochen. Das ist die Grundlage dafür, dass die Bedeutung von Handlungen anderer verstanden und erfasst werden kann. Dieses »Erfassen« bedarf keiner Vermittlung durch Nachdenken oder Begriffsfindungen – es passiert automatisch.

Spiegelneurone

Die Spiegelneurone reagieren nicht nur auf visuelle Reize, auch auf Geräusche und Gerüche.

Manchmal kommt es vor, dass man schon beim Geräusch eines erbrechenden Patienten selbst einen Brechreiz unterdrücken muss. Als Pflegekraft verfügt man in dieser Hinsicht über eine gewisse Gewöhnung, Menschen, die selten so eine Situation erleben, reagieren spontan mit eigenem Brechreiz.

Somit hat die Erfahrung des eigenen Ekels und die Wahrnehmung des Ekels bei anderen eine gemeinsame neuronale Basis. Dieses Prinzip gilt auch für die anderen primären Emotionen (Freude, Trauer, Furcht, Ärger, Überraschung und Schmerz). Beim Menschen reagieren diese Neurone sogar auf die Simulation einer Handlung – z. B. wenn ein Mensch so tut, als äße er eine Zitrone, und daraufhin sein Gesicht verzieht, reagiert der Beobachter auch leicht mit einer gewissen Mimik.

Letztens, im Dienst, pflegte ich einen anstrengenden Patienten. Er war unfreundlich, wortkarg, und man konnte ihm nichts recht machen. Ich blieb höflich und sachlich – das war zunächst meine Arbeitsgrundlage. Dann kam der Chirurg und wollte beim Verbandswechsel die Redons ziehen. Obwohl wir vorher reichlich Analgetika gegeben haben, tat das

> dem Patienten sehr weh. Ich konnte gar nicht anders, alles in mir zog sich zusammen, und schon war das Mitleid da, obwohl ich für diesen Patienten noch nicht einmal sonderlich viel Sympathie hegte.

> *Wichtig:* Den emotionalen Zustand eines anderen auf neuronaler Ebene nachzuempfinden ist etwas anderes als zu ihm eine empathische Beziehung empfinden. Ein schmerzverzerrtes Gesicht verleitet einen nicht automatisch zur Anteilnahme. Das geschieht zwar oft, hängt aber noch von anderen Faktoren ab, z. B.:
>
> - Wer ist der andere?
> - Welche Aufgabe und Beziehung habe ich ihm gegenüber?
> - Habe ich die Absicht, mich mit seiner Situation zu belasten?
> - Welche Erwartungen stellt er an mich?
>
> Der Spiegelneuronenmechanismus scheint allerdings eine gemeinsame Grundlage für unsere sozialen Beziehungen zu bieten.

Oxytocin und Dopamin

Auch Hormone nehmen Einfluss auf unser Sozialverhalten. Oxytocin wird im Kerngebiet des Hypothalamus gebildet, hat eine besondere Bedeutung im Geburtsprozess und beeinflusst das menschliche Bindungsverhalten. Walter (Walter 2014) untersuchte u. a. die Empathiefähigkeit anhand von Leistungen bei der Erkennung von Emotionen in fremden Gesichtsausdrücken. Diese Leistungen verbesserten sich unter Einnahme von Oxytocin als Nasenspray. Oxytocin ist verantwortlich für die Aufrechterhaltung sozialer Bindungen.

Dopamin ist ein Neurotransmitter im zentralen Nervensystem und gehört zu der Gruppe der Katecholamine. Neben der Wirkung auf das Herz-Kreislauf-System liegen seine wichtigsten und bekanntesten Funktionen in motorischen Kontrollprozessen, in Gedächtnisleistungen und in Belohnungs- und Verstärkungsprozessen. Neurone, die auf Dopamin reagieren, werden z. B. dann aktiviert, wenn eine eintretende Belohnung besser ist als zuvor erwartet. Dopamin trägt so zur Bewertung von Umweltreizen bei. Das Belohnungssystem ist unter anderem auch verantwortlich dafür, menschliches Annäherungsverhalten untereinander zu verstärken.

Walter konnte eine Interaktion zwischen dem Dopamin- und dem Oxytocinsystem belegen. Es konnten auch auf molekulargenetischer Ebene Variationen des Oxytocin- und des Dopaminsystems als Determinanten des menschlichen Sozialverhaltens identifiziert werden.

Bewertung der neurophysiologischen Erkenntnisse

Die Macht der Hormone

Verbindet man diese Erkenntnisse über die Spiegelneurone mit dem biologischen Stresskonzept von Hüther (▶ **Kap. 6.3**), so wäre vorstellbar, dass das Spiegelneuronsystem sich in Bezug auf Mitgefühl synaptisch mehr ausbildet, je häufiger man mitleiderregende Situationen beobachtet und miterlebt.

Andererseits wäre auch denkbar, dass man als Pflegekraft dem eigenen Spiegelneuronensystem willkürlich ausgeliefert wäre und dass sich unser Gehirn stetig in neuronaler »Spiegelaktion« bezüglich Hilfsbedürftiger befindet. Das bringt der Beruf mit sich. In diesem Fall müsste man eher überlegen, wie man die Aktivität der Spiegelneurone dämpfen könnte.

Eine genetische Komponente für die Empathiefähigkeit erklärt individuelle Unterschiede in der Bereitschaft, Empathie für jemanden aufzubringen. Vielleicht ist hier ein Ansatzpunkt zu finden, warum wir uns den Pflegeberuf ausgewählt haben. Auf weitere Forschungsergebnisse darf man gespannt sein.

Ich habe über meine eigenen Empfindungen erst nachgedacht, als ich die Wichtigkeit dieser Thematik erfasst habe. Während meiner Arbeit habe ich mich selbst beobachtet und festgestellt, dass es mir in den allermeisten Fällen unglaublich viel Angst machen würde, mich in die Patienten hineinzuversetzen. Es kam mir absurd vor, Pflegekräften dieses Verhalten abzuverlangen. Woher sollte ich die Kraft nehmen, mich in einen Menschen hineinzuversetzen, der sein Leben langsam siechend aushaucht, oder in einen jungen Menschen, der eine Querschnittslähmung erlitten hat, oder in die alte Dame, deren künstliches Hüftgelenk so infiziert war, dass nie wieder ein neues eingesetzt werden kann? Selbst als ich mir bewusst machte, dass nicht ich es bin, die leidet, und dass ich mich nur zeitweise in die Lage versetzen müsste, erlebte ich sehr starke Widerstände und Angst in mir.

Mir wurde klar, dass bei mir persönlich eher rationale, geistige Prozesse ablaufen, um Patienten gut zu betreuen. Ich lasse es nicht zu, ihre Gefühle nachzuempfinden, aber aus meiner langjährigen Berufserfahrung weiß ich, dass auch routinemäßige, standardisierte Handlungen das Leid mildern können. Ich erkundige mich z. B. sehr häufig nach den individuellen Wünschen meiner Patienten, stelle mich immer namentlich vor und höre zu, wenn ich ein Mitteilungsbedürfnis bemerke.

Aus dieser Erkenntnis heraus möchte ich die kühne These ableiten, dass es für eine empfindsame Pflege nicht notwendig ist, sich in jede einzelne Notlage hineinzuversetzen. Diese These lässt sich mit dem entwicklungstheoretischen Konzept untermauern, denn schon während der Kindheit und im weiteren Verlauf des Lebens lernt man, verschiedenste Gefühlslagen zu differenzieren. Aus diesen Erfahrungen wissen die Menschen im Allgemeinen, wie sich Schmerz, Scham, Angst, Leid, Traurigkeit, Niedergeschlagenheit, Trotz, Freude, Erleichterung usw. anfühlen. Für eine gute Pflege ist es meiner Meinung nach durchaus ausreichend, wenn man sich im Einzelfall auf rationaler Ebene an diese Gefühle erinnert. Auch so ist adäquates, behutsames Pflegen möglich.

Ableitung einer These zum Pflegeverhalten

Sinnvoll könnte es sein, weitere, speziellere Erfahrungen in geschützter Umgebung (z. B. in der Ausbildung) in Rollenspielen oder simulierten Situationen nachzuempfinden. Eine solche Situation könnte beispielsweise

Rollenspiele/Reflexion

193

eine nachempfundene Halbseitenlähmung sein, mit der man versuchen soll, sich selbst anzukleiden, oder sich mit einer Mullbinde im Mund verständlich zu machen. Dem Einfallsreichtum seien hierbei keine Grenzen gesetzt.

Aufgrund solcher Erfahrungen, an die sich immer eine Reflexion anschließen sollte, kann auf die Notlagen der Hilfsbedürftigen geschlossen werden und verständnisvolles Pflegen ebenso möglich werden wie durch Mitleid oder Einfühlsamkeit.

Veränderung von Handlungsmotiven

Das entwicklungstheoretische Konzept bietet aber noch weitere Erklärungsansätze. Es zeigt, dass sich übergreifende Handlungsmotive im Laufe des Lebens verändern können. So kann eine Haltung, die in jungen Jahren aus dem Motiv, der Gesellschaft zu dienen und seine soziale Rolle gut zu erfüllen, das Gemeinschaftsinteresse zu unterstützen und seine emotionale Spannung, die durch viel Mitgefühl aufgebaut wurde, zu entlasten, einer Haltung weichen, die von übergeordneten ethischen Prinzipien geleitet ist. Häufig wird eine solche Veränderung falsch eingeschätzt und negativ bewertet. Das Schwinden der emotionalen Ansteckung und des Mitleids wird als Kaltherzigkeit und Routine im negativen Sinne fehlgedeutet. Es wird nicht erkannt, dass ein Handeln nach ethischen und humanitären Grundsätzen die vorige Haltung mit einschließt und die eingesparte Kraft wiederum positiv genutzt werden kann.

Positive Aspekte von Mitleid

Zum Schluss dieses Abschnitts möchte ich noch auf die positive Seite des Mitgefühls hinweisen. Meistens fallen einem nur die negativen, belastenden Momente ein, die mit Mitleid verbunden sind. Mitgefühl beinhaltet aber ebenso, freudige Momente zu teilen. Mir wurde das klar, als ich eine Patientin betreute, der es von einem Tag auf den anderen unerwartet viel besser ging. Kollegen, Ärzte sowie Krankengymnastinnen blieben erstaunt stehen, als diese Patientin zum ersten Mal wieder im Sessel saß. Da kam von allen Seiten so viel Freude, dass mir das Schöne und Außergewöhnliche dieses Moments bewusst wurde. Ich nahm mir die Zeit, diesen Augenblick zu genießen und freute mich mit. Wann ist Ihnen so etwas zum letzten Mal passiert? Im Alltag rennt man oft über die kleinen erfreulichen Dinge hinweg und nimmt sie nicht wahr.

9.6   Selbstreflexion

Bestandsaufnahme

> Wie würden Sie Ihre Anteilnahme an Patienten oder Hilfsbedürftigen beschreiben?
>
> _____
>
> _____
>
> _____

Passt Ihre Beschreibung zu einem der vorgestellten Konzepte? Zu welchem?

_____

_____

_____

Versuchen Sie zu formulieren, nach welchen inneren Grundsätzen Sie bisher geholfen haben. Wie sind Ihre Vorstellungen hinsichtlich des Mitleids und der Empathie?

_____

_____

_____

Welche neuen Anregungen und Gedanken haben Ihnen die theoretischen Konzepte gegeben?

_____

_____

_____

Bewertung

Inwiefern entsprechen Ihre inneren Grundsätze Ihren persönlichen Fähigkeiten?

_____

_____

_____

Welche individuellen Grenzen bemerken Sie?

_____

_____

_____

Zwei Beispiele

- Es ist Wochenende, Spätschicht im Pflegeheim. Es kommen viele Angehörige, auch die von Frau M. Die Schwester sieht die Angehörigen kommen und sagt: »Guten Tag, Familie M. Ihre Mutter hat heute einen guten Tag. Sie hat ausreichend gegessen, und wir haben sie schon in den Sessel mobilisiert – gehen Sie ruhig hinein.«

- Der Patient Herr A. Hat gestern eine Hüft-TEP bekommen. Der Verlauf war komplikationslos, der Patient hat die Nacht schon auf der Normalstation verbracht. Morgens kommt der Pfleger vom Frühdienst ins Zimmer: »Guten Morgen, Herr A. Wie geht es Ihnen denn, haben Sie schlafen können? Haben Sie Schmerzen? Ich wollte Ihnen gleich beim Waschen helfen und das Bett machen.«

Was meinen Sie, wie fühlt sich die Schwester in Beispiel 1? Ist sie empathisch?

Was empfindet Ihrer Meinung nach der Pfleger aus Beipiel 2? Ist er empathisch?

Ich gebe Ihnen recht, die Fragestellung ist anhand der kurzen Beschreibungen nicht so einfach zu beantworten – und rein hypothetisch. Beide Pflegepersonen handeln korrekt und professionell. Höfliches, professionelles Pflegen hilft den Patienten und Betreuten auch schon sehr. Doch woran kann man nun erkennen, ob jemand empathisch ist? Da kommt es auf Kleinigkeiten an, die mitschwingen, der Tonfall, die Mimik, die Körpersprache, die Qualität von Berührungen usw.

Vielleicht beobachten Sie sich bei der Arbeit einmal selbst und versuchen, Ihr eigenes Verhalten einzuordnen.

Konkrete persönliche Bezüge zu den einzelnen Konzepten

Welche Gedanken aus dem Konzept der jüdischen und christlichen Perspektive sind für Sie besonders bedeutsam?

Welche Aspekte der Motivationstheorie sind für Sie von persönlichem Belang?

Welche Haltungen des personenzentrierten Ansatzes sind Ihnen wichtig?

_____

_____

_____

Was hat Ihnen an dem Konzept der Entwicklung besonders gefallen?

_____

_____

_____

Mitleid

Wie fühlt es sich an, wenn Sie Mitleid haben?

_____

_____

_____

In welchen Situationen verspüren Sie Mitleid besonders stark?

_____

_____

_____

Ich habe festgestellt, dass ich in bestimmten Situationen besonders anfällig für Mitleid bin und in anderen weniger. Ich leide besonders, wenn jungen Menschen eine Querschnittslähmung widerfährt, wenn Kindern etwas zustößt oder wenn Menschen einem langsamen körperlichen Verfall bei vollem Bewusstsein ausgesetzt sind. Durch das Wissen um meine starken Emotionen in diesen Situationen kann ich mich innerlich besser darauf einstellen. Ich kann meine Gefühle einordnen und bin ihnen dadurch nicht hilflos ausgeliefert. Sie ängstigen mich nicht mehr so stark, sodass ich sie weniger abwehren muss. Ich kann meine Emotionen besser annehmen.

Erinnern Sie sich an eine Begebenheit, in der Sie eindeutig Mitleid empfunden haben. Beschreiben Sie diese Situation und Ihre Gefühle genau.

_____

_____

_____

Identifizierung

Identifizierung ist ein Phänomen, das häufig auch im Alltag auftritt. Filme, Bücher, Geschichten und Freundschaften leben von ihr. Identifizierung verhilft zu einer Form des Verständnisses.

> **Welche Situation aus dem Arbeitsalltag fällt Ihnen ein, in der Sie jemanden aufgrund von Identifizierung in seiner Lage verstehen konnten?**
>
> _____
>
> _____
>
> _____

Bewertung Das Verständnis durch Identifizierung kann man unterstützen, indem man in seinem eigenen Leben nach Situationen sucht, die einen an die Lage des Gegenübers erinnern. Im Arbeitsalltag ist Identifizierung ein angemessenes Verhalten um die Situationen zu verstehen, in denen sich Patienten/Betreute befinden.

Einfühlsamkeit/Umfassung

> **Wie ist es, wenn Sie sich in jemanden einfühlen und neben dem Wissen um seine Gefühle auch deren tiefere Bedeutung erfassen und verstehen wollen?**
>
> _____
>
> _____
>
> _____
>
> **Gibt es Situationen, in denen Sie empathisch sein können? Welche?**
>
> _____
>
> _____
>
> _____

Ich habe festgestellt, dass ich nur dann Empathie aufbringen kann, wenn ich mein Gegenüber auch mag. Außerdem ist es für mich entscheidend, dass ich nicht unter Zeitdruck stehe und mich selbst gut fühle. Daher kann ich nur dann empathisch sein, wenn ich selbst ausgeglichen bin und wenn mich eigene private Probleme nicht zu stark in Anspruch nehmen. Durch dieses Wissen kann ich Empathie bewusster einsetzen. Ich verlange sie mir nicht in unpassenden Momenten ab, sondern gebe anderen Menschen dann, wenn ich etwas zu geben habe. Nur so kann ich zwischen echter Betroffenheit und einem zeitweiligen Hineinversetzen richtig unterscheiden und meine eigenen Grenzen wahren.

> **Mit welchen Reaktionen macht sich bei Ihnen Einfühlsamkeit bemerkbar?**
>
> _____
>
> _____
>
> _____

Wenn ich einfühlsam bin, nehme ich mir Zeit für ruhige Überlegungen. Ich stelle meinem Gesprächspartner offene Fragen, die signalisieren, dass ich an seinen weiteren Ausführungen interessiert bin. Gleichzeitig achte ich auf meine eigene Befindlichkeit, auf Reaktionen meines Körpers, die Anspannung signalisieren. Dadurch nehme ich meine Belastungsgrenze eher wahr. Ich versuche, die Reaktionen des anderen nicht persönlich zu nehmen. Mit dem Äußern von eigenen Erfahrungen halte ich mich zurück, um dem Gespräch keine bestimmte Richtung vorzugeben. Ich versuche zuzuhören, ohne den anderen zu unterbrechen.

Intuition

Diese Verständnisqualität ist besonders schwer zu erfassen und aufgrund seiner Spontaneität besonders schwer steuerbar. Am besten kann ein Beispiel diese Beziehungsqualität spiegeln.

> **Haben Sie jemals Intuition in Friedmans Sinn erlebt? Denken Sie auch an positive Beispiele. Beschreiben Sie die Situation.**
>
> _____
>
> _____
>
> _____

Intuition bedeutet eine unerklärbare Nähe zu einem anderen Menschen und setzt Offenheit hierfür voraus. Intuitive Begegnungen sind etwas ganz Besonderes und können nicht erzwungen werden. Da solche Begegnungen aber für beide Seiten eine Art Offenbarung bedeuten, sind sie in jedem Fall eine Bereicherung. Eine Gefahr bedeutet Intuition daher nicht, wenn sie sich ereignet, kann sie ruhig zugelassen werden.

9.7 Literatur

Decety, J./Moriguchi, Y.: The empathic brain and it`s dysfunction in psychiatric populations: implications for intervention across different clinical conditions. Biopsychosoc Med., 2007

Ernst, H.: Empathie: Die Kunst sich einzufühlen. In: Psychologie heute, 5/2001, 20–26

Friedman, M.: Der heilende Dialog in der Psychotherapie. Kapitel 17, Edition humanistische Psychologie, Köln 1987, 279–291

Heckhausen, H.: Motivation und Handeln. Springer Verlag, Berlin 1989, 279–304

Käppeli, S.: Mit-Leiden – eine vergessene Tradition der Pflege? In: Pflege, Verlag Hans Huber, 2001:14, 293–306

Krebs, D./Hesteren van, F.: The Developement of Altruism: Towards an integrative Model. In: Developement Review 14, 1994, 103–158

Rigolazzi, G./Sinigaglia, C.: Empathie und Spiegelneurone. Die biologische Basis des Mitgefühls. Suhrkamp, Frankfurt /M. 2008

Rogers, C. R./Schmidt, P. F.: Person-zentriert. Grundlagen von Theorie und Praxis. Edition Psychologie und Pädagogik, Matthias Grünewald-Verlag, Mainz 1991

Walter, N. T.: Die biologischen Grundlagen des menschlichen Sozialverhaltens. Die Neurobiologie der Empathie und des prosozialen Verhaltens und Evidenz einer molekulargenetischen Grundlage. Verlag Dr. Kovac, Hamburg 2014

10 Umgang mit schwierigen Gefühlslagen

Im Arbeitsalltag wird man mit den unterschiedlichsten Gefühlslagen der Patienten, der Betreuten, der Angehörigen und der Kollegen konfrontiert. Durch Krisensituationen sind Emotionen im Pflegealltag häufig stärker ausgeprägt und weniger kontrolliert als im privaten Alltag. Gegenstand

Die Thematik dieses Kapitels beschäftigt sich näher mit den Gefühlslagen Ärger, Scham, Aggressivität, Angst und Niedergeschlagenheit. Sie werden merken, dass sich diese Gefühle nicht immer klar voneinander abgrenzen lassen.

Gefühle sind ein Ausdruck des seelischen Zustands eines Mitmenschen. Dabei passiert es oft, dass einen die Gefühle anderer in der eigenen Stimmung beeinflussen. Jeder hat schon einmal erlebt, wie die schlechte Laune eines Einzelnen die ganze Stimmung verderben kann oder wie die Traurigkeit eines anderen Menschen einen selbst traurig macht. Dieses Kapitel soll dazu dienen, Ihnen diese Prozesse zu verdeutlichen. Die psychologischen Hintergründe der genannten Emotionen zu kennen verhilft dazu, ihrem Einfluss nicht tatenlos ausgesetzt zu sein. Ziel

So kann man die genannten Gefühlslagen von zwei Seiten aus betrachten: aus der Sicht desjenigen, der die Gefühle an einem anderen Menschen beobachtet und in ihren Einfluss gerät und aus der Sicht des Betroffenen.

Gerade in diesem Kapitel ist es wichtig, nicht alle angesprochenen Stimmungslagen schnell hintereinander zu bearbeiten. Nehmen Sie sich Zeit und lassen einen Abschnitt erst auf sich wirken, bevor Sie sich mit dem nächsten auseinander setzen. Anregung

10.1 Ärger

Ärger ist ein alltäglich präsentes Gefühl, das in jeglicher Hinsicht zu wenig Beachtung erfährt. Ärger ist so gewöhnlich, dass man ihn häufig nicht mehr bewusst wahrnimmt, bei sich selbst am allerwenigsten. Unbeachtet beeinflusst Ärger unser Verhalten, mischt sich in die Gestaltung zwischenmenschlicher Beziehungen ein und greift um sich. Und – zu viel Ärger kostet zu viel Kraft im Arbeitsalltag. Das allein ist Grund genug, dieses Gefühl näher zu betrachten, wie es Weber (Weber 1994) in ihrem Buch getan hat, auf das ich mich in diesem Abschnitt hauptsächlich beziehe. Allgemeines

Was ist Ärger und wodurch wird er ausgelöst?

Das Gefühl von Ärger geht mit Erregung, Aktivierung, Anspannung, Gereiztheit und Alarmbereitschaft einher. Eine Vielzahl von Situationen kann Ärger hervorrufen. Es können Geschehnisse sein, die mit anderen Menschen zu tun haben oder mit Gegenständen oder Abläufen im Alltag, die man auch als Sachtücke bezeichnen kann.

> *Hinweis:* Ärger wird allgemein durch die Bewertung ausgelöst, dass irgendetwas den eigenen Bedürfnissen zuwiderläuft. Sind andere Menschen in die Situation verwickelt, entsteht Ärger durch die Annahme, dass andere durch ihr Verhalten an dem eigenen Zustand schuld sind. Wenn allgemeine soziale Regeln und Normen verletzt werden, reagiert man ärgerlich. Auf das Gefühl von Ärger folgt ein Handlungsimpuls, der dazu dient, die auslösende Situation zu gestalten, mit welchen Mitteln auch immer.

Regulierungsfunktion von Ärger

Dadurch bekommt der Ärger eine deutliche Funktion, nämlich die sozialen Beziehungen zu regulieren und die sozialen Normen aufrechtzuerhalten. Im Ärger empfinden wir einen Konflikt zwischen dem Bedürfnis, unsere Rechte durchsetzen zu wollen, und der Prämisse, dabei nicht aggressiv werden zu dürfen. Viele kleine Regeln lagern sich an die Rolle des Ärgers an, wie Regeln über den gesellschaftsfähigen Ausdruck oder über Situationen, in denen Ärger angebracht oder unangebracht ist. So bekommt man z. B. leicht ein schlechtes Gewissen, wenn man sich über kleine Kinder oder ältere Menschen oder im Allgemeinen über Hilfsbedürftige ärgert, während es normalerweise eher als angebracht angesehen wird, wenn man sich in einem Restaurant über schlechtes Essen ärgert. Ärger ist also ein Ausdruck von Unwillen, ein Mittel um Mitmenschen etwas mitzuteilen.

Ärger/Aggression

Ärger wird häufig mit der Entstehung von Aggression und Gewalt zusammengebracht, auf die ich in einem späteren Abschnitt noch zurückkommen werde. Forschungen haben ergeben, dass körperliche Gewalt aber ebenfalls durch Frustration oder durch Angst auftreten kann.

Ärger muss nicht zwangsläufig in eine aggressive Handlung münden, aber dies kann passieren. Als auslösender Faktor für Aggression wird hierbei die allgemeine Bedrohung des Selbstwertgefühls betrachtet.

Worüber ärgert man sich eigentlich?

Es vergeht kaum ein Tag, an dem wir uns nicht über irgendetwas ärgern oder wir an anderen Menschen Ärger bemerken.

Hinweis: Im Allgemeinen ärgern sich Menschen über alle Situationen, in denen sie sich angegriffen fühlen. Dazu gehören physische Attacken und verbale Angriffe wie Drohungen, Kritik, Beleidigungen, Herabwürdigung, Nörgeln, Besserwissen, Hänseln, Mobbing, Ignoranz und Flüche. Weitere Ärgernisse sind unangenehme Reize wie Gerüche, Geräusche, Manieren und Gewohnheiten von anderen, Ungerechtigkeiten oder Hindernisse auf dem eigenen Handlungsweg.

In allen diesen Beispielen wird anderen die Absicht unterstellt, einem auf irgendeine Weise schaden zu wollen. Besonders ärgert man sich, wenn absichtliche Provokationen stattfinden, wenn die Situation hätte vermieden werden können und wenn die Gründe für das Verhalten anderer inakzeptabel sind. Diese Einschätzungen sind natürlich individuell und von der eigenen Befindlichkeit abhängig. Es gibt Tage, da kann man sich einfach über alles ärgern, man sucht förmlich nach Gründen dafür. Somit kann prinzipiell jede Situation Ärger auslösen.

Jede Situation kann Ärger auslösen

Der Systematik halber kann man Situationen, die Ärger auslösen, in übergeordnete Kategorien eingruppieren, wie es Hall schon 1899 (Hall 1899 in Weber 1994) tat:

- Spontaner Ärger: impulsive Ausbrüche ohne offensichtlichen Grund, Nichtigkeiten als Auslöser,
- Ärger durch Antipathien: Ärger aufgrund von Äußerlichkeiten anderer Menschen beruhend auf deren Gestik, Mimik, Manieren, Gewohnheiten oder Kleidung,
- Ärger durch Beschneidung von Freiheiten oder Ausübung von Macht durch andere,
- Ärger durch Vereitelung einer zweckgerichteten Handlung,
- Ärger aufgrund von Widerspruch,
- Ärger durch Verletzung der Persönlichkeitssphäre,
- Ärger durch Verletzung des persönlichen Stolzes oder des Selbstwertgefühls,
- Ärger durch Ungerechtigkeit,
- Ärger aufgrund persönlicher Schwächen, Vorerfahrungen und Empfindlichkeiten,
- Ärger durch Eifersucht,
- Ärger aufgrund von Grenzverletzungen und zu großer Intimität.

Übergeordnete Kategorien

Anhand dieser Situationsklassen von Ärger kann sich jeder Leser sicher diverse Situationen vorstellen, aufgrund derer sich hilfsbedürftige Menschen im Krankenhaus oder im Heim ärgern könnten.

Durch den Ärger von Patienten erfahren wir über ihr Unwohlsein, das durch die Situation an sich oder durch eine Pflegetätigkeit ausgelöst wird. Ebenso verspüren wir selbst häufig Ärger über das Verhalten von Patienten

Ärger von Patienten/ Betreuten

und Kollegen oder über Sachtücken, durch den wir unsere eigene Unzufriedenheit mitteilen.

Wie reagieren Menschen auf eigenen Ärger?

Verschiedene Reaktionsmuster

Jeder wird folgende Typologien aus dem Alltagsleben kennen: der Choleriker (der seinen Ärger übermäßig auslebt), der Sanftmütige (der sich beherrscht und nur den Tonfall leicht verändert), der Souveräne (der klar auf die Einhaltung von Regeln pocht), der stille Brüter (der verbissen seinen Ärger konserviert), der Rächer (der eiskalt auf eine Gelegenheit zur Vergeltung wartet), der Sportler (der wortlos in die Laufschuhe steigt und verschwindet) oder der Beleidigte (der es schafft, tagelang imaginäre Punkte neben einem anzustarren).

Der Ärger der verschiedenen Typen ist äußerlich spürbar. Tatsächlich gibt es aber auch Ärger, der nicht nach außen dringt, sondern hinuntergeschluckt wird.

> *Impuls:* Die Reaktion auf Ärger unterliegt in unterschiedlichem Ausmaß der eigenen Kontrolle, je nachdem inwieweit soziale Werte und Normen verinnerlicht worden sind.

Motorisch-körperliche/ verbale Reaktionen

Die spontansten, unkontrolliertesten Reaktionen auf Ärger sind hauptsächlich motorisch-körperlich. Sehr häufig ist diese Form der Ärgerreaktion bei Kindern zu sehen, sie kommt aber auch bei Erwachsenen vor. Ausdrucksformen sind schreien, weinen, lärmen, grimassieren, spucken, kratzen, beißen, treten, nach Gegenständen schlagen und mit Gegenständen werfen.

Wird der Ärger kontrolliert, kommt es eher zu verbalen Attacken und destruktiven Gedanken. Es wird zu subtileren Mitteln gegriffen, um seinen Ärger loszuwerden, wie das Anschwärzen anderer, den Ärger allgemein an Dritten auslassen oder jemanden indirekt verletzen zu wollen.

Je mehr man sich selbst im Griff hat, umso mehr wird die Situation rationalisiert. Dann sind Reaktionen möglich, wie bewusst freundlich zu bleiben, sich zu beruhigen oder sich mit der involvierten Person auszusprechen.

Wie kann man mit Ärger umgehen?

Ärger gehört zum Alltag wie andere Gefühle auch. Daher kann das Ziel nicht sein, den Ärger wegzurationalisieren oder zu unterdrücken. Aber man kann ihn auf verschiedene Weisen schneller loswerden.

Zunächst kann man Reaktionen unterscheiden, die allgemein friedfertig sind und die Schaden zufügen. Schaden kann man hierbei auch sich selbst zufügen, indem man in Selbstmitleid verfällt.

Das Engagement, mit dem man auf Ärger reagiert, kann verschiedene Formen annehmen:

- Offenes Austragen des Ärgers

Die Überschrift beschreibt diese Art der Reaktion bereits. Dem Gegenüber wird offen und direkt mitgeteilt, was einen geärgert hat. Das kann anhand eines Angriffs (verbal mittels scharfem Tonfall oder körperlich) geschehen. Die friedfertige Variante ist die ruhige, sachliche Aussprache mit dem anderen und die Bemühung, ein beiderseitiges Einverständnis zu erwirken.

- Verschieben des Ärgers auf Dritte

Dieser Abwehrmechanismus funktioniert, indem der Ärger zwar offen ausgetragen, aber die ärgerauslösende Person nicht miteinbezogen wird. Der Ärger wird an Dritten, häufig an schwächeren Personen, ausgelassen, um eine direkte Konfrontation zu vermeiden. Eine solche Verschiebung kann auch praktiziert werden, indem man der ärgerauslösenden Person die Aufmerksamkeit entzieht, Gerüchte verbreitet oder Intrigen anzettelt. Die friedfertige Variante dieser Reaktion sind problembezogene Gespräche mit Dritten oder das Sich-Ausheulen bei Freunden. Es kann auch sein, dass man ärgererregende äußere Umstände versucht zu verändern oder seine Erregung in gesteigerter Aktivität auslebt.

- Inneres Auseinandersetzen mit dem Vorfall

Diese Form ist die gedankliche Aufarbeitung des Geschehnisses. Man kann andere Personen in Gedanken abwerten, verfluchen oder Rachepläne ersinnen. Man kann sich selbst beschuldigen und sich Vorwürfe machen. Friedfertig kann dieses Engagement sein, wenn man in einen inneren Dialog mit sich selbst tritt, wenn man versucht, die Situation auch aus einer anderen Perspektive zu beleuchten, wenn man die Situation hinnimmt und akzeptiert oder wenn man Tagträume aufkommen lässt. Am Ende einer solchen inneren Auseinandersetzung steht das Verzeihen.

- Keine weitere Auseinandersetzung mit dem Vorfall

Hierbei lässt man sich von vornherein nicht auf weitere Auseinandersetzungen mit der Situation ein. Das kann unterstützt werden, indem man den Vorfall verharmlost und bagatellisiert. Dabei kann es sein, dass sich ungute Gefühle trotzdem niederschlagen, indem man Depressionen bekommt oder sich selbstschädigend verhält (z. B. durch riskantes Autofahren oder ungesunde Konsumgewohnheiten). Friedfertig kann sich diese Form des Engagements in einer abwartenden Haltung oder in einer positiven Umdeutung des Vorfalls äußern.

Wozu dient Ärger?

Soziale Funktion

Wie schon oben erwähnt, erfüllt Ärger eine soziale Funktion. Er korrigiert Fehlverhalten und ahndet Regelverstöße. Wenn immer dieselbe Pflegekraft in der Pause zur Klingel geht, hat der darauf folgende Ärger eine regulierende Funktion.

Gestalterische Funktion

Eine weitere Funktion kann sich an eine Ärgersituation anschließen, indem der Ärger für eigene Zwecke ausgenutzt wird. Fühlt sich der andere schuldig, da man selbst besonders zornig oder ärgerlich reagiert, ist er eventuell bereit, sein Fehlverhalten wieder gut zu machen. Diese Bereitschaft kann leicht für eigene Zwecke ausgenutzt oder von vornherein berechnend angewendet werden. Durch solches Verhalten möchte man jemanden dazu bringen, etwas Bestimmtes für einen zu tun. Somit hat Ärger auch die Funktion, Beziehungen zu gestalten. Ärger kann dazu benutzt werden, die eigene Autorität zu bestätigen, sich für etwas zu rächen, jemanden nach den eigenen Wünschen zu verändern, Beziehungen zu bestärken, Abneigung zu zeigen oder Beziehungen zu beenden. Man kann also den Ärger dazu einsetzen, seine eigenen Ziele zu erreichen.

Stressabbau

Ärger hat auch die Funktion, Stress abzubauen. Meistens wird es als Erleichterung empfunden, seinem Ärger über irgendetwas Luft zu machen.

Schützende Funktion

Ärger kann dazu dienen, das Selbstbild zu unterstützen. Die eigene Verletzlichkeit kann durch Ärger überspielt werden. Ärger verleiht einem ein Gefühl von Macht und Kontrolle über andere. Das verhilft einem dazu, seine Rechte einzufordern und sich zu behaupten. Außerdem rüttelt Ärger einen auf und kann problemlösendes Verhalten in Gang bringen. Durch Ärger verfolgt man das Ziel, seinen Stolz und sein Selbstwertgefühl zu schützen.

Kontrollfunktion

Ärger bewirkt, dass man das dringende Bedürfnis hat, die ärgerauslösende Situation zu verändern. Dadurch erlangt man Kontrolle über das Geschehen.

Bewältigung von Ärger

Hinweis: Es kann nicht das Ziel sein, den Alltagsärger »wegzubewältigen«, dazu sind seine Funktionen zu wichtig. Mit Bewältigung ist vielmehr gemeint, wie man mit ihm zu seinem eigenen Besten umgehen kann. Anzumerken ist die Tatsache, dass unseren Bewältigungsformen soziale Regeln auferlegt sind. Es gibt Gefühlsregeln, die einem nahe legen, in welchen Situationen man überhaupt Ärger empfinden sollte. Diese Regeln hat man im Laufe des Lebens durch das soziale Zusammensein mit anderen Menschen verinnerlicht. Bewältigungsregeln grenzen die Reaktionen auf Ärger moralisch ein. So wird es z.B. verurteilt, seinen Ärger an Schwächeren auszulassen, seine Vorgesetzten anzuschreien oder aus einer fachlichen Auseinandersetzung einfach wegzulaufen. Im Volksmund sind etliche Bewältigungsregeln verbreitet,

206

so die Regel, erst einmal bis zehn zählen, bevor man seinem Ärger Luft macht, abwarten und Tee trinken, tief Luft zu holen usw.

Zunächst kann man darauf hinarbeiten, das unangenehme Gefühl, das den Ärger ausmacht, zu reduzieren. Ebenso kann es aber auch sein, dass man darauf hinarbeitet, seine Ärgergefühle zu intensivieren. Wir alle kennen Menschen, die sich richtig in ihren Ärger hineinsteigern können. Manche Menschen brauchen diese Intensität des Ärgers, um etwas an der Situation verändern zu können.

Allgemeines

Bewältigung wird in der Umgangssprache allgemein dafür verwendet, wenn eine Sache mit Erfolg abgeschlossen werden konnte. Damit verbindet sich die Vorstellung, dass etwas überwunden und gemeistert worden ist. Wie schon im Kapitel über Stressbewältigung nachzuvollziehen war, beinhaltet der psychologische Begriff der Bewältigung aber jegliche Reaktionsformen, die dazu dienen sollen, Erleichterung zu verschaffen, gleichgültig ob sie zum Erfolg führen oder nicht. Bewältigungshandeln verläuft in der Regel automatisch, unsere Reaktionsmuster werden uns nur selten bewusst. Die Bewältigung von Ärger kann sich auf verschiedene Ziele richten, die mit den o. g. Funktionen von Ärger eng zusammen hängen:

Begriffsklärung

- Regulation von Gefühlen (Abbau von unangenehmen Spannungen, Unterdrückung von Gefühlen, Überspielen von Gefühlen, Ausdruck von Gefühlen)
- Veränderung von Situationen (Eingreifen in Situationen, Kontrollgewinn, Anpassung)
- Regulation des Selbstwertgefühls (Aufbau von Selbstsicherheit)
- Beziehungsregulation (Mitteilung von Ärger, Bewahrung eigener Grenzen)

Ziele der Bewältigung von Ärger

Je nachdem welches Ziel ich maßgeblich verfolge, bewältige ich den Ärger unterschiedlich. Die Beurteilung, in welcher Hinsicht die Ärgerbewältigung gewinnbringend ist, erfolgt unter verschiedenen Gesichtspunkten. Die Bewältigung kann gewinnbringend sein, wenn sie einem zur Aufrechterhaltung der körperlichen Gesundheit dient (z. B. Senkung des Blutdrucks). Ebenso gewinnbringend kann Ärgerbewältigung sein, wenn sie zu sozial verträglichem Verhalten führt und mich mit meinen sozialen Beziehungen zufrieden macht. Das Gefühl des eigenen Wohlbefindens kann ein weiteres Kriterium dafür sein, den Ärger positiv bewältigt zu haben.

Gewinnbringende Bewältigung

Als besonders gewinnbringend im Umgang mit Ärger werden verschiedene Möglichkeiten angesehen:

1. Entspannung dient dem Erregungsabbau und ermöglicht die Kontrolle von Impulsen.
2. Ärgerreduzierende, wohlwollende Gedanken ermöglichen eine sachorientierte Wahrnehmung der Situation und schaffen Distanz.

Strategien zur Bewältigung von Ärger

207

3. Nichtaggressive und problemlösende Verhaltensformen sind dem sozialen Zusammenleben besonders zuträglich.

4. Ein offener Ausdruck von Gefühlen (im gesellschaftlichen Rahmen) vermindert die Erregung.

5. Kontrolle von Affekten durch ruhiges Abwarten zeigt Achtung vor anderen, da ihrem Dasein Wertschätzung entgegengebracht wird. Diese Haltung schafft gute Voraussetzungen für problemlösende Gespräche, da auf der anderen Seite keine Abwehrmechanismen hervorgerufen werden.

6. Selbstreflexion in Bezug auf die Angemessenheit des eigenen Ärgers, Wahrnehmung der eigenen Gefühle ermöglichen sachlichere Bewertungen der Situation. Ist der Ärger gerechtfertigt, da gegen Regeln verstoßen wurde, ist es geboten, dem Ärger Ausdruck zu verleihen. Ist er nicht gerechtfertigt, sollte der Ausdruck gemildert werden.

7. Gelassenheit im Umgang mit Provokationen erleichtert das Entspannen und erhöht die Möglichkeit, das Problem in ruhiger Stimmung anzusprechen. Diese Gelassenheit kann durch innere Dialoge unterstützt werden, was auch Selbstinstruktion genannt wird.

8. Umdeuten von Situationen, die Ärger auslösen in solche, die vielleicht eher Komik oder Belustigung hervorrufen.

9. Abstand nehmen von vorgeformten Gedankengebäuden. Wenn ich mich z. B. darüber ärgere, dass die Betten zu einer bestimmten Uhrzeit gemacht sein müssen, ärgere ich mich, wenn man es nicht schafft. Gehe ich aber von vornherein davon aus, dass etwas dazwischen kommen kann, muss ich mich in diesem Falle nicht ärgern. Wenn ich prinzipiell Dankbarkeit und Höflichkeit von Patienten/Betreuten erwarte, ärgere ich mich, wenn diese Erwartung enttäuscht wird. Gehe ich aber nicht von dieser Erwartung aus, ärgere ich mich auch nicht, wenn sie nicht eintritt.

10. Ablenkung von der ärgerauslösenden Situation, indem man etwas anderes tut oder an etwas anderes denkt.

11. Aktives Verändern der Situation.

12. Beherrschte Formen des Ausdrucks.

13. Sachbezogene Gespräche mit Dritten.

14. Analysieren von Situationen.

15. Sich in die Lage des Gegenübers hineindenken.

Sowohl Strategien zur Vermeidung (1, 2, 5, 7, 10, 12, 15) als auch Strategien des Engagements (3, 4, 6, 8, 9, 11, 13, 14) können demnach effektive Mittel zur Ärgerbewältigung sein.

Als nichtgewinnbringend werden folgende Reaktionen bei Ärger angesehen:

Ungünstige Reaktionen
- Körperliche und verbale Angriffe
- Angriffe gegen Dritte
- Selbstvorwürfe und Selbstmitleid
- Abwertung des Gegenübers

- Unterdrücken des Ärgers
- Passivität

Was geschieht nach dem Ärger?

Wenn der Ärger abklingt, kommt es vor, dass man über die Episode nachdenkt oder sie schlichtweg vergisst. Denkt man noch darüber nach, wird sie neu bewertet. Im Falle einer positiven Neubewertung kommen einem Gedanken wie: »Er hat es nicht so gemeint«, »Es war sowieso nicht so wichtig«, »Ich war auch Schuld«, »Ist mir eigentlich egal« oder »Eigentlich war es komisch«. Durch diese Gedanken werden Gefühle des Unwohlseins abgeschwächt. Negative Bewertungen führen oft dazu, dass der Ärger konserviert wird, dass man sich in ihn hineinsteigert und dass man auch in der Zukunft mit den ärgerauslösenden Personen distanziert oder streitanfällig umgeht.

Positive/negative Bewertung

Nach einer Situation, in der man starke Gefühlsausbrüche gezeigt hat, kann es sein, dass man sich erniedrigt und gedemütigt fühlt, da man ein unvorteilhaftes Bild von sich offenbart hat. Man hat gezeigt, dass man keine Kontrolle über sich hatte, dass einem andere Reaktionsmöglichkeiten nicht zur Verfügung standen, dass man niedere Instinkte hatte usw. Ist diese Reaktion sehr stark, kommt es zu Wiedergutmachungsangeboten, wie Entschuldigungen, dem Bitten um Versöhnung oder gar einer Opferrolle, in der man sich dem anderen wehrlos anbietet.

Versöhnungsangebote

Ebenso kann es sein, dass man eine gehobene Stimmung hat, da man seine Verhaltensweise als gerechtfertigt ansehen kann. Starke Vitalität ist ein Ergebnis dieses Gefühls. Vielleicht hat man eine Ungerechtigkeit verhindert oder Verständnis gezeigt. Das erfüllt einen dann mit Zuversicht.

Hochstimmung

Es kann sich auch eine Art Ignoranz bemerkbar machen, indem man kommentarlos über das Geschehene hinweggeht und auch nicht den anderen um Entschuldigung bittet.

Ignoranz

Eine andere Verhaltensweise ist es, das Geschehen hinterher ins Lächerliche zu ziehen, obwohl es einem vorher sogar sehr ernst gewesen ist.

Zum Abschluss dieses Abschnitts möchte ich darauf hinweisen, dass die aufgezeigten Aspekte des Gefühls »Ärger« sowohl uns selbst als auch unsere Mitmenschen betreffen. Die theoretischen Hintergründe können es erleichtern, unseren eigenen Ärger wahrzunehmen und zu bewältigen und den Ärger von Patienten, Betreuten, Kollegen, Angehörigen besser zu verstehen und einzuordnen. Ärger steckt an. Durch das Wissen um die Hintergründe dieser Emotion kann man den Abstand besser wahren.

Fazit

Umgang mit dem Ärger von anderen

Ärger verbreitet eine schlechte Stimmung. Er hat die Eigenschaft auch zunächst Unbeteiligte zu ergreifen. Es gibt aber auch die Möglichkeit, sich von dem Ärger anderer zu distanzieren, um nicht selbst schlechte Laune zu bekommen.

Umsichgreifen von Ärger

Verbalisieren des Prozesses

Eine Möglichkeit ist es, sich dagegen zu verwahren, als dritte Person zur Zielscheibe des Ärgers anderer zu werden. Wenn man eine solche Dynamik rechtzeitig bemerkt, kann man diesen Prozess in Worte fassen und z. B. sagen: »Ich möchte nicht, dass du deinen Ärger an mir auslässt, ich habe damit gar nichts zu tun«. Man kann sein Gegenüber auch bitten zu schweigen, statt abfällige Bemerkungen über andere zu machen. Weiterhin kann man sich sprachlich distanzieren, in dem man z. B. sagt: »Ich kann Ihren Ärger verstehen, aber ich kann daran im Moment leider nichts ändern«. Ebenso kann man versuchen, den ablaufenden Prozess in Worte zu fassen und ihn dadurch zu stoppen. In einem solchen Fall könnte man sagen: »Wenn Sie Ihrem Ärger in dieser Form Luft machen, bekomme ich auch noch schlechte Laune. Eigentlich möchte ich viel lieber meine gute Stimmung behalten. Vielleicht kann ich Ihnen davon dann etwas abgeben«. Auch humorvolle Anspielungen auf die Stimmungslage erfüllen manchmal den Zweck, den Teufelskreis zu durchbrechen. So könnte man beispielsweise mit den Kollegen scherzen: »Komm, ich helfe dir, damit es bei dir heute nicht noch Sauertopf zum Mittagessen gibt!« und ihnen wohlwollend unter die Arme greifen.

10.1.1 Selbstreflexion

Ärger

Beobachten Sie sich in den nächsten paar Tagen einmal. Wann ärgern Sie sich? Übertragen sie Ihre Notizen.

_____

_____

_____

Welche der von Ihnen genannten Situationen hat Sie besonders stark geärgert? Beschreiben Sie diese genauer.

_____

_____

_____

Analysieren Sie diese Situation anhand der nachfolgenden Fragen:

Handelte es sich um eine zwischenmenschliche Situation oder um eine sachtückische Situation?

_____

_____

_____

Was war der Auslöser für Ihren Ärger?

_____

_____

_____

Wie haben Sie reagiert und gehandelt?

_____

_____

_____

Wie haben Sie sich in der Situation gefühlt?

_____

_____

_____

In welche der oben beschriebenen Ärgerreaktionen können Sie Ihr Verhalten einordnen?

_____

_____

_____

Versuchen Sie zu beschreiben, welchen Zweck, welche Funktion Ihr Ärger erfüllen sollte.

_____

_____

_____

Inwiefern hat Ihr Ärger diese Funktion erfüllt?

_____

_____

_____

Hat Ihr Verhalten etwas dazu beigetragen, dass sich an der Situation etwas änderte?

_____

_____

_____

Inwieweit halten Sie Ihren Ärger für gerechtfertigt?

_____

_____

_____

Inwiefern haben andere unter Ihrem Verhalten gelitten?

_____

_____

_____

Wie haben Sie sich hinterher gefühlt?

_____

_____

_____

War der Vorfall Ihrer Meinung nach beabsichtigt, gerechtfertigt, ungerechtfertigt, vermeidbar oder unvermeidbar? Warum?

_____

_____

_____

Welche anderen Möglichkeiten können Sie sich vorstellen, auf eine solche Situation zu reagieren?

_____

_____

_____

Eine solche Analyse des eigenen Verhaltens dient nicht dazu, es zu bewerten. Ärgerreaktionen sind wichtig, wenn sie die Funktion haben, die eigenen Grenzen aufrechtzuerhalten, das Selbstwertgefühl zu schützen oder soziale Regeln zu vertreten. Durch diese Form der Analyse kann man sein eigenes Verhalten besser verstehen, und wenn der Ärger einem zu viel Kraft raubt, versuchen, die Funktion des Ärgers durch andere Verhaltensweisen zu ersetzen, z. B. Probleme und Erwartungen offen anzusprechen.

Bewertung

Kreuzen Sie nun an, in welchen Situationen Sie sich wenig, mittel oder stark ärgern.

Frustrationen	wenig	mittel	stark
Ein Patient leistet beim Blutdruckmessen starken Widerstand.	☐	☐	☐
Während Sie eine Patientin füttern, stört die Zimmergenossin häufig und möchte ebenfalls Aufmerksamkeit bekommen.	☐	☐	☐
Sie waren bereit, für einen Kollegen wegen einer privaten Feier einzuspringen. Er bedankt sich dafür nicht.	☐	☐	☐
Sie betten einen Patienten mit einer Kollegin. Ein schwerer Patient hilft beim Drehen nicht mit, sondern stemmt sich dagegen.	☐	☐	☐
Sie hören einen Patienten mit dem Stethoskop ab. Der Patient redet lautstark, sodass Sie nichts hören können.	☐	☐	☐
Es ist Wochenende. Sie haben eine Heimbewohnerin besonders ordentlich zurechtgemacht und gekämmt, da sie Besuch erwartet. Die Dame ist Ihnen gegenüber aber unfreundlich.	☐	☐	☐

Frustrationen lösen Ärger aus, wenn das Gegenüber aktiven oder passiven Widerstand bei eigenen Aktionen leistet. Ebenso geschieht es, wenn gestört wird oder wenn Belohnungen verweigert oder entzogen werden.

Angriffe	wenig	mittel	stark
Ein Patient zerrt Sie am Kittel, als Sie das Zimmer verlassen wollen.	☐	☐	☐
Angehörige reden in Ihrem Beisein über die schlechte Qualität der Pflege, ohne Sie direkt anzusprechen.	☐	☐	☐
Sie haben eine neue Stationsleitung. Vorher waren Sie selbstständiges Arbeiten gewöhnt, nun müssen Sie wegen jeder Kleinigkeit nachfragen und Rechenschaft ablegen.	☐	☐	☐
Ein älterer Heimbewohner fragt Sie, ob Sie in einer glücklichen Beziehung leben.	☐	☐	☐
Eine Patientin verschüttet mutwillig Ihren Tee. Die Hälfte davon landet auf Ihrem Kittel.	☐	☐	☐
Eine Kollegin behauptet, dass Sie nicht steril arbeiten könnten.	☐	☐	☐
Ein Kollege beobachtet Ihre Tätigkeiten genau und übt Kritik, wo er nur kann.	☐	☐	☐
Ein älterer Herr möchte unbedingt Ihre Privatadresse haben, um Sie zu besuchen.	☐	☐	☐

Angriffe verärgern einen, wenn der eigene Besitz angegriffen oder geschädigt wird. Wenn der Selbstwert, der Stolz oder die Würde angegriffen werden, führt das ebenso zu Ärger. Auch wenn die eigene Autonomie beschnitten wird, reagiert man ärgerlich. Werden die Grenzen der Privatsphäre nicht respektiert und überschritten, kommt es auch zu Ärger.

Regelverstöße	wenig	mittel	stark
Eine ältere betreute Frau isst grundsätzlich mit den Fingern und schlürft lautstark.	☐	☐	☐
Ein desorientierter junger Mann entblößt sich ständig, wenn Sie das Zimmer betreten.	☐	☐	☐

	wenig	mittel	stark
Ein befreundeter Kollege schwärzt Sie bei Ihrer Stationsleitung wegen einer Nichtigkeit an.	☐	☐	☐
Sie brauchen Hilfe beim Betten. Eine Kollegin, die versprach gleich zu helfen, lässt Sie sehr lange warten.	☐	☐	☐
Sie begrüßen Ihre Patienten und Kollegen freundlich. Als Antwort hören sie nur ein Grummeln.	☐	☐	☐
Sie beginnen eine Ganzkörperwäsche gewöhnlich mit der Gesichtspflege. Ein Patient möchte unbedingt zuletzt das Gesicht gewaschen bekommen.	☐	☐	☐
Eine Kollegin bekommt alle Dienstplanwünsche erfüllt, während Ihnen kein Wunsch gewährt wird.	☐	☐	☐

Regelverstöße verärgern, wenn allgemeine Regeln verletzt werden. Ebenso ärgert es einen, wenn Abmachungen nicht eingehalten werden, die mit einem anderen Menschen getroffen wurden.

Jeder Mensch hat ganz eigene persönliche Regeln. Wenn diese, sei es auch unwillentlich, verletzt werden, kommt es zu Ärger.

Unangenehme (aversive) Reize

	wenig	mittel	stark
Ein Patient hat starke Blähungen. Bei einer Pflegemaßnahme sind Sie unangenehmen Gerüchen ausgesetzt.	☐	☐	☐
Eine ältere Heimbewohnerin trägt Kleidung, die Ihnen überhaupt nicht gefällt.	☐	☐	☐
Eine eiternde Wunde verheilt nicht, sie wird größer und größer.	☐	☐	☐
Ein Heimbewohner hört ständig viel zu laut Radio.	☐	☐	☐
Ein Heimbewohner klappert häufig mit seiner Zahnprothese.	☐	☐	☐
Eine Patientin redet auf Sie ein, sobald Sie das Zimmer betreten.	☐	☐	☐

Äußere Merkmale, Eigenschaften und Gewohnheiten von anderen können Quellen von Ärgergefühlen sein.

215

Sachtücken	wenig	mittel	stark
Sie haben endlich Frühstückspause, aber die Kaffeemaschine ist kaputt.	☐	☐	☐
Sie müssen Infusionen vorbereiten. Die Flüssigkeit läuft nicht in das System. Erst beim vierten Versuch stellen Sie einen Fabrikationsfehler fest.	☐	☐	☐
Bei einem Patientenbett lässt sich das Kopfteil nicht verstellen.	☐	☐	☐
Der Patienten-Lifter funktioniert nicht, Sie müssen auf Ihre Körperkraft zurückgreifen.	☐	☐	☐

Sachtücken verärgern einen, wenn sie dem eigentlich geplanten Handeln entgegenstehen. Dabei kommt es auf die tägliche Verfassung an, an manchen Tagen können einen die Sachtücken zur Verzweiflung treiben, während man an anderen Tagen ganz gelassen bleiben kann.

Gibt es in obigem Fragebogen einen Umstand, bei dem Sie besonders stark mit Ärger reagieren? Überprüfen Sie Ihre Antworten daraufhin.

Bewertung/Anregung

Ist dies der Fall, so zeigt Ihnen das Ergebnis einen Bereich, in dem Sie besonders empfindlich sind. Darauf können Sie in Zukunft Ihr Augenmerk legen und auf Ihre eigenen starken Gefühle in ähnlichen Situationen gefasst sein. Sie können auch versuchen herauszufinden, warum Sie gerade in diesem Bereich so empfindlich sind. Im Laufe der Zeit kann Ihnen dann ein bewussterer Umgang in diesen Situationen gelingen.

Wie reagieren Sie, wenn sich andere über etwas ärgern? Kreuzen Sie an, was für Sie zutrifft.

1. Sie bekommen schlechte Laune.
2. Sie ärgern sich auch.
3. Sie versuchen den Ärger zu beschwichtigen.
4. Sie gehen zu jemandem, der unbeteiligt ist und ziehen über den sich Ärgernden her.
5. Sie versuchen den Ärger des anderen durch Sachargumente zu zerstreuen.
6. Sie fühlen sich für den Ärger des anderen verantwortlich.
7. Sie suchen das Weite.
8. Sie distanzieren sich und sagen sich, dass Sie der Ärger nichts angeht.
9. Sie werden zornig.

10. Sie werden in Ihren Handlungen fahrig und gröber.
11. Sie ziehen sich innerlich zurück.
12. Sie versuchen die Lage durch Humor zu entschärfen.
13. Sie versuchen zu trösten und bestätigen den anderen in seinem Ärger.
14. Sie beschuldigen denjenigen, der den Ärger verbreitet.
15. Sie lenken von der Situation ab.

Sonstiges:_____

Tut Ihnen Ihr Verhalten in solchen Situationen gut oder befinden Sie anderes Verhalten für sinnvoller?

Der Sinn dieser Übung liegt darin, die eigenen Verhaltensmuster zu hinterfragen. Kommen Sie zu der Annahme, dass Ihnen Ihr Verhalten nicht gut tut, versuchen Sie in ähnlichen Situationen einmal ganz bewusst anders zu reagieren. Prüfen Sie, ob es Ihnen dann besser geht.

Bewertung

Welche Äußerungen fallen Ihnen ein, mit denen Sie sich von dem Ärger anderer distanzieren könnten?

_____

_____

_____

Gibt es eine Situation, in der Ihnen Ihr Ärger so richtig gut getan hat? Welche?

_____

_____

_____

10.2 Scham

»Und sie nahm von der Frucht und aß und gab ihrem Mann, der bei ihr war, auch davon, und er aß. Da wurden ihnen beiden die Augen aufgetan, und sie wurden gewahr, dass sie nackt waren.«

1. Buch Mose, 3.6, 3.7

Der Bibel zufolge entstand das Gefühl der Scham durch den Sündenfall. Die Erkenntnis der eigenen Nacktheit im Zusammenhang mit verbotenem Verhalten führte zu dem Impuls, sich verstecken zu wollen. Aber warum tritt es auf, wie äußert es sich, und wie kann man damit umgehen? Gerade im Pflegealltag sind dies wichtige Fragestellungen.

Was ist Scham, und wodurch wird sie ausgelöst?

Scham ist ein Gefühl, das uns allen bekannt ist und unseren Alltag mitbestimmt. Schamgefühle empfindet man als sehr unangenehm. Sie gehen mit großer innerer Anspannung einher, man möchte Dinge ungeschehen machen, sich verstecken oder am liebsten jemand anderer sein, um diesem Gefühl auszuweichen. Der Psychologe Lewis (Lewis 1995), der dieses Gefühl wissenschaftlich beleuchtete, sagt, dass Schamgefühle entstünden, wenn man sich vor anderen Menschen entblößt fühle. Dabei spiele es keine Rolle, ob diese Entblößung körperlich oder seelisch empfunden werde. Man schämt sich z. B., wenn man sich falsch verhalten oder etwas Dummes getan oder gesagt hat. Schamauslösende Situationen sind kulturell geprägt. Verhalten, das in einer Kultur völlig normal ist, kann in einer anderen Kultur Schamgefühle hervorrufen.

Beeinflussung des Selbstbildes
Sich die Blöße zu geben, sein Gesicht zu verlieren, setzt immer eine Interaktion mit anderen voraus. Ebenso, wie Stolz entsteht, wenn man von anderen bewundert und gelobt wird, entsteht Scham, wenn man anderen missfällt. Das entstehende Selbstgefühl wird durch Scham und seinen positiven Gegenspieler, dem Stolz, reguliert. Empfindet man Scham, so bezieht man dieses Gefühl meist auf sein gesamtes Selbstbild, auch wenn die Bloßstellung nur einen kleinen Teil von einem betrifft – es ist schwer, dieses Gefühl zu begrenzen.

Beispiele aus dem Alltag
Entscheidend bei der Entstehung dieses Gefühls scheint mir die Tatsache zu sein, dass man sich selbst nackt fühlt und derjenige, der einem gegenüber steht, nicht. Sind alle Menschen unbekleidet, z. B. am FKK-Strand oder in der Sauna, treten keine oder nur schwache Schamgefühle auf. Wenn man sich selbst unpassend benommen hat, während die Menschen um einen herum sich korrekt verhalten haben, treten Schamgefühle auf. Benehmen sich alle Teilnehmer unangebracht, z. B. auf einem ausgelassenen Fest zu später Stunde unter Alkoholeinfluss, schämt man sich nicht, höchstens am nächsten Tag.

Worüber schämt man sich eigentlich?

Schamgefühle können je nach Situation und nach der eigenen Verfassung, auch im Erwachsenenalter, recht häufig auftreten. Hilgers (Hilgers 2013) beschreibt die Kategorien der Schamgefühle folgendermaßen:

1. *Existenzielle Scham* ist das Gefühl, als Mensch oder Person grundsätzlich unerwünscht oder mit einem Makel behaftet zu sein. Hierzu gehören auch Schamgefühle, die sich auf die eigene Körperlichkeit beziehen, wenn diese grundsätzlich negativ oder makelbehaftet wahrgenommen wird.
   Neben ärztlichen Diagnosestellungen von ernsthaften Erkrankungen, die als »Makel« erlebt werden, können insbesondere stigmatisierende

Diagnosen wie z. B. Aids, Hautausschläge oder Geschlechtserkrankungen existenzielle Schamkrisen auslösen.

Auch das Gefühl grundsätzlich nicht wahrgenommen und nicht beachtet zu werden, löst diese tiefe Scham aus.

2. *Kompetenzscham* tritt bei öffentlich sichtbaren Misserfolgen auf, z. B. wenn man in der Schule vor der ganzen Klasse eine 5 wiederbekommt oder wenn ein junger Assistenzarzt in der Visite die Fragen des Chefarztes nicht beantworten kann. Auch wenn man als Erwachsener vor anderen die Kontrolle verliert (z. B. Weinen oder Schreien), bezeichnet man das in dieser Form.

3. *Intimitätsscham* wird bei Grenzübertritten der Selbst- und Intimitätsgrenzen wirksam. Es kommt zu Verlegenheit und Peinlichkeit, weil Selbstanteile sichtbar werden, die eigentlich verborgen bleiben sollten.

Im Krankenhaus- oder Heimalltag sind Pflegekräfte häufig mit diesen Schamgefühlen von Patienten/Betreuten konfrontiert, die durch Nacktheit bei Pflegemaßnahmen oder durch Hilfsbedürftigkeit hervorgerufen werden. Auch dafür, dass der Körper nicht mehr einwandfrei funktioniert, kann man sich schämen. Generell ist es so, dass jegliches unfreiwillige Bloßlegen von Körperfunktionen (Ausscheidungen, Erbrechen, Rülpsen, Blähen) starke Schamgefühle auslöst.

Nacktheit/unangenehme Körperfunktionen

1. *Schande* ist eine Form von Scham, die bei aktiver Demütigung von außen erlebt wird. Die Würde Einzelner oder einer Gruppe, einer Ethnie oder einer sozialen Schicht beschädigt das Gefühl der Menschenwürde und der Integrität.

2. *Idealitätsscham* entsteht durch eine wahrgenommene Diskrepanz zwischen einer Idealvorstellung und dem Selbst. Diese Form der Scham bezieht sich auch auf schuldhaftes Handeln. In diesem Fall empfindet man nicht nur Schuldgefühle, sondern auch Scham, dass einem dieser Fehler überhaupt unterlaufen ist.

Es ist menschlich, dass einem Fehler unterlaufen. Auch bei der täglichen Pflege passieren Fehler, obwohl man ständig um fehlerfreies Arbeiten bemüht ist. Daher ist es wichtig, mit unterlaufenen Fehlern professionell umzugehen. Die starken Schamgefühle verleiten Menschen oft dazu, Fehler vertuschen zu wollen, um die Schamgefühle zu minimieren. Eine gute Teamstruktur und ein etabliertes Fehlermanagement hilft, leichter über die eigenen Fehler sprechen zu können und sie aufzuarbeiten, damit sie sich nicht wiederholen.

Fehler im Arbeitsalltag

3. *Gefühlsscham* entsteht aufgrund eigener Gefühle für andere. Wenn man unerwiderte Liebe erlebt und sich bewusst wird, wie stark man durch seine Gefühle von der anderen Person abhängig ist, kann Scham auftreten. Auch für unerklärbare, negative Gefühle (Antipathie) gegenüber anderen kann man sich schämen.

Antipathie gegenüber einem Patienten

Im Pflegealltag kommt es auch einmal vor, dass man einen bestimmten Patienten oder Betreuten einfach nicht mag. Man schämt sich dafür, denn dieser Mensch ist ja ebenso hilfsbedürftig wie die nette Frau S., die im Zimmer nebenan wohnt. Es ist normal, dass man den Patienten, auch als professionelle Pflegekraft, unterschiedliche Gefühle entgegenbringt. Dafür muss man sich nicht schämen. Trotzdem ist es ja möglich, den Menschen einwandfrei zu versorgen.

1. *Ödipale Scham* nennen es Psychologen, wenn man das Gefühl hat, dauerhaft minderwertig zu sein. Man schätzt sich sich ständig weniger kompetent, kleiner und wertloser ein als andere aus der Bezugsgruppe und schämt sich dafür.
2. *Fremdscham* ist ein neuer Begriff, der auch umgangssprachlich verwendet wird, wenn einem selbst das Fehlverhalten eines anderen peinlich ist. Man empfindet Scham an seiner Stelle, weil der andere sein Fehlverhalten nicht merkt oder selbst keine Schamgefühle erkennen lässt. Fremdscham steht im Zusammenhang mit den verinnerlichten gesellschaftlichen Normen und Verhaltenscodices.

Wie reagieren Menschen auf eigene Scham?

> Schamgefühle treten in vielen verschiedenen Differenzierungen, von schwach bis sehr stark auf. Leichtere Schamgefühle betitelt man mit Verlegenheit, Befangenheit oder Peinlichkeit, starke Schamgefühle assoziiert man mit Schande oder Ächtung.

Erröten/Veränderung der Mimik

Jeder kennt das Phänomen des Errötens. Erröten ist unangenehm, denn die eigene Scham ist so für jeden sichtbar. Wenn man sich schämt, möchte man sich am liebsten verstecken und niemanden sehen. Das kann sich in einem Senken der Augenlider oder durch Abwenden zeigen. Häufig kann beobachtet werden, dass Menschen im Moment des Empfindens von Scham zurückschrecken. Die Mimik von Betroffenen zeigt oft einen unglücklichen Ausdruck oder ein unsicheres Lächeln. Scham kann sogar so stark sein, dass Betroffene im ersten Moment der Empfindung am liebsten sterben möchten, um diesem Gefühl zu entgehen.

Verlegenheit

Wenn einem etwas peinlich ist, ist dieser Zustand ein Ausdruck von Scham. Ebenso verhält es sich mit dem Gefühl der Verlegenheit, wobei diese in ihrer Intensität nicht so stark ist wie Scham. Verlegenheit kann allerdings auch bei positiven Bewertungen auftreten wie z. B. bei Komplimenten.

Unbeachtet der Ursache steht die subjektive, starke, unangenehme Ausprägung dieses Gefühls meistens nicht im Verhältnis zu dem vorausgegangenen Übertritt, Fehler oder der Pflegesituation. Unglücklicherweise verstärkt sich die Scham auch noch, wenn »man sich schämt, dass man sich schämt«. Mildern sich Schamgefühle nicht, können Depressionen oder Aggressionen die emotionale Folge sein.

Welche Funktion hat Scham?

Scham steht mit der Bewertung des Tuns und des Seins eines Menschen im Zusammenhang.

Scham dient dazu, sich anzupassen. Schamgefühle unterbrechen Handlungen, die innere oder äußere Regeln verletzen. Scham sorgt für die Vermeidung von Verhaltensweisen, die Scham erzeugen, da dieses Gefühl unangenehm ist und daher, wenn möglich, vermieden wird. Unmoralische Verhaltensweisen sollen verhindert werden. Eigene intime Grenzen sollen geschützt und auch von anderen geachtet werden. Daher hat Scham eine starke gesellschaftliche Komponente, sie beeinflusst das soziale Zusammenleben. Durch den Impuls, sich verstecken und verbergen zu wollen, verhindert Scham in einer konkreten Situation Neugier und Vergnügen. Freude und Stolz auf sich selbst werden durch dieses Gefühl unterbunden. Scham spornt einen unter anderem auch zu höheren Leistungen an, z. B. wenn einem schlechte schulische Leistungen peinlich waren.

Verhaltenskorrektiv

Daher spielt Scham bei der Kindererziehung eine große Rolle. Auch wenn es Erziehungspersonen selten bewusst ist, wird das Auslösen von Schamgefühlen als Strafe für Fehlverhalten eingesetzt. Ausrufe wie »Schäm dich!« oder »Das tut man nicht!« belegen dies. Unbewusst wird eine entsprechende Mimik eingesetzt, um das Kind über sein falsches Verhalten zu informieren, es wird ein »Ekelgesicht« gemacht. Es ist eine sehr schmerzliche Erfahrung, wenn ein anderer angesichts unserer Handlungen, Gedanken oder Gefühle Ekel zeigt. Geschieht das, so ist es einem Betroffenen kaum noch möglich, diese Ekelbekundung nur auf einen bestimmten Teil seiner selbst zu beziehen. Der Ekel des anderen wird verallgemeinert und auf die gesamte Person übertragen. Ekel, Demütigung und Missfallen als Erziehungsmethode haben den gleichen Effekt: Das Kind schämt sich, weil ihm die Liebe der Eltern (sei es auch nur kurz) entzogen wurde. Durch fehlende Akzeptanz wird bei dem Kind in solchen Situationen ein Gefühl ausgelöst, das später als Scham bezeichnet wird. Dieses Gefühl wird im Laufe des Lebens immer wieder mit gesellschaftlich abgelehnten Handlungen in Verbindung gebracht.

Beispiel Kindererziehung

Werden Kinder bei unvermeidlichen Schamkonflikten von den Eltern begleitet, werden Kinder in ihrem Tun bestätigt und nicht »mitleidig belächelt«, werden neue Kompetenzen begrüßt und werden erwünschte Interaktionen belohnt, wirkt maßvolle Scham entwicklungsfördernd. So können die Wurzeln für eine als generell eher aktiv problemlösend charakterisierte Person ebenso wie eine als eher passiv, ohnmächtig empfindende Person in der frühkindlichen Entwicklung bei Bewältigung von Schamkonflikten liegen. Szenen der Scham formen also unsere Persönlichkeit mit. Nicht nur, inwieweit wir in unserer Kindheit diesen Gefühlen ausgesetzt waren, sondern auch, wie wir ihnen in Zukunft begegnen (Vermeidung, Auseinandersetzung, Verdrängung …), verändert uns. Scham spornt einerseits an, Defizite und Grenzen zu überwinden, und begrenzt andererseits Eigenliebe und Selbstüberschätzung.

Hinweis: Um Scham zu empfinden, muss ein Mensch also bestimmte Kenntnisse haben: Er muss etwas über die herrschenden Regeln und Normen wissen, er muss sein Verhalten im Hinblick darauf einordnen können und er muss sich selbst spüren.

Scham in der Pflegepraxis

Kranke und hilfsbedürftige Menschen empfinden beschämende Gefühle auf verschiedenen Ebenen. Durch eine körperliche oder geistige Einschränkung fühlen sich Patienten plötzlich ausgeschlossen und sogar unerwünscht – man fällt anderen zur Last. Dem gängigen gesellschaftlichen Ideal der Jugendlichkeit und Fitness wird man nicht mehr gerecht, man wird nicht mehr gebraucht – das kann demütigend sein. Steigende Inkompetenzen belasten und degradieren einen ebenso wie Abhängigkeitserfahrungen, dazu kommt häufig die niederschmetternde Perspektive, zukünftig immer auf Hilfe angewiesen zu sein. Intimitätsscham bei Pflegemaßnahmen vervollständigt diesen Katalog.

Alltäglich erleben Pflegende, dass man sich vor einem unangenehmen Geruch ekelt, vor Erbrochenem, vor einer eiternden Wunde, vor einem großen Tumor oder vor den Essmanieren älterer, hilfsbedürftiger Menschen. Natürlich wissen Pflegekräfte um das Unangenehme einer solchen Situation für Patienten und bemühen sich, ihren Ekel nicht zu zeigen. Aber wer hat schon seine Mimik ständig unter Kontrolle? Die betroffenen Patienten leiden unter diesen Situationen, weil sie den Ekel auf ihre gesamte Person beziehen.

Manchmal kann man bei Patienten oder betreuten Menschen beobachten, dass keine Schamgefühle vorhanden sind, was in einer gewissen Enthemmung des Verhaltens zum Ausdruck kommt. Meistens sind Zustände der Verwirrung dafür verantwortlich, diesen Menschen fehlen dann die zuvor genannten Kenntnisse.

Bewältigung von eigener Scham und Umgang mit der Scham von Hilfsbedürftigen

Die Menschen benutzen verschiedene Strategien, um beschämende Erfahrungen zu bewältigen. Große Angst vor Scham kann Kreativität und innovative Gedanken hemmen, größere Toleranz gegenüber Gefühlen der Scham begünstigt erneuerndes Schaffen. Eine häufig erlebte Strategie, um Schamgefühle aggressiv zu bekämpfen, ist Zynismus. Hierbei werden zukünftige, eigene Enttäuschungen schon im Vorfeld durch das Negieren von Hoffnungen vermieden. Sich an Normen anzupassen ist eine andere, gängig Strategie – man verhält sich unkritisch so, wie es die Gruppe oder die Gesellschaft erwartet, um Schamgefühle zu vermeiden. Der Begriff hierfür ist »Konformitätsdruck«. Der Preis dafür ist die Eigenständigkeit.

Im Gegensatz zum Ärger, dem man recht gut mit einer Umdeutung der Situation begegnen kann, funktioniert diese Strategie bei der Scham weniger. Die Gefühlsqualität ist so intensiv, dass man sich noch so lange einreden kann, die Situation/der Fehler sei nicht so schlimm gewesen – das negative Gefühl hat Bestand. Aus Erfahrung weiß man, dass der Leidensdruck erst mit der Zeit abnimmt, wenn das auslösende Geschehen in die Vergangenheit sinkt.

Wie in anderen Bereichen ist es im Zusammenhang mit Scham von Vorteil, einen realitätsnahen, aktiven Umgang zur Bewältigung zu suchen. Sich zu Verstecken, sich zurückzuziehen und passiv zu bleiben bietet keine Chance, durch Auseinandersetzung zu lernen.

Eine Methode ist es, sich selbst an die Stelle des Beobachters zu versetzen, um nicht mehr derjenige zu sein, der Scham empfindet. Das zeigt sich z. B. in Lachen oder dem Bekennen von Schamgefühlen. Dadurch kann man Distanz zu der Situation aufbauen. Indem man über sich selbst und seine Unzulänglichkeit lacht, verbindet man sich mit den Beobachtern der Situation, anstatt ein Objekt für deren Gelächter zu sein.

Befreiendes Lachen

Das Bekennen von Schamgefühlen funktioniert ähnlich wie das Lachen. Sobald man sich zu seiner Scham bekennt, unternimmt man einen Schritt, um sich von der beklemmenden Situation zu befreien. Man wird zum Beobachter seiner selbst. Das erzeugt Abstand zu der beschämenden Situation. Dieser Mechanismus tritt beispielsweise in einer uralten Tradition zutage, dem Beichten in der Kirche. Eine Entlastung kann auch in Gesprächen mit sehr vertrauten Menschen erfolgen. Manchmal sind Schamgefühle so stark, dass der Drang besteht, sie zu äußern (z. B. bei Geständnissen jeglicher Art). Das Bekennen der eigenen Scham mildert die vom Betroffenen angenommene allgemeine negative Bewertung. Es ist im Arbeitsalltag allerdings nicht immer angebracht, so intime Gefühle wie Scham zu äußern. Je nach Situation sind die Konsequenzen einer solchen Offenheit abzuwägen, wobei zu bedenken ist, ob einem die involvierten Menschen freundlich akzeptierend oder feindlich gesonnen sind.

Eingeständnis von Scham

Pflegebedürftige äußern häufig ihre Scham, indem sie sagen: »Das ist mir jetzt aber unangenehm!« oder »Mir ist das so peinlich, dass Sie jetzt das Bett neu beziehen müssen.« Dadurch möchten sie ihre Schamgefühle mildern. Ebenso begegnen einem manchmal Patienten, die betont fröhlich oder scherzhaft mit Entblößungen umgehen. Auch diese Verhaltensweise schafft Erleichterung. Beschämende Momente können aber auch soweit verdrängt werden, dass sie nicht mehr erinnert werden.

Ansprechen von Scham bei Pflegebedürftigen

Da Schamgefühle unerträglich sein können, finden sie häufig auch in anderen Gefühlen ihren Ausdruck, wandeln sich in andere Gefühle um oder werden durch andere Sachverhalte ersetzt.

Umdeuten von Scham

Der Betroffene versucht seine Schamgefühle umzudeuten, um sie nicht spüren zu müssen. Beim Erröten kann dieses Verhalten so aussehen, dass man es auf andere Ursachen zurückführt. Dann sagt man vielleicht zu dem Beobachter: »Ich habe manchmal hohen Blutdruck« oder »Man ist mir heiß«. Scham kann auch durch körperliche Reaktionen wie Müdigkeit oder Kopfschmerzen ersetzt werden.

Da man sich im Zustand von Scham sowieso schlecht fühlt, ist es nahe liegend, Trauer statt Scham zu empfinden.

Zorn kann Schamgefühle ersetzen, da Schamgefühle seelischen Schmerz bereiten. Auf Schmerzen reagieren Menschen häufig zornig. Der Zorn kann gegen eine äußere Ursache oder aber gegen sich selbst gerichtet werden (man ist wütend auf sich selbst, weil man sich in diese hilflose Lage gebracht hat).

> *Wichtig:* Pflegende könnten hinterfragen, ob vielleicht dauerhafte Schamgefühle bei sehr zornigen oder anhaltend traurigen Patienten oder Heimbewohnern eine Rolle spielen. Die beschriebenen Gefühle, deren Verlagerungen und andere Reaktionen hierauf sind völlig normal.

Schamgefühle stecken an. Wenn man beobachtet, dass sich andere beschämt fühlen, fühlt man sich in den meisten Fällen ebenfalls nicht gut. Also ist es in eigenem Interesse, wenn man die Schamgefühle von Patienten mildert.

Scham, ein alltägliches Gefühl

Der erste Schritt in diese Richtung ist es, anzuerkennen, dass Schamgefühle alltäglich sind und dass man sich selbst auch öfters schämt. Noch immer wird das Vorhandensein dieser Gefühle leicht verleugnet oder tabuisiert.

Information

Mildernd ist es in jedem Fall, wenn die Patienten im Voraus über Situationen informiert werden, in denen man gewöhnlich leicht Schamgefühle entwickelt (z. B. Ganzkörperwäsche, Intimpflege, Rasur vor einer Operation). Ebenso ist es hilfreich, sofern möglich, einen zum Patienten gleich geschlechtlichen Kollegen diese Maßnahmen durchführen zu lassen.

Gespräche/ Selbstständigkeit

Gespräche während Pflegemaßnahmen lenken von dem unangenehmen Gefühl ab. Man kann auch auf die Normalität der Situation hinweisen, indem man z. B. sagt: »Ich verstehe, dass es für Sie unangenehm ist, das Bett beschmutzt zu haben, aber ich helfe Ihnen gern, das ist schließlich mein Beruf.« Weniger entlastend ist es, wenn man das Unangenehme der Situation selbst verleugnet. Moderat, authentisch über die Situation reden ist eine gute, angemessene Umgangsform. Wenn man als Pflegender in diesen Situationen selbst verlegen ist, fallen einem vielleicht nicht so schnell geeignete Redewendungen ein, um die Situation zu lockern. Für einen solchen Fall kann man sich ein gewisses Repertoire aneignen (siehe unten).

Auch ein kleiner Scherz kann die Situation erleichtern, allerdings muss man sich vorher darüber Gedanken machen, ob er nicht falsch verstanden werden könnte.

Meistens ist es sehr mildernd, wenn der Patient soviel wie möglich alleine machen kann. Dazu kann man ihn ermuntern, anleiten und loben, wenn kleine Fortschritte erzielt werden.

Stolz ist der emotionale Gegenspieler der Scham. In Pflegeheimen wissen Pflegende häufig gut über die Biografie der Betreuten Bescheid. So kann man, wenn eine für den Betreuten beschämende Situation stattgefunden hat, das Gespräch hinterher auf Ereignisse lenken, auf die dieser Mensch in seinem Leben stolz sein kann, z. B. seinen Beruf, seine Kinder oder Enkelkinder. Dadurch erfasst die Scham nicht die gesamte Persönlichkeit, sondern begrenzt sich auf einen Bereich. Auch im klinischen Bereich kann man den Stolz nutzen, um Schamgefühle zu mindern. So kann man sich, nach Beendigung einer schamauslösenden Pflegemaßnahme, noch etwas Zeit für ein Gespräch nehmen, in welchem man positive Dinge hervorhebt. Das können alle kleinen Anteile von wiedererlangter Eigenständigkeit des Patienten sein. Oder man leitet das Gespräch auf o. g. Themen, z. B.: »Ihre Kinder kümmern sich ja sehr um Sie«, »Hat ihr Enkelkind dieses schöne Bild dort gemalt?« usw. So kann man die Situation verlassen, ohne den Patienten mit seinen Schamgefühlen alleinzulassen. Man selbst verlässt diese Situation dann auch mit einem entspannten Gefühl.

10.2.1 Selbstreflexion

Scham

In welchen der genannten Situationen hätten Sie das Gefühl, einen Misserfolg erlitten zu haben, einen Fehler gemacht zu haben und sich daraufhin verstecken zu wollen? Bitte kreuzen Sie Zutreffendes an.

- ☐ Wenn Sie etwas Unschickliches getan haben (z. B. ein besetztes Badezimmer betreten).
- ☐ Wenn Sie bei einer Fertigkeit versagt haben, die für wichtig gehalten wird (z. B. die Tabletten falsch stellen).
- ☐ Wenn Sie sich unwillentlich auffällig benehmen (z. B. ein lautes Körpergeräusch machen).
- ☐ Wenn Sie die Privatsphäre anderer verletzen (z. B. versehentlich die Bettdecke eines Patienten lüften, ohne es vorher anzukündigen).
- ☐ Wenn Sie in zwischenmenschlichen Beziehungen versagen (z. B. einen Streit wegen Nichtigkeiten heraufbeschwören).
- ☐ Wenn ein Freund in Ihrer Gegenwart beschämt wird (z. B. beobachten, wie eine Kollegin am Patientenbett von einem Arzt wegen eines kleinen Fehlers beschimpft wird).

Sie sehen, Schamgefühle begleiten uns im Alltag häufig, auch wenn man es manchmal nicht wahrhaben möchte. Mithilfe dieser Übung sollten Sie sich daran erinnern, wie sich Schamgefühle anfühlen und sich bewusst machen, dass sie in vielen Situationen entstehen können. **Bewertung**

Wie reagieren Sie selbst, wenn Sie Scham fühlen? Unterstreichen Sie Zutreffendes.

Ich neige zum Erröten
Ich lenke ab
Ich lache über mich selbst
Ich verspüre den Impuls, einen Fehler schnell vertuschen zu wollen

Ich ziehe mich zurück
Ich kann das Gefühl schlecht aushalten
Ich werde zornig
Ich fühle mich elend und mache, unternehme nichts
Ich warte ab, bis das Gefühl nachlässt
Ich möchte mich selbst ohrfeigen
Ich rede offen darüber
Ich akzeptiere die Situation – ich bin eben, wie ich bin
Ich bin innerlich total geladen
Ich versuche, mir nichts anmerken zu lassen
Ich versuche, etwas zu verändern, damit mir das nicht mehr passiert
Ich breche den Kontakt zu der beteiligten Person ab
Ich explodiere und schimpfe laut
Ich suche Verbündete (ist euch das auch schon mal passiert?)
Ich raufe mir die Haare
Ich spreche eigene Fehler offen an
Ich werde ganz still
oder:

_____

Bewertung Sie merken schon selbst, welche Reaktionen eher aktiv und welche eher passiv sind. Haben sie eher die passiven Aussagen unterstrichen, könnten Sie sich einmal vornehmen, bei der nächsten Schamszene, die Sie selbst erleben, ein bewusst anderes Verhalten auszuprobieren. Reflektieren Sie hinterher, ob das Gefühl schneller verschwand oder ob es erträglicher wurde als sonst.

Woran erkennen Sie, dass ein Patient/pflegebedürftiger Mensch sich aufgrund seiner Hilfsbedürftigkeit schämt?

_____

_____

_____

Wie haben Sie auf dessen Schamgefühle reagiert? Bitte kreuzen Sie Zutreffendes, gern auch mehrfach, an.

□ Sie haben die Gefühle bemerkt, sind aber nicht darauf eingegangen.
□ Sie haben diese Gefühle nicht so ernst genommen.
□ Sie haben die Gefühle bemerkt und dem Patienten gesagt, dass Körperpflege sein müsse.

□ Sie haben dem Patienten zu verstehen gegeben, dass es in seiner Situation normal sei, Scham zu empfinden.

□ Sie haben ihm gesagt, dass er sich nicht zu schämen brauche, da Körperpflege für Sie eine Alltäglichkeit sei.

□ Sie waren besonders behutsam und haben ihn so wenig wie möglich entblößt.

□ Sie haben auf die Intimpflege verzichtet.

□ Sie haben ihn angewiesen, die Intimpflege selbst vorzunehmen.

□ Sie haben einen dem Patienten gleichgeschlechtlichen Kollegen gebeten, die Intimpflege zu übernehmen.

□ Sie haben mit Humor diese Situation entschärft.

□ Sie sind ärgerlich geworden.

□ Sie haben so getan, als wäre alles normal, fühlten sich aber angespannt.

□ Sie empfanden die Situation nicht als schwierig.

Sonstiges: _____

Stellen Sie sich eine kleine Liste von Redewendungen zusammen, mit der Sie eine schamauslösende Pflegesituation begleiten können. Vorab einige Beispiele:

Das kann doch jedem einmal passieren, nach so einer großen Operation.
Mir wird es später ähnlich ergehen, wenn ich älter bin.
Das ist doch schnell erledigt, kein Problem.
Für mich ist das doch normal, ich helfe Ihnen gern.

_____

_____

_____

_____

_____

Wenn Sie sich wegen einer Entblößung schämten, wie würden Sie sich wünschen, dass andere Menschen damit umgingen?

_____

_____

_____

Können Sie sich an Fälle von Zorn oder Traurigkeit bei Patienten/ Betreuten erinnern, die eventuell durch andauernde Scham oder Gefühle der Erniedrigung ausgelöst worden sein könnten? Bitte rekapitulieren Sie in Stichworten.

_____

_____

_____

Gab es Fälle, in denen der Umgang mit der Scham von Patienten natürlich und locker war? Wodurch war diese Lockerheit möglich?

_____

_____

_____

Bewertung Das professionelle Umgehen mit Schamgefühlen entkrampft gespannte Situationen. Auch wenn man es nicht direkt bemerkt, auch der Umgang mit gereizten Patienten aufgrund von Schamgefühlen kostet Kraft. Durch einen sensiblen Umgang mit Situationen, mit denen Scham einhergeht, können wir die Gesamtatmosphäre verbessern und somit den eigenen Kraftaufwand einschränken.

10.3 Angst

Definition: Der Psychologe Levitt (Levitt 1995) sagt über das Wesen von Angst und Ängstlichkeit, dass es zu den lebensbeeinflussenden Gefühlen gehöre, wobei die Neigung zu Ängstlichkeit bei Menschen stärker oder schwächer ausgeprägt sein könne. Angst ist ein qualvoller, zermürbender Gefühlszustand, mit dem körperliche Begleiterscheinungen (Stressreaktionen) einhergehen. Man kann diesen Zustand als Spannungsgefühl wegen eines drohenden oder befürchteten Unheils beschreiben. Er ist von der Unfähigkeit begleitet, das Unrealistische einer empfundenen Bedrohung zu erkennen.

Ohne die Angst wären Lebewesen nicht überlebensfähig. Durch Angst reagieren sie auf eine Bedrohung, ohne lange nachdenken zu müssen – sie fliehen, greifen an oder stellen sich tot. Die Angst steht in engem Zusammenhang mit Stressreaktionen.

Angst ist überlebensnotwendig

Man kann zwei unterschiedliche Qualitäten von Angst beschreiben:

1. Die konkrete, spontane Angst in Situationen direkter Bedrohung, die auftritt, wenn z. B. ein Auto direkt auf einen zufährt, ein großer Hund einen anspringt oder wenn man im Dunkeln verfolgt wird. Die durch konkrete Angst ausgelösten Handlungen richten sich nach konkreten Gefahren und versuchen, diese abzuwenden.
2. Die undifferenzierte Angst vor Bedrohung, allgemein gesprochen vor einer unsicheren Zukunft, die unterschwellig immer vorhanden ist. Man empfindet Angst um sein Leben, wenn man z. B. über Umweltkatastrophen, Terroranschläge oder ernsthafte Erkrankungen nachdenkt. Dies sind Situationen, die man nur bedingt beeinflussen kann. Die Angst hat hierbei kein konkretes Ziel.

Die Stärke eines Angstgefühls korreliert nicht immer mit der Stärke des Auslösers, sondern ist individuell ganz unterschiedlich, manchmal auch irrational und für andere schwer nachvollziehbar.

Die konkrete Angst ebenso wie Ärger und Scham haben eine Funktion, die das soziale Zusammenleben beeinflusst. Man denke an die Furcht vor Strafen, die in der Kindererziehung eingesetzt wird, um gesellschaftlich notwendiges Sozialverhalten zu lehren oder an unser Rechtssystem, das darauf beruht.

Funktion der konkreten Angst

10.3.1 Auswirkungen von Angst

Neben den physiologischen Auswirkungen von Angst, die im Kapitel über Stress (▶ **Kap. 6**) beschrieben worden sind, und den Auswirkungen auf den sozialen Umgang miteinander, die in dem Kapitel über Kommunikation unter dem Stichwort Reaktionsbildung (▶ **Kap. 8.1.1**) nachzulesen sind, beeinträchtigt Angst das menschliche Denk- und Handlungsvermögen. Sie löst eine Art Reaktionsstereotypie aus. Die Fähigkeit Probleme zu lösen nimmt unter Angst ab. Die Aufnahmefähigkeit für das, was einem andere Menschen mitteilen, ist beeinträchtigt.

Beeinträchtigung des Denk- und Handlungsvermögens

Angst steht in Verbindung zum Selbstwertgefühl. Eine starke Neigung zu Angst führt zu einem geringer werdenden Selbstwertgefühl, das seinerseits wiederum die Ängstlichkeit verstärkt.

Abnehmendes Selbstwertgefühl

Ängstliche Menschen neigen dazu, sich von unbekannten und unvertrauten Umständen bedroht zu fühlen und ziehen es daher vor, in ihrer Umgebung zu verweilen, auch wenn diese eng, begrenzt und uninteressant ist. Alltäglichkeiten und Routine schaffen Sicherheit. Das Handlungsgebiet wird eingegrenzt, um Angst zu vermeiden.

Angst vor Neuem/Unbekannten

Menschen, die nicht zu Ängstlichkeit neigen, öffnen sich eher für Fremdes und Unvorhergesehenes. Sie lassen sich durch Aufregendes, durch Nervenkitzel stimulieren. Starke Neugier kennzeichnet das Wesen nichtängstlicher Menschen.

Einfluss auf die Fantasie

Der eingegrenzte Aktionsradius ängstlicher Menschen wirkt sich auf die Fantasie aus. In Tagträumen schaffen sie sich einen Ersatz für reale Tätigkeiten, die aus Angst gemieden werden.

Angst vor Erkrankungen

Krankheit/Tod

Die Angst vor Krankheiten ist weit verbreitet. Entstehungsgeschichtlich ist sie die älteste Manifestierung von Angst, denn sie setzt ein, wenn das Leben direkt bedroht ist. Sie kann sich allgemein darauf beziehen, sich eine schwere Krankheit zuzuziehen, es kann die Angst vor Schmerzen sein, man kann sich vor einer bestimmten Behandlung fürchten, vor Invalidität, vor der Trennung von der Familie, vor folgenden finanziellen Einbußen, vor persönlichen Veränderungen durch eine Krankheit und vor dem Tod. Häufig ist die Angst davor leiden zu müssen größer als die Angst vor dem Tod selbst. Krankheitsangst kann sich ebenso auf nahestehende Menschen beziehen wie auf einen selbst.

Zusammenhang Angst/ Aufklärung

Forscher fanden heraus, dass in Angstsituationen das Informationsniveau auf die Stärke der Angst Auswirkungen hat. Bei Menschen, die mehr über Krankheiten und Therapiemöglichkeiten erfuhren, milderte sich der Angstzustand. Daran ist ersichtlich, dass ausführliche Informationen und Aufklärung von Patienten und Angehörigen Ängste besänftigen können. Aber nicht nur Aufklärung und Information wirken angstmildernd, auch die bloße Gegenwart anderer Menschen kann schon beruhigend sein.

> *Hinweis:* Ein Aufenthalt im Krankenhaus bringt immer Ängste mit sich, vor Schmerzen, vor Isolation, vor körperlichen Schäden und vor dem Sterben. Lediglich die Ausprägung dieser Ängste ist unterschiedlich.

Abwehrmaßnahmen gegen Angst

Jemand, der von Angst überwältigt ist, leidet an einem gestörten psychischen Gleichgewicht. Sein Verhalten wird dadurch ungünstig beeinflusst. Daher haben Menschen, die Angst empfinden, das Bedürfnis ihr seelisches Gleichgewicht wiederzuerlangen. Hierzu bedienen sie sich des Abwehrmechanismus, die Angst nicht ins Bewusstsein gelangen zu lassen. Das kann auf verschiedene Arten geschehen (▶ **Kap. 7**):

- Vermeidung

Angstmachende Reize oder Umstände werden vermieden. Weit verbreitet ist diese Strategie in der Zahnheilkunde – Patienten, die Angst vor dem Zahnarzt haben, begeben sich so lange nicht in Behandlung, bis es gar nicht mehr anders geht. Ein anderes Beispiel: Wer Angst vor dem Fliegen hat, nimmt wenn es irgend geht den Zug oder das Auto. Dieses Vermeidungsverhalten wird bewusst oder unbewusst eingesetzt.

Einsatz von Abwehrstrategien

- Verleugnung

Wenn ein angsteinflößender Reiz im Inneren auftaucht und nicht durch äußere Umstände ausgelöst wird, so kann man ihn nicht durch Vermeidung umgehen. Solche inneren Reize können Gedanken, Gefühle, Erinnerungen oder der Glaube sein. Man tut beim Verleugnen so, als wäre keine Angst vorhanden oder als existierte der angsteinflößende Reiz nicht. Die Verleugnung ist einem selbst nur selten bewusst. Leugnen kann durchaus sinnvoll sein, denn wenn man sich seiner Ängste immer voll bewusst wäre, litte man wohl ständig unter ihnen. Das gesamte Lebensgefühl wäre beeinträchtigt, wenn man ständig Angst vor Atomkatastrophen, Naturereignissen, Unfällen, Kriminalität oder Erkrankungen hätte. Ungünstig wirkt sich die Verleugnung aus, wenn sie zu gesundheitsschädigendem Handeln führt. Das wäre z. B. der Fall, wenn man die Möglichkeit einer Krebserkrankung soweit verleugnet, dass man sich keiner Vorsorgeuntersuchung mehr unterzieht.

- Verdrängung

Von Verdrängung spricht man, wenn angstauslösende Ereignisse oder Gedanken einfach vergessen werden. Einen solchen Vorgang kann man kaum steuern. Das Vergessen löscht den Vorgang nicht aus, sondern verlagert die Situation in nicht bewusste Zonen der Erinnerung.

- Projektion

Um das seelische Gleichgewicht aufrechtzuerhalten, muss man einen gewissen Grad an Zufriedenheit mit sich selbst erreichen. Wenn es zwischen den tatsächlichen Fähigkeiten und den eigenen Idealvorstellungen zu einem Missverhältnis kommt, empfindet man dadurch eine Bedrohung. Diese unangenehmen Gedanken werden bei einer Projektion jemand anderem zugeschrieben. Das könnte z. B. so vor sich gehen, dass jemand, dem es missfällt, dass er streitsüchtig ist, denkt: »Ich bin ein friedfertiger Mensch, aber die Welt ist voller Aggressivität!«. So wird die Ursache einer Angst auf die Umgebung übertragen.

- Rückzug und Erstarrung

Viele Menschen glauben, in ihrer Vergangenheit weniger Belastungen ausgesetzt gewesen zu sein. Daher kommt es, dass man bei Belastungen leicht in ein früheres Entwicklungsstadium zurückstrebt. Auf diese Weise wird versucht, der gegenwärtigen Angst zu entgehen. Eine frühere Entwicklungsstufe ist in diesen Fällen dadurch gekennzeichnet, dass sie mit weniger Verantwortung und Selbstständigkeit verknüpft ist.

Hierdurch wird die Angst gemildert, die durch eine Weiterentwicklung auftreten könnte. Das Verharren in einer unangemessen niedrigeren Entwicklungsstufe nennt man Erstarrung oder Stagnation. Diese Strategie zeigt sich bei Patienten und Pflegebedürftigen darin, dass sie unselbstständiger sind, als sie es aufgrund ihrer Hilfsbedürftigkeit sein müssten.

Als ein vorübergehender Mechanismus kann ein solcher Rückzug Entlastung bringen.

• Somatisierung

Mit Somatisierung ist der Vorgang gemeint, der Gefühlsreaktionen in körperlichen Symptomen widerspiegelt. Hierbei können unterschiedlichste Anzeichen (z. B. Kopfschmerzen, Rückenbeschwerden, Dauerschnupfen, Allergien) auftreten. Das Gebiet der Psychosomatik beschäftigt sich mit diesem Zusammenhang. Für betroffene Personen ist es häufig schwer, die Beziehung zwischen emotionalen Belastungen und Erkrankungen zu erkennen. Dadurch dass der Körper belastet wird, wird die Seele entlastet und von dem Angstzustand befreit. Die Erkrankung liefert außerdem einen Grund, sich einer Stresssituation gesellschaftsfähig zu entziehen.

• Zwangshandlungen

Diese Art von Handlungen sind Verhaltensmuster, die während der Kindheit erlernt und angewendet wurden, um Strafen und Angst zu vermeiden. Es kann vorkommen, dass man im Erwachsenenalter in diese automatisierten Muster zurückfällt. Das kann sich dadurch äußern, dass man z. B. besonders fleißig, aufmerksam, freundlich, wachsam, ordentlich oder sauber ist. Diese starren Handlungsmuster kann man auch bei Pflegebedürftigen beobachten. Sie äußern sich dann beispielsweise in übertriebenen Reaktionen, wenn die Ordnung auf dem Nachttisch oder im Zimmer verändert wird oder wenn die Bettdecke nicht so liegt wie immer. Ein anderes Beispiel für Zwanghaftigkeit ist es, wenn ständig der Drang besteht, auf das Becken zu müssen, sobald der Stuhlgang einen Tag auf sich warten lässt, oder wenn eine bestimmte Reihenfolge beim Waschen nicht eingehalten wird.

• Reaktionsbildung

Der Mechanismus der Reaktionsbildung wurde schon im Kapitel Kommunikation (▶ **Kap. 8.1.1**) ausführlich beschrieben. Daher wird diese Form der Abwehr an dieser Stelle nicht erneut aufgegriffen.

Angst im Pflegealltag

Das Thema Angst betrifft Patienten sowie Pflegende im Pflegealltag glei- **Angst betrifft jeden**
chermaßen und belastet alle Beteiligten. Pflegende tragen eigene Angst mit
sich herum, die den Beruf betreffen, wie: Angst vor überhöhten Leistungsanforderungen, Versagensangst, Angst vor Veränderungen im Arbeitsablauf,
Angst vor Ansteckung, Angst vor bestimmten Tätigkeiten, Angst vor
Notfällen, Angst vor Sterbefällen, Angst vor schwierigen Patientenkontakten
(Manz 2014).

Patienten leiden hauptsächlich unter Zukunftsangst und Angst um die
eigene Gesundheit, Angst durch Isolation und Einsamkeit, Angst vor
unbekannten therapeutischen Prozeduren, Angst vor technischen Hilfsmitteln und Angst vor Schmerzen. Laut einer Statistik liegt der Anteil von
chirurgischen Patienten im Krankenhaus, die heftige Angstgefühle erlebten,
bei 60 % (Kredding & Karimi 2013).

Auch die Angst unterliegt der emotionalen Ansteckung – nimmt man bei
einem Menschen Angst wahr, so reagiert der eigene Körper mit Abwehr.
Das ist ein entwicklungsgeschichtlich entstandener Schutzreflex, der das
Überleben sichern sollte und der eigenen Kontrolle nur bedingt unterliegt.

Als Pflegekraft ist man also mit den eigenen und mit den Ängsten anderer
konfrontiert – das Umgehen damit kostet Energie und erfordert ein hohes
Maß an emotionaler Kompetenz. Kredding und Karimi (Kredding &
Karimi 2013) beschreiben die auslösenden Faktoren für die Angst von
Patienten:

Gesprächsdefizite und komplizierte Sprache

Ein Patient kennt die medizinischen Prozeduren in der Regel nicht, hat
Angst vor Schmerzen und weiß nicht, was als nächstes passiert – wenn nicht
ausreichend kommuniziert wird. Krankenpflegepersonal kennt diese Prozeduren, empfindet sie als »alltäglich« und erklärt das Vorgehen daher
möglicherweise nicht ausreichend oder unverständlich, zu »medizinisch«.
So geraten seine Vorstellungen, ohne korrigiert zu werden, vielleicht
angsteinflößender als die tatsächlich bevorstehende Behandlung.

Im umgekehrten Fall, wenn eine Behandlung, die sehr unangenehm oder
schmerzhaft ist, bagatellisiert wird (»nein, das ist nicht schlimm ...«),
verliert der Patient eventuell für alle folgenden Behandlungen sein Vertrauen in die Pflege.

Deutlich wahrnehmbare Zeitnot des Personals

Arbeitet das Personal unter großem Zeitdruck und bekommt ein Patient
daraufhin nur sehr kurze Antworten auf seine Anliegen, bleibt die Atmosphäre unpersönlich. Ein Patient empfindet es, also ob »für ihn persönlich«
keine Zeit ist – es ist emotional schwer zu relativieren, dass es sich um
generelle Zeitknappheit in der Pflege handelt. Der Patient bekommt Angst,

dass es an Sorgfalt mangeln könnte. Der Patient bleibt mit seinen Ängsten und Anspannungen allein, baut kein Vertrauen auf und wird so vielleicht zu einem »schwierigen« Patienten.

Unpersönlichkeit

Im Krankenhaus im Pflegeheim muss ein Patient oder ein neuer Bewohner sein Wohlergehen, manchmal sogar sein Leben Fremden anvertrauen. Auch für das Personal ist er zunächst ein Fremder, so können falsch ausgesprochene oder verwechselte Namen schon Angst auslösen. Es kommt schnell zu Angst bei Patienten durch mangelnde Sorgfalt.

Angst vor einer ernsten Erkrankung

Jeder Mensch hat eine tiefsitzende Angst, seine Gesundheit zu verlieren (s. o.). Die Angst, eine Krebserkrankung diagnostiziert zu bekommen, ist am weitesten verbreitet, Angst vor operativen Eingriffen, vor technisierter Medizin auf einer Intensivstation, Angst, ein Pflegefall zu werden, und neuerdings auch die Angst vor multiresistenten Keimen ist nicht unbegründet.

Schlechte Erfahrungen in der Vergangenheit

Viele Patienten haben im Laufe ihres Lebens schon schlechte Erfahrungen mit medizinischen Prozeduren gemacht, haben als inkompetent empfundenes Personal kennengelernt, sind unfreundlich behandelt worden oder kennen Horrorgeschichten aus dem Bekanntenkreis oder aus der Boulevardpresse. Sie können den Wahrheitsgehalt nicht einschätzen und reagieren mit Misstrauen und Angst.

Spürbare Ängste des Personals

Patienten, die Angst haben, sind sehr empfänglich für Reaktionen des medizinischen Personals. Schon besorgte Blicke (hochgezogene Augenbrauen, ein Seufzen bei dem Blick in die Kurve) und ungeschickte Formulierungen können Angst auslösen. Schon der Ausspruch »Viel Glück!« trägt zur Besorgnis bei, ein Patient interpretiert das sofort als »unsicher«, wenn man zu einer Behandlung oder OP Glück benötigt.

Undurchschaubare Krankenhaustechnik

Medizintechnik, die für das Personal zum Alltäglichen gehört, ist dem Patienten fremd und unheimlich.

234

Angst vor Verlust und Tod

Angst um die körperliche Unversehrtheit geht mit vielen Sekundärängsten einher: Angst vor Berufsunfähigkeit, Angst vor Isolation, Angst, seine Wohnung, seine Freiheit und seinen bisherigen Lebensstandard aufgeben zu müssen.

Umgang mit der Angst

Geisler (in Kredding & Karimi 2013) benennt drei Grundstrategien gegen die Angst im Allgemeinen. Zuerst sollten angstauslösende Handlungen vermieden werden. Sind dennoch Ängste entstanden, müssen sie wahrgenommen, erkannt und differenziert werden. Letztendlich muss man sich daraufhin bemühen, sie abzubauen.

Die Vermeidung und Reduktion von Angst bei Patienten und Heimbewohnern vermindert die eigene Anspannung und Anstrengung. Kraftraubende Folgesituationen treten seltener auf. Jede angstfreie, entspannte Pflegemaßnahme kann als positives Feedback gewertet werden! Ein etwas größerer Zeit- und Kraftaufwand für aufklärende, vertrauensbildende Gespräche zahlt sich später in unkomplizierteren Pflegebeziehungen aus, da die gesamte Kommunikation einfacher wird.

Vermeidung von angstauslösenden Handlungen, Ängste differenzieren und Angst abbauen

Angstvermeidung

Stellt man sich namentlich vor, und spricht man seinen Patienten mit dem Namen an, erzielt man schon eine angstvermeidende Wirkung, da die empfundene Anonymität durchbrochen wird, der Patient fühlt sich persönlich wahrgenommen.

Namentliche Vorstellung

Patienten sind angstanfälliger, wenn Grundbedürfnisse nicht gestillt sind. Kommt es zu Hunger, Durst, Schmerz oder Schlaflosigkeit, treten Versorgungsängste auf, die man vermeiden kann.

Grundbedürfnisse stillen

Verwenden Sie möglichst eine verständliche Sprache ohne medizinische Fachterminologie und ohne angstauslösende Umgangssprache.

Verständliche Sprache

Ein Patient sollte sich nicht als Objekt fühlen. Das kann vermieden werden, indem man ihn in Gespräche einbezieht und ihm versichert, dass private Informationen geschützt werden. Angst kann vermindert werden, indem das Gefühl der Isolation genommen wird. Man kann diese Aufgabe auch an Angehörige (hier reicht manchmal schon ein Telefonat), an Mitbewohner im Heim oder an Freunde des Betroffenen delegieren, mit denen er sich aussprechen kann.

Patienten ins Gespräch einbeziehen

Offenheit gegenüber einem Menschen hilft, Vorurteilen zu begegnen. Auch wenn eine Kollegin bei einem bestimmten Patienten schon »rot« sieht, kann man diesem Menschen selbst vielleicht neu und offen begegnen. Damit eröffnet man auch dem Patienten neue Verhaltensalternativen. Die

Vorurteile überwinden

eigenen Ängste zu reflektieren ist nützlich, da man seine eigenen Reaktionen dann besser steuern kann und einen Patienten nicht unbewusst, durch eigenes Verhalten ängstigt.

Informationen geben   Ausführliche Informationen über die Situation oder über geplante Maßnahmen vermeiden Angst. Es ist vorteilhaft, wenn diese Informationen von selbst gegeben werden, ohne dass der Ängstliche sie einfordern muss.

Angst vermeiden und differenzieren

Oft zeigt sich Angst durch Weinen und Schreien, sie kann aber auch viele andere Gesichter haben (▶ Kap. 7). In einem vorsichtigen Sondieren im Gespräch kann man sich den Gefühlen des Patienten nähern und herausfinden, ob Gesprächsbedarf oder Bereitschaft vorhanden ist. Mit der Zeit wird man für indirekte Angstäußerungen von Patienten sensibler. Mit der Kenntnis, dass es sich bei schwierigem Verhalten häufig um Angstgefühle handelt, geht man gezielter und mit besseren Resultaten aus Pflegebegegnungen heraus.

Angst abbauen

Ängste nicht leugnen   Ist Angst vorhanden, sollte man versuchen, sie zu mindern. Vor der Angst anderer muss man sich nicht verstecken – man kann sie auch annehmen. In diesem Fall wissen Sie, dass Sie selbst nicht bedroht sind, dass es aber ganz normal ist, Ängste zu haben, dass man sie auch zeigen darf und darüber reden kann. Das können sie Ihren Patienten vermitteln. Unfruchtbar bleibt es hingegen immer, dem Patienten die Angst ausreden zu wollen.

Angst erklären   Zusätzlich kann man erklären, wie die Angst entstanden ist – dadurch wird sie schon kleiner. Lassen Sie den Patienten oder Betreuten selbst reden, lassen Sie ihn seine Gedanken zu Ende denken – dann bekommen sie Informationen, wovor er wirklich Angst hat, und man kann diese Gefühle im Gespräch normalisieren und rationalisieren.

Metakommunikation   Es passiert, dass die Kommunikation »feststeckt«, dass man selbst auch nicht mehr weiter weiß, dass sich nichts verändert. Verläuft der Patientenkontakt auf diese Weise, kann man die Kommunikation auf eine andere Ebene lenken. Man unterbricht das Gespräch und verbalisiert, wie man miteinander spricht (z. B.: »Ich habe das Gefühl, dass Sie meine Worte gerade gar nicht aufnehmen können«; »Immer wenn ich Ihnen eine Frage stelle, lenken sie vom Thema ab«) – das nennt man Metakommunikation. Dieses Vorgehen bietet die Chance, dass sich beide von der angstbelastenden Situation distanzieren können.

Ablenkung   In einigen Fällen ist es eine Möglichkeit, zu Hilfsmitteln wie Radio, Fernseher oder anderen Ablenkungen zu greifen, wobei zu klären ist, was von den Betroffenen als beruhigend empfunden wird. Aus dem Ansatz der basalen Stimulation geht hervor, dass Essen oder andere orale Betätigungen wie Kauen oder Lutschen ebenfalls beruhigend wirken.

Die eigene Angst

Weiter oben in diesem Abschnitt erwähnte ich Gründe für eigene Ängste im Arbeitsumfeld. Eigentlich sind die Strategien, diese zu bewältigen, ähnlich denen, die ich im Umgang mit Patienten erwähnt habe. Sehr vielen dieser Ängste kann man mit Fortbildungen begegnen, die meist auch vom Arbeitgeber getragen werden. Hierzu zählen alle Ängste, die aufgrund von mangelndem Fachwissen oder mangelnder Praxiserfahrung auftreten.

Anderen, für Sie angstbehafteten Situationen, sind Sie im Verlauf dieses Buches schon begegnet. Auch hier ist es die steigende Kompetenz, die die Angstgefühle verkleinert. Versuchen Sie, sich von irrationalen, undifferenzierten Zukunftsängsten etwas freizumachen – der Pflegeberuf erfordert schon Lebenskraft genug.

> *Hinweis:* Angstzustände können aber auch in Panik oder Phobien münden oder so schlimm sein, dass man sie gar nicht mildern kann. In diesen Fällen ist es geboten, einen Fachmann hinzuzuziehen.

10.3.2 Selbstreflexion

Angst

Gehen Sie in Gedanken die Patienten/Bewohner Ihrer Station durch. Überlegen Sie, bei wem Sie Symptome der Angst bemerken. Wodurch ist die Angst im Einzelfall ersichtlich?

_____

_____

_____

Versuchen Sie, für die oben beschriebenen Abwehrmechanismen Beispiele aus Ihrem Berufsalltag zu finden.

Vermeidung: _____

Verleugnung: _____

Verdrängung: _____

Projektion: _____

Rückzug und Erstarrung: _____

237

Somatisierung: _____

Zwangshandlungen: _____

Reaktionsbildung: _____

Anregung Es macht nichts, wenn Sie nicht für jedes Reaktionsmuster ein Beispiel gefunden haben, vielleicht können Sie die Liste später vervollständigen, wenn Sie im Arbeitsalltag gezielt auf diese Reaktionen achten. Wichtig ist es bei dieser Übung sich klarzumachen, dass viele Reaktionen der Patienten von Angst geleitet sind.

Wie reagieren Sie auf die Angst von Patienten/Bewohnern? Lassen Sie sich Ihre Beispiele noch einmal durch den Kopf gehen.

Wie haben Sie sich jeweils gefühlt?

_____

_____

_____

Wie haben Sie gehandelt?

_____

_____

_____

In welchen Fällen fiel Ihnen der Umgang mit der Angst anderer besonders schwer?

_____

_____

_____

Welche Situationen fallen Ihnen ein, in denen es Ihnen gelungen ist, die Angst von Patienten abzuschwächen?

_____

_____

_____

Worauf führen Sie Ihren Erfolg zurück?

_____

_____

_____

Übersetzen Sie folgende Aussagen in Sätze, die auch von Patients verstanden werden können:

Vor der OP werden Sie prämediziert und unterschreiben noch die Narkoseaufklärung. Danach geht es zum EKG und zum Thorax.

_____

In der Nacht muss ich Sie leider etwas öfter stören, ich muss Sie zur Decubitusprophylaxe mehrfach umlagern.

_____

Morgen Nachmittag findet im Innenhof, wie jeden Monat einmal, tiergestützte Intervention statt. Daran können Sie teilnehmen.

_____

Ich verabreiche Ihnen jetzt eine Injektion zur Thrombosevorbeugung in den Bauch.

_____

Um 10.00 Uhr werden Sie ins CCT gebracht, da werden Sie in eine Röhre geschoben. Hinterher müssen die evozierten Potenziale gemessen werden.

_____

Wir arbeiten hier mit dem Ulmer Modell zur Sturzprophylaxe, das Training beginnt für Sie übermorgen, da erfahren Sie die Einzelheiten.

_____

Anregung

Die Angst anderer mitzuerleben kann sehr belastend sein. Mich selbst kostet es immer viel Kraft, wenn meine Beschwichtigungs- und Milderungsversuche nicht fruchten. Dann fühle ich mich schnell ausgelaugt, da ich viel Geduld und emotionalen Einsatz erbracht habe, um die Situation für Patients zu entschärfen. Wichtig ist es zu erkennen, wann die eigenen Bemühungen hilfreich sind und wann sie dem Patienten nichts bringen. Im letzteren Fall sollte man rechtzeitig, bevor die Patients und man selbst überfordert ist, außenstehende oder ärztliche Hilfe hinzuziehen. Ebenso wichtig ist es, sich in diesen Situationen klarzumachen, dass es nicht an der eigenen Unzulänglichkeit liegt, wenn Patienten mit Angst sich nicht beruhigen lassen. Es liegt in der Natur des Angstzustands, dass die Kommunikationsfähigkeit und die Handlungen stark beeinträchtigt sind und man die Patienten nur schwer erreichen kann.

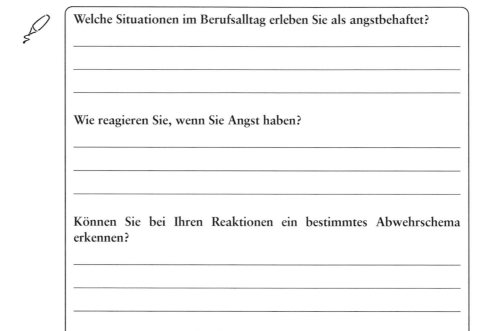

Welche Situationen im Berufsalltag erleben Sie als angstbehaftet?

_____

_____

_____

Wie reagieren Sie, wenn Sie Angst haben?

_____

_____

_____

Können Sie bei Ihren Reaktionen ein bestimmtes Abwehrschema erkennen?

_____

_____

_____

Was können Sie in Zukunft tun, um die eigene Angst zu mildern?

_____

_____

_____

10.4 Aggressive Verstimmungen

Allgemeines Ein sehr aufschlussreiches Buch aus dem Bereich der Emotionsforschung hat Breakwell (Breakwell 1998) zu diesem Thema verfasst, das ich diesem Abschnitt hauptsächlich zugrunde lege.

Aggressive Verstimmungen gehören zum Alltag in der Pflege, auf Patientenseite ebenso wie auf der Seite der Pflegekräfte. Daher sind die nachstehenden Ausführungen für beide Seiten zutreffend. Patienten können sowohl Opfer als auch Täter sein (nicht nur in der forensischen Pflege), Pflegende ebenso. Diese Zweidimensionalität wird erst in den letzten Jahren vermehrt thematisiert. Daher sind die nachstehenden Ausführungen für beide Seiten zutreffend. Durch Akte der Selbstbehauptung, Aggression oder gar Gewalt können aggressive Verstimmungen ihren Ausdruck finden.

Selbstbehauptung und Aggression

> *Definitionen:* Selbstbehauptung bedeutet, seine Rechte und Meinungen innerhalb gesetzlicher Grenzen zu verteidigen. Das Mittel hierfür sind hauptsächlich Wortgefechte. Wichtig bei dieser Definition ist die Tatsache, dass die eigene Verteidigung im Zentrum des Geschehens steht und nicht die willentliche Schädigung anderer. Selbstbehauptung bedeutet, sich durchzusetzen.
>
> Aggressive Verstimmung ist die gefühlsmäßige Grundhaltung, die ein Verhalten auslöst, das darauf angelegt ist, andere Personen absichtlich zu schädigen oder zu verletzen und Macht auszuüben. Die Schädigungen können sowohl auf körperlicher als auch auf seelischer Ebene erfolgen. Spricht man bei körperlichen Attacken meistens von Gewalt, so gehören Bedrohungen, Demütigungen und Einschüchterungen in den Bereich der psychischen Aggressionen.

Wozu dienen Aggressionen?

Verhaltensbiologische Wurzeln

Verhaltensbiologisch kann man Aggressionen unterschiedlichen Funktionskreisen zurechnen, die dem Erhalt eines Individuums, einer Gruppe oder einer Art dienen. Dazu gehört der Nahrungserwerb, der Schutz vor Feinden oder der Bestimmung von Rangordnungen im sozialen Zusammenleben. Innerhalb einer Gruppe von Menschen werden Aggressionen ritualisiert. Darunter versteht man Formen der Auseinandersetzung, die bestimmten Regeln genügen und die die Verletzung des Gegners oder dessen Vernichtung ausschließen (z. B. Sportwettkämpfe, Kampfspiele, Drohgebärden). Massivere Formen der Gewalt gehen deutlich über die ritualisierten Formen hinaus und sind gesellschaftlich nicht akzeptiert (Manz 2014).

Aggression erzeugt Gegenaggression – es entsteht eine Eskalationsspirale. Agierende beider Seiten nehmen ihr eigenes Verhalten meist subjektiv als Selbstbehauptung wahr, auch wenn die Grenzen zur Schädigung anderer deutlich überschritten wurden. Wird das Entstehen von Gewalt häufig ausschließlich in charakterlichen Merkmalen von Tätern beschrieben, betrachten von Hirschberg et al. (von Hirschberg et al. 2009) das Zustandekommen von Gewalt in Pflegeprozessen auf ganzheitlicher Ebene.

> *Strukturelle Gewalt* und *kulturelle Gewalt* wirken sich demnach direkt auf das individuelle Anwenden von Gewalt aus. Unter struktureller Gewalt versteht man z. B.: inhumane Arbeitsbedingungen, mangelhafte Lebensräume in Pflegeeinrichtungen, Höherstellung von Sicherheit statt

Lebensqualität, unzureichende Personalschlüssel, mangelhafte Qualifikation, unzureichende Durchsetzung von Gesetzen und Höherbewertung von finanziellen Fakten vor ethischen Gesichtspunkten im Gesundheitssystem. Kulturelle Gewalt ist z. B.: generelle Akzeptanz von Gewalt, Vorurteile gegenüber bestimmten Gruppen (Migranten, Senioren, Behinderten), Pflegeverpflichtung für Frauen in Familien, Scham der Opfer, Ethik und Religion oder starre altersbezogene Beziehungsmuster. Aus dem Zusammenwirken dieser äußeren Umstände ergibt sich individuell unterschiedliches, aggressives Verhalten, das sich verbal (Schimpfen, Demütigen, Drohen), körperlich (Schlagen, Einsperren, Fesseln) und sozial (Isolieren, Vernachlässigen, Ignorieren) ausdrückt. Gewalt ist immer ein Kontrollverlust.

Keine Akzeptanz von Aggression

Es ist nicht leicht zuzugeben, dass man manchmal aggressiv auf Patienten reagiert, die zudem hilflos und pflegebedürftig sind. Aggressives Patientenverhalten ist viel leichter mit der Situation und der Erkrankung zu rechtfertigen. Vorausgeschickt sei, dass aggressives Verhalten nie angemessen sein kann. Es ist nicht leicht, Aggressionen zu kanalisieren, aber es sollte das Streben aller sein, zu anderen Formen der Auseinandersetzung zu finden.

Keine scharfe Trennung von Selbstbehauptung/ Aggression

Die Grenzen zwischen Selbstbehauptung und aggressiven Attacken können leicht verwischen, wenn der Wille sich durchzusetzen in Aggression umschlägt. Das ist oft der Fall, wenn die Selbstbehauptung nicht zur Anerkennung von Rechten führt.

Häufig können eigene Rechte nur dann geltend gemacht werden, wenn die Rechte anderer in Frage gestellt werden. Dies passiert z. B., wenn zwei Menschen in einem Krankenzimmer liegen, von denen der eine schlafen und der andere fernsehen will oder wenn eine unerwünschte Pflegemaßnahme im Tagesablauf schnell, gegen den Willen eines Patienten erledigt werden soll.

Wie kommen aggressive Verstimmungen zustande?

Vorhandensein aversiver Reize

Eine Theorie über das Zustandekommen von Aggressionen ist die der aversiven Reize. Solche Reize erhöhen den Grad der physiologischen Erregung (Stressreaktionen ▶ **Kap. 6**). Wird die Erregung zu stark, sollen Aggressionen zu einer Senkung des Erregungsniveaus verhelfen – man reagiert sich ab, indem die Quelle der unangenehmen Reize attackiert wird.

Anderes Verhalten ist nicht möglich

Diese Form des Verhaltens zeigt sich, wenn andere Verhaltensmöglichkeiten, wie Flucht oder Vermeidung, nicht möglich sind. Ebenso kommt es zu aggressivem Verhalten, wenn es in der Situation Anzeichen gibt, die mit Aggression verbunden werden. Das kann durch die Präsenz von Waffen, bestimmter Kleidung wie Uniformen, bestimmter Arten von Musik, Bildern oder sogar Gerüchen der Fall sein.

Erlerntes Verhalten

Ebenso kann Aggression ein erlerntes Verhalten sein, das sich im Laufe der Entwicklung als lohnende und erfolgreiche Strategie herausgestellt hat.

In diesem Zusammenhang seien als Beispiel die Straßenkinderbanden in den Großstädten Südamerikas genannt, deren Überlebensstrategie nach dem Motto »Der Stärkere setzt sich durch« abläuft.

Unangenehme Gefühle können in Aggressionen umschlagen. Auslöser dafür sind z. B. Frustrationen, Gefühle der Bedrohung, körperlicher Schmerz, Lärm, Menschenmassen, Hunger oder Hitze. *(Unangenehme Gefühle)*

Aggressionen können auch eine Form der Kontaktaufnahme sein, durch sie wird um Aufmerksamkeit gebeten. Eine verstärkte Zuwendung kann aggressives Verhalten in diesen Fällen verstärken. *(Wunsch nach Kontakt)*

Weiterhin kann aggressives Verhalten dazu dienen, Grenzen abzustecken und den Verhaltensspielraum zu vergrößern.

Das Zustandekommen von Aggressionen ist ein sehr komplexer Vorgang. Viele Faktoren spielen hierbei eine Rolle, so auch das Alter, die Erziehung, die individuellen Lebenserfahrungen, die kulturelle Einbettung, die psychische Verfassung, das Geschlecht und die Alltagsbelastung. Ebenso haben weitere Umstände wie die Örtlichkeit der Auseinandersetzung, die Anzahl und die Beziehung der anwesenden Menschen untereinander Einfluss auf das Entstehen von Aggressionen. *(Einfluss vieler Faktoren)*

Wenn man aufgrund der Komplexität der beeinflussenden Faktoren auch nicht genau voraussagen kann, wann es zu Aggressionen kommt, so kann man dennoch herausarbeiten, unter welchen Bedingungen das Gewaltrisiko besonders groß ist:

- wenn die betroffene Person Mitglied einer Gruppe ist, in der physische Gewalt an der Tagesordnung ist, *(Hohes Gewaltrisiko)*
- die Person in der Vergangenheit gewalttätig war,
- eine Erregung durch aversive Reize vorhanden ist,
- die Person z. B. durch Drogen oder Hirnschädigungen enthemmt ist,
- für Gewalthandlungen eine Belohnung erwartet wird,
- die Person keinen anderen Ausweg mehr sieht,
- bei drohendem Freiheitsentzug (Einlieferung in ein Krankenhaus, Bettruhe aufgrund einer ernsten Erkrankung o. Ä.).

Formen aggressiven Verhaltens

Menschen unterscheiden sich darin, dass sie unterschiedliche Vorlieben für Verhaltensmuster entwickeln, so auch bei ihrem Angriffsverhalten. Einige Menschen ziehen körperliche Gewalt vor, andere eher psychische. Manche Menschen verlagern ihre Aggressionen von der Ursache der Verstimmung weg in andere Bereiche. Das passiert z. B. dann, wenn man aufgrund einer negativen Kritik von Vorgesetzten seine Wut zu Hause an seinem Hund auslässt. *(Verschiedene Verhaltensmuster)*

Manche Menschen können äußerlich ganz ruhig bleiben, obwohl sie innerlich sehr erregt sind.

Eine weitere Form aggressiven Verhaltens ist die Gewalt gegen sich selbst.

Aggressionen kanalisieren

Generell kann man sagen, dass es vernünftig wäre, sowohl verlagerte Aggressionen gegen andere Lebewesen als auch Autoaggressionen zu vermeiden, da sie das Problem lediglich verschlimmern. Aggressionen gegen Dinge, wie z. B. das eigene Geschirr, können manchmal ganz entlastend sein, sofern nur die eigenen Dinge zu Schaden kommen. Dagegen sind ruhige verbale Reaktionen in den meisten Fällen fruchtbarer als unkontrolliertes Geschrei oder Tätlichkeiten.

Dennoch lässt sich Aggressivität nicht nur durch Reflexion bewältigen. Ein Zornausbruch gehört zum Leben manchmal eben auch dazu. Aber sicherlich ist es von Vorteil, wenn man das Risiko in aggressiven Situationen angemessen einschätzen und seinen Bewältigungsspielraum erweitern kann.

Anzeichen von drohender Gewalt gegen Pflegende

Pflegekräfte werden häufig mit Situationen konfrontiert, in denen Gewalt angewendet wird. Patienten/Betreute können in bestimmten Situationen aggressiv werden, und ebenso kann es dazu kommen, dass sich eine Pflegekraft in Notwehr verteidigen muss. Gesundheitliche Schädigungen durch Angriffe von Patienten und Pflegebedürftigen sind Arbeitsunfälle, dazu gehören körperliche wie seelische Schädigungen gleichermaßen. Jeder Arbeitnehmer hat ein Recht darauf, seine Arbeit ohne Angst vor Gewalt ausüben zu können. Statistisch am häufigsten sind Verletzungen durch Patienten am Kopf und an der Hand. Sie entstehen durch Schlagen, Kratzen, Beißen und Festhalten. Auch von sexuellen Belästigungen durch Patienten wird berichtet.

Die stetige Konfrontation mit aggressiven oder unfreundlichen Patienten steigert nachweislich das Burnout-Risiko (von Hirschberg et al. 2009). Untersuchungen zeigen, dass Berufsanfänger einem deutlich höheren Risiko, einen Übergriff zu erleiden, ausgesetzt sind als Pflegende mit langer Berufserfahrung. Solche Erfahrungen sind immer Krisenerfahrungen. Das Angebot von Seminaren und Fortbildungen zur Gewaltprävention und Handlungskompetenz in Konfliktsituationen hat sich in den letzten Jahren deutlich verbreitert.

Die BGW (Berufsgenossenschaft für Gesundheitsdienst und Wohlfahrtspflege) bietet eine Ausbildung zum »Innerbetrieblichen Deeskalationstrainer« an. Gegebenenfalls kann man seinen Arbeitgeber von der Sinnhaftigkeit dieser Zusatzqualifikation überzeugen.

Daher kann es sehr hilfreich sein, im Voraus die bevorstehende Eskalation einer Situation zu erkennen. Hier folgen nun Einschätzungshilfen, die auf eine drohende Gefahr hinweisen:

Anzeichen drohender Gewalt

- verbale Androhungen von Gewalt
- verbale Provokationen
- starke physiologische Erregung (z. B. schneller Atem, rotes Gesicht, gepresste Stimme, angespannte Körperhaltung usw.)
- ausfallende Beschimpfungen

244

- nonverbale Zeichen (z. B. unangenehm langer Augenkontakt, Zähne zeigen, Fäuste ballen, mit dem Finger auf jemanden zeigen, dicht an jemanden herantreten)

Wenn man feststellt, dass ein hohes Gewaltrisiko besteht, ist es ratsam, sich zurückzuziehen und mit Kollegen und Vorgesetzten das weitere Vorgehen zu besprechen. Man kann seinen eigenen Gefühlen ruhig trauen. Wenn man in bestimmten Situationen Angst vor Übergriffen hat, sollte man diesen Gefühlen Beachtung schenken. Wichtig ist es, dass man sich nur in Situationen begibt, in denen man im Notfall Unterstützung (gegebenenfalls die Nachtschwester der Nachbarstation, den Arzt, den Wachdienst, die Polizei) herbeirufen kann. Manchmal ist es besser, Pflegemaßnahmen zu verschieben, bis ausreichend Personal zur Verfügung steht.

Phasen eines Angriffs

Ein Gewaltakt ist eine Abfolge bestimmter Phasen, in denen unterschiedliche Möglichkeiten der Abwendung des Geschehens bestehen.

- Auslösung

Die Auslösung ist die Phase, in der eine Person anzeigt, dass sie sich von ihren normalen Handlungsweisen entfernt. Dies können Kleinigkeiten sein, z. B. die Weigerung, sich hinzusetzten, die Unfähigkeit zu warten, bis der Gesprächspartner den Satz beendet hat, das Ignorieren von Hilfsangeboten usw. Je schlechter man eine Person kennt, umso leichter übersieht man diese Frühwarnzeichen eines Zornesausbruchs. **Phase der Erregung**

Ist die Phase der Erregung erst einmal eingetreten, können es Kleinigkeiten sein, die einen Ausbruch auslösen. Es können beispielsweise Missverständnisse sein, die aufgrund einer Hörbehinderung eintreten, ein Mangel an Privatsphäre oder auch Müdigkeit, die zum Auslöser werden.

Das Potenzial, um einen Ausbruch von Aggression zu vermeiden, liegt in dem rechtzeitigen Erkennen der Lage. Dazu muss man seine Mitmenschen genau beobachten und bereit sein, das Feld zu räumen. Denn in dieser Phase ist es besser, man bietet keinen Anreiz, um die Eskalation auszulösen. **Maßnahmen**

- Eskalation

Hat man die Anzeichen der Erregung nicht erkannt oder trotzdem etwas getan, was »das Fass zum Überlaufen bringt«, kommt es zu einer weiteren Steigerung der Erregung. Die betroffene Person verschließt sich zunehmend vernünftigen Argumenten und Handlungen. Häufig fasst sie die Reaktionen von anderen als aggressiv auf, obwohl sie es gar nicht sind. Hebt man z. B. den Arm, kann das als Bedrohung interpretiert werden. Schon ein Blickkontakt kann als Provokation angesehen werden. Unbewusst sucht der Angreifende nach einem Grund, der seinen Übergriff rechtfertigen könnte. **Steigerung der Erregung**

245

Maßnahmen

In dieser Phase ist es wichtig, so früh wie möglich einzugreifen. Dies geschieht, indem man die betroffene Person von der unmittelbaren Umgebung entfernt und sich selbst auch entfernt, sofern für andere Patienten/Betreute keine Gefahr droht (z. B. in einem Einzelzimmer) oder indem man die Person durch eine andere Aufgabe oder ein anderes Thema ablenkt.

- Krise

Kontrollverlust

Sind die Versuche der Intervention misslungen, kommt es zur Krise. Je mehr die Erregung zunimmt, umso weniger Kontrolle hat der Betroffene über sich selbst. Die Erregung kann sich in Form von Attacken gegen Gegenstände (z. B. Möbel, Geschirr) oder gegen andere Menschen richten.

Nicht erfolgversprechend ist jegliche Intervention, die auf ein rationales Verhalten ausgerichtet ist, da der Betroffene in diesem Zustand nicht vernünftig reagieren kann. Jede Konfrontation wird die Erregung noch verstärken.

Es ist ratsam, sich auf die eigene und auf die Sicherheit anderer Anwesender zu konzentrieren. Versuche, den Angreifenden zu berühren oder festzuhalten, sind gefährlich. Die Möglichkeiten, Sicherheit aufzubauen, sind begrenzt: Man kann nach Flucht- oder nach Verteidigungsmöglichkeiten suchen oder Hilfe herbeirufen.

Der Angreifer ist zu diesem Zeitpunkt davon überzeugt, dass sein Angriff gerechtfertigt ist.

- Erholung

Rückkehr zu normalem Verhalten

Nach einem Gewaltakt kehrt die Person erst langsam zu normalem Verhalten zurück. Die äußerliche Beruhigung trügt. Werden in dieser Phase Interventionsversuche unternommen, wie z. B. ein Gespräch über die vorangegangene Situation, kann es zu einem Rückfall in das aggressive Verhalten kommen. In dieser Phase ist der Betroffene sehr empfindlich für alle möglichen Auslösefaktoren, ähnlich wie in der ersten Phase. Besonders gefährlich sind solche Rückfälle, da die Krise ohne Vorwarnung erneut eintreten kann.

Maßnahmen

Das richtige Verhalten ist es, sich der Gefahr eines Rückfalls bewusst zu sein und weiterhin für die eigene und die Sicherheit anderer Anwesender zu sorgen.

- Depression nach der Krise

Erschöpfungsphase

In dieser Phase tritt eine geistige, emotionale und körperliche Erschöpfung ein. Es kann zu Gefühlen der Reue, der Schuld, der Scham oder der Verzweiflung kommen. Nach und nach kann sich die Person den Hilfsangeboten öffnen, über den Zwischenfall sprechen, die Zusammenhänge verstehen und möglicherweise dessen Wiederholung vermeiden.

Diese Phasen dienen dazu, einen Prozess zu beschreiben und zu verstehen, um in Situationen der Gewalt angemessen handeln zu können.

246

Auch die Opfer von Angriffen durchlaufen ähnliche Phasen. In der Eskalationsphase steigt die Erregung des Opfers ebenfalls stark an und hat in der Krise ihren Höhepunkt. Das wirkt sich auf die Situation insofern aus, als dass derjenige, der eigentlich einen kühlen Kopf bewahren muss und für Sicherheit sorgen soll, ebenfalls in seiner vernünftigen Handlungsfähigkeit gehemmt ist. Das Wissen um diese Zusammenhänge kann das Verhalten in solchen Situationen verbessern.

Ablauf der Phasen auf Seiten des Opfers

Reaktionen auf einen Angriff

Wird man Opfer eines Angriffs, auch wenn es nur ein verbaler ist, treten unterschiedliche Gefühle auf. Im Allgemeinen hat man zunächst Angst, gefolgt von Erstaunen, das schließlich in Wut mündet. Dicht auf die Wut folgen Schuldgefühle.

Schuldgefühle

Häufig empfinden sich Helfer als mitverantwortlich für die Eskalation einer aggressiven Situation. Betroffene glauben oft, dass eine mangelnde berufliche Qualifikation der Grund war, weshalb sie es nicht geschafft haben, die Situation zu entschärfen. Schuldgefühle führen zu Selbstzweifeln und Selbstvorwürfen und zerstören Zuversicht und Autorität.

Wichtig ist es in solchen Fällen, sich Unterstützung bei Kollegen und Freunden zu holen, mit denen man den Vorfall besprechen kann. Solche Unterstützung kann das berufliche Selbstwertgefühl wieder stärken.

Maßnahmen

Konkrete Interventionsmöglichkeiten

Das beste Mittel, um mit Aggressionen umzugehen, ist, sie zu vermeiden. Da das nicht immer möglich ist, muss man andere Wege gehen. Es ist wichtig, auf Anzeichen von Gewalt in einer Situation bei sich selbst, bei Kollegen und bei Patienten zu achten.

Eine Risikoeinschätzung vorzunehmen, auch wenn eine Vermeidung nicht möglich ist, ist dennoch wichtig. Durch sie werden einem die Gefahren einer Situation bewusst, und man reagiert reflektierter und bedachter. Weiterhin gibt es verschiedene Möglichkeiten, die zur Entschärfung einer Situation beitragen können. Bei der Anwendung der folgenden Tipps muss allerdings bedacht werden, dass die Möglichkeit, rational und vernünftig Einfluss zu nehmen, nicht immer gegeben ist. Wenn Angreifende z. B. aufgrund hirnorganischer Erkrankungen oder einer emotionalen Entgleisung nicht aufnahmefähig sind, hat man mit diesen Strategien wenig Chancen.

Risikoeinschätzung und Vermeidungsstrategien

- Eine hilfreiche Taktik ist es, den Eindruck zu erwecken, man sei ruhig, beherrscht und zuversichtlich. Dabei sollte man nicht abweisend oder bestimmend sein. Es reicht schon, wenn man so nach außen wirkt. Man sollte möglichst so normal wie möglich weitersprechen.

Hilfreiche Tipps für Pflegeberufe

- Man sollte versuchen, das Erregungsniveau zu verringern, indem man wenig bedrohlich auftritt und den Betroffenen an frühere Hilfeleistungen erinnert.
- Wenn man in eigenen Worten die Aussagen des Betroffenen wiederholt und spiegelt (▶ Kap. 8.6), kann man das Gefühl vermitteln, dass man ihm zuhört und ihn versteht.
- Es hilft, wenn man dem Gegenüber vermittelt, dass man ihn versteht, indem man seine Gefühle benennt.
- Wenn man offene Fragen stellt, animiert man den Aggressor zum Sprechen und gewinnt Zeit. Vielleicht denkt er auf diese Weise über seine Lage nach.
- Die Anpassung an die Stimmungslage der Situation kann ebenfalls hilfreich sein.
- Man sollte wertende oder kritische Aussagen vermeiden.
- Ablenkungsmanöver sind manchmal fruchtbar. Wenn man etwas zu trinken oder zu essen anbietet, eine andere Aufgabe stellt, einen Witz erzählt o. Ä., kann sich die Situation entspannen. Man kann Zerstreuungen anbieten, sich nach Familienangehörigen oder Freunden erkundigen usw.
- Ist der Angriff darauf ausgerichtet, die Vorherrschaft über eine Situation zu erlangen, ist es nützlich, Unterwerfung vorzuspielen. Man sollte auch dann sprechen, um die Aufmerksamkeit auf andere Dinge umzuleiten.
- In der Eskalationsphase kann man gelegentlich Kompromisse aushandeln, indem man Zugeständnisse macht, wenn der Betroffene zur Beendigung seiner Aggression bereit ist. Oder man bittet um kleine Zugeständnisse, um später größere Zugeständnisse einzufordern.
- Ist ein Angriff offensichtlich, sollte man nach Fluchtmöglichkeiten suchen. Man kann zum Schutz versuchen, einen großen Gegenstand zwischen sich und den Täter zu bringen. Man sollte dem Aggressor nie den Rücken zuwenden. Bei einem Fluchtversuch sollte man langsam rückwärts gehen.
- Einer bewaffneten Person sollte man sich nie nähern. Man sollte sie auffordern, die Waffe niederzulegen.
- Weitere gefährliche Gegenstände sollten, sofern möglich, entfernt werden.
- Sollten andere Menschen dieser Situation tatenlos zusehen, ist es nützlich, wenn man eine spezielle Person anspricht und klare Anweisungen gibt, wie z. B. die Polizei, Kollegen oder den Arzt zu holen. Ansonsten sollten andere Personen den Gefahrenbereich räumen.
- Man sollte vermeiden, selbst vor Angst zu erstarren, sondern stattdessen irgendetwas tun.
- Als Team sollte man Geschlossenheit, Stärke und erhöhte Präsenz zeigen.
- Wenn die Möglichkeit besteht, kann man dem Aggressor eine Rückzugsmöglichkeit anbieten, um seine Gedanken und Gefühle zu ordnen. Hierbei darf er nicht gänzlich unbeobachtet gelassen werden, um Eigengefährdungen vorzubeugen. Aber er hat die Chance »sein Gesicht zu wahren«.
- In der Erholungsphase ist es hilfreich, wenn man dem Betroffenen klarmacht, dass wieder Normalität eingekehrt ist. Das kann in dieser Phase

Rückfälle verhindern. Es hilft, so zu tun, als hätte man alles unter Kontrolle, indem man klare Anweisungen gibt.

Alle diese Strategien basieren darauf, die eigene Angst unter Kontrolle zu haben und darauf dass die aggressiven Personen auf verbale Ansprache oder auf den Klang der Stimme reagieren. Die Kontrolle der eigenen Angst ist schwer, besonders wenn die Lage ernst ist. Es kann angstmindernd sein, die möglichen Verhaltensstrategien in Gedanken durchzugehen.

Kontrolle der eigenen Angst

Eine genaue Dokumentation solcher Vorfälle ist unumgänglich. Eine Analyse der Situation (siehe unten), zukünftige Möglichkeiten der Gewaltvermeidung, Verhaltenstherapie, Medikation, sinnvolle Schichteinteilung oder gegebenenfalls auch die Überstellung des Patienten in eine Fachklinik sollten erörtert werden.

Konkrete Gewalt gegen Patienten und Betreute

Gewalt hat in der Pflege viele Gesichter

Eine bestürzende Tatsache ist, dass verdeckte Gewalt gegen Patienten und Betreute beschrieben wird, die sich in unzureichender, unterlassener, unprofessioneller Pflege in den Bereichen Umgangsformen, Mobilität, Körperpflege, Ernährung, Ausscheidung und Bekleidung äußert (ZQP 2014). Zur Sensibilisierung für so interpretierbare Übergriffe führe ich sie ausführlich auf, denn nur wenn man sich darüber bewusst ist, dass normale Pflegehandlungen schnell zu Gewalt werden können, kann man sie erkennen und etwas dagegen tun.

Umgangsformen:

- unaufgefordertes Duzen
- Verwendung von Schimpfwörtern
- Unterhaltung über den Pflegebedürftigen hinweg
- Rügen (»Haben Sie schon wieder …«)
- abfällige Äußerungen
- Verweigerung von Hilfsmitteln (Hörgerät, Brille, Gehhilfen, Prothese)
- Entwenden der Klingel
- Betreten des Zimmers ohne anzuklopfen
- verkindlichende Sprache
- ignorierendes Verhalten

Mobilität:

- Anwendung von freiheitsentziehenden Maßnahmen
- Benutzung von Sesseln mit angebrachtem Tisch (indirekte Fixierung)
- Einschränkung des Bewegungsspielraumes (z. B. den Rollstuhl zu eng an einen Tisch schieben)
- unregelmäßige Lagerung oder Lagerung gegen den Willen des Patienten
- Mobilisation gegen den Willen des Patienten

- Verabreichung von Schlaf- und Beruhigungsmitteln ohne ärztliche Anordnung

Körperpflege:

- nächtliches Waschen
- Zwang zur Körperpflege
- unzureichendes oder schmerzhaftes Abfrottieren
- ungewolltes Frisieren, Haareschneiden, Rasieren oder Belassen eines Bartes
- ungewollte Anwendung von Pflegemitteln
- Verwendung zu hoher oder zu niedriger Waschtemperatur
- Waschungen ohne Sichtschutz

Ernährung:

- Vorenthaltung von Ess- und Trinkhilfen
- Anwendung von Lätzchen oder Plastikgeschirr
- zu hastiges Anreichen von Essen oder Trinken
- nicht ausreichende Nahrungs- oder Flüssigkeitsgabe
- unerreichbare Platzierung der Nahrung
- routinemäßige Verabreichung von passierter Kost

Bekleidung:

- ungewolltes Anziehen bestimmter Kleidungsstücke
- dauerhafte Bekleidung mit Nachthemden
- zu kühle oder zu warme Bekleidung
- Verwendung schmutziger Kleidungsstücke
- Verweigern von individuellen Wünschen

Ausscheidungen:

- Benutzung von Inkontinenzhosen gegen den Willen von Betreuten
- Verwendung von Dauerkathetern ohne gezielte Indikation
- zu seltene Begleitung zu Toilettengängen
- Einrichtung von Abführtagen

Bei meiner Auseinandersetzung mit dieser Liste bestürzte es mich besonders, wie subtil Gewalt in Pflegemaßnahmen sein kann, hatte ich doch zuvor wohl eine eher naive, undifferenzierte Sicht auf dieses Thema. Es ist wichtig, die Augen nicht vor Gewalt im Pflegealltag zu verschließen, gleichzeitig ist es schwer, beabsichtigte Gewalt von Unterlassungen aufgrund von Zeitmangel und Pflegenotstand abzugrenzen. Letztendlich kann man jede Pflegehandlung mit Gewalt füllen, wenn man es darauf anlegt. Problematisch ist es manchmal, seinen Pflegeauftrag gewaltlos zu erfüllen, wenn der Patient alle Pflegemaßnahmen ablehnt. Einerseits ist es laut der

250

obigen Liste »Gewalt«, wenn man einen Patienten gegen seinen Willen lagert, andererseits ist es »Gewalt«, wenn es aufgrund von Nichtlagerung zum Dekubitus kommt – eine Zwickmühle. Hier ist Kreativität und Behutsamkeit gefragt, um diese Gratwanderung zu schaffen. Z. B. kann man in diesem Beispiel konkret überlegen, welche anderen Maßnahmen einen Dekubitus verhindern (Mikrolagerung, Spezialmatratzen, Druckentlastung durch Lagerungsmittel), oder durch Entspannungsmaßnahmen und angemessene Schmerztherapie eine Lagerungseinwilligung doch herbeiführen. Solche Situationen sind echte Herausforderungen im Pflegealltag.

Beobachtet man grobe, gewalttätige Pflege bei Kollegen, oder hat man auch nur einen vagen Verdacht, kommt es zu einem Loyalitätskonflikt. Oft kann man eine aggressive Reaktion auch nachvollziehen, da man die Schwierigkeit der Pflege bei bestimmten Patienten kennt. Sollten Sie in eine solche Lage geraten, muss man unbedingt das Gespräch suchen, sich einmischen, handeln und darf auf keinen Fall mitwissender Zuschauer bleiben. Schuldgefühle, die einen dann belasten, rauben eigene Energie, und ein Arbeiten unter solcher Anspannung ist extrem belastend. Mitverantwortlich ist jeder, der mit einer Gewaltsituation konfrontiert ist.

Wie erkennt man Misshandlungen an Patienten?

Unerklärliche kleine oder größere Verletzungen bei Patienten können auch Folgen von groben bis gewalttätigen Pflegehandlungen sein. Wunden, Hämatome in unterschiedlichen Heilungsstadien und an bestimmten Stellen (z. B. Blutergüsse an Handgelenken, geplatztes Trommelfell, Verletzungen im Gesicht) können ein Indiz für Fremdeinwirkung sein, dem man nachgehen muss. Betreute können Verhaltensänderungen zeigen, sie werden scheu und schreckhaft, ziehen sich zurück und reagieren ängstlich. Auch aggressives Verhalten kann daher rühren. Apathie, Schlafstörungen und eine hohe Erregbarkeit können Hinweise auf Gewalt sein.

Hilfe und Notruftelefone für alle Beteiligten gibt es beim Zentrum für Qualität in der Pflege, welches dem Bundesministerium für Familie, Senioren, Frauen und Jugend untersteht (www.pflege-gewalt.de). Ganz besonders wichtig ist es, dieses im Team anzusprechen und im Team gemeinsam zu bearbeiten.

Wichtig: Wenn eine Aggressionssituation vorüber ist, ist es ratsam, darüber nachzudenken und herauszufinden, wie sie zustande kam. Die Erkenntnisse aus einer nachträglichen Situationsanalyse helfen, die Ursachen, die zur Eskalation geführt haben, zu verstehen und die aversiven Reize im weiteren Verlauf der Pflegebeziehung zu vermindern. Aggressive Verstimmungen haben meistens einen Grund. Wenn man herausfindet, welche Ursachen eigene Verstimmungen dieser Art im Umgang mit Patienten haben, kann man diese unangenehmen und beschwerlichen Gefühle besser bewältigen.

10.4.1 Selbstreflexion

Aggressive Verstimmung

Wo liegen Ihre Grenzen der Toleranz? (in Anlehnung an Breakwell 1998)

Kreuzen Sie bitte Zutreffendes an.

Wenn der Angreifende ein Kind ist	Toleriere ich	Toleriere ich nicht
Heftiges Fluchen	☐	☐
Gewaltandrohung	☐	☐
Schubsen/Stoßen	☐	☐
Kratzen	☐	☐
Schlagen	☐	☐
Treten	☐	☐
Angriff mit einer Waffe	☐	☐

Wenn der Angreifende erwachsen ist	Toleriere ich	Toleriere ich nicht
Heftiges Fluchen	☐	☐
Gewaltandrohung	☐	☐
Schubsen/Stoßen	☐	☐
Kratzen	☐	☐
Schlagen	☐	☐
Treten	☐	☐
Angriff mit einer Waffe	☐	☐

Wenn der Angreifende betagt ist	Toleriere ich	Toleriere ich nicht
Heftiges Fluchen	☐	☐
Gewaltandrohung	☐	☐
Schubsen/Stoßen	☐	☐
Kratzen	☐	☐
Schlagen	☐	☐
Treten	☐	☐
Angriff mit einer Waffe	☐	☐

Wenn der Angreifende vermindert zurechnungsfähig ist

	Toleriere ich	Toleriere ich nicht
Heftiges Fluchen	☐	☐
Gewaltandrohung	☐	☐
Schubsen/Stoßen	☐	☐
Kratzen	☐	☐
Schlagen	☐	☐
Treten	☐	☐
Angriff mit einer Waffe	☐	☐

Inwiefern lassen sich Unterschiede in Ihrer Einschätzung der verschiedenen Personengruppen feststellen?

_____

_____

_____

Wie niedrig oder hoch schätzen Sie Ihre Aggressionstoleranz generell ein?

_____

_____

_____

Nehmen Sie Ihre Grenzen ernst und behaupten Sie diese gegen Übergriffe, denn jede Grenzüberschreitung empfindet man als verletzend. Werden Ihre Grenzen nicht klar von Ihnen formuliert und verteidigt, kommt es leichter zu Übertretungen, die ihrerseits Aggressionen und Widerwillen hervorrufen.

Anregung

Wie verhalten Sie sich, wenn Sie wütend oder aggressiv sind? (in Anlehnung an Breakwell 1998)

	häufig	manchmal	nie
Sie bleiben kühl und beherrscht.	☐	☐	☐
Sie bleiben ruhig.	☐	☐	☐
Sie sagen boshafte Dinge.	☐	☐	☐
Sie sind sprachlos.	☐	☐	☐
Sie versuchen, die Situation zu beenden.	☐	☐	☐
Sie möchten jemanden seelisch verletzen.	☐	☐	☐
Sie möchten jemandem körperlich wehtun.	☐	☐	☐
Sie wollen die Ursache Ihrer Wut zerstören.	☐	☐	☐

	häufig	manchmal	nie
Sie ärgern sich über sich selbst.	☐	☐	☐
Sie fühlen sich schuldig.	☐	☐	☐
Sie schreien oder brüllen.	☐	☐	☐
Sie weinen.	☐	☐	☐
Sie bekommen einen Wutausbruch.	☐	☐	☐
Sie schlucken das Gefühl hinunter.	☐	☐	☐
Sie haben längerfristig schlechte Laune.	☐	☐	☐
Sie sind unfähig, die Ursache Ihrer Wut direkt anzugehen.	☐	☐	☐
Sie denken noch lange über den Vorfall nach.	☐	☐	☐
Sie machen drohende Gesten.	☐	☐	☐
Sie entziehen der anderen Person die Zuneigung.	☐	☐	☐
Sie verlieren die Selbstkontrolle.	☐	☐	☐
Sie verlieren den Respekt vor anderen beteiligten Personen.	☐	☐	☐
Sie richten Ihre Wut auf Gegenstände.	☐	☐	☐
Sie zeigen Ihre Wut im allgemeinen Benehmen.	☐	☐	☐

Bei welchen Aussagen haben Sie »häufig« angekreuzt? Können Sie Gemeinsamkeiten entdecken? Formulieren Sie Ihre Selbsteinschätzung, indem Sie herausfinden, ob Sie eher verbal oder körperlich, direkt oder verlagert, ruhig oder äußerlich erregt gegen sich selbst oder gegen andere agieren.

_____

_____

_____

Bewertung Ihr eigenes Verhalten hat großen Einfluss auf den Verlauf einer aggressiven Situation. Indem Ihnen Ihre eigenen Reaktionsmuster bekannt sind, können Sie diese besser kontrollieren und somit an dem Verlauf der Situation bewusster mitwirken. Sie sind den Fremdaggressionen nicht mehr hilflos ausgeliefert, sondern haben bessere Einflussmöglichkeiten. Auch eigenes aggressives Verhalten kann hierdurch aufgespürt und hinterfragt werden.

Anhand eines Beispiels möchte ich Ihnen den Prozess eines aggressiven Geschehens veranschaulichen.

Beispiel

Neulich betreute ich einen jungen Mann, der einen Verkehrsunfall erlitten hatte. Er hatte neben geringfügigen knöchernen Verletzungen ein leichtes Schädel-Hirn-Trauma mit einer Frontalhirnschädigung. Er war wieder bei Bewusstsein, wenn auch noch leicht desorientiert und sexuell enthemmt, wobei Letzteres auf die Frontalhirnkontusion zurückzuführen war.

Die erste Zeit verlief alles ganz gut. Da der Patient mobilisiert werden sollte, wollte ich ihn in den Sessel setzen. Dazu hatte er keine Lust und warf mir voller Verachtung »Fick dich doch selbst!« an den Kopf.

Zuerst war ich erstaunt, überrascht und verunsichert und entfernte mich von dem Bett. Mein erster Gedanke war, dass ich diesen Patienten gar nicht mehr pflegen wollte, am liebsten hätte ich ihn an einen Kollegen abgegeben. Mein zweiter Gedanke war es, diesen Angriff nicht einfach zu schlucken, sondern meine Grenzen zu verteidigen, was ich dann auch tat. Seine Erkrankung war zwar die Ursache für sein unflätiges Verhalten, aber da der Patient ansonsten nicht mehr so stark verwirrt war, hoffte ich, er würde meine Aussage verstehen. Ich ging ans Bett und sagte deutlich und bestimmt, dass ich mir solche Ausdrücke verbitten würde. Ich sprach sogar eine leere Drohung aus: »So etwas sagst du nur einmal zu mir!«

Daraufhin sagte der Patient gar nichts und sah mich nur erstaunt an. Tatsächlich kam es in diesem Spätdienst zu keinem weiteren Zwischenfall mehr, obwohl ich mich innerlich stark von dem Patienten distanzierte. Ich fühlte mich weiterhin verletzt und unwohl, hatte aber das Gefühl der Kontrolle über die Situation.

Analyse

Der Ausruf des Patieneten »Fick dich doch selbst« war für mich ein aversiver Reiz. Ich fühlte mich angegriffen und verachtet und reagierte mit Fluchtverhalten und Vermeidung. Nach einer kurzen Reflexion überwog mein Bedürfnis nach Selbstbehauptung, woraus sich ein verbaler Gegenangriff ergab. Ich entzog dem Patienten meinen Respekt, indem ich ihn intuitiv duzte statt siezte. Danach beruhigte sich die Lage mit dem Ergebnis einer kühlen, pragmatischen Pflegebeziehung.

Phasen der Aggression beim Patienten

Mein Mobilisationsvorschlag führte sogleich zu einer verbalen Eskalation und Krise beim Patienten. Nach meiner Entgegnung kam es bei ihm zum Rückzug und infolge meines distanzierten Verhaltens und der Aufschiebung der Pflegemaßnahme zur Erholung.

Phasen der Aggression bei mir als Pflegekraft
Der verbale aversive Reiz führte bei mir zunächst zu einer Verunsicherung und dann zeitnah zu einer Eskalation und Krise, die durch eine Drohung mit verachtendem Verhalten zum Ausdruck kam. Ich intervenierte durch Gegenaggression. Mittels Distanz und innerem Rückzug kam es meinerseits zur Erholung, die allerdings später in eine kurze Depression mündete, da ich mich meiner Unprofessionalität schämte.

Anhand einer solchen Analyse wird klarer, was eigentlich passiert ist. Für mich wurde verständlicher, was die Reaktion des Patienten und auch meine eigene ausgelöst hatte. Da die Situation schwierig war, half mir die Analyse, sie aufzuarbeiten und zu bewältigen.

Wann haben Sie in der letzten Zeit eine aggressive Situation erlebt? Skizzieren Sie diese stichwortartig und analysieren Sie sie in der Form des obigen Beispiels.
    Nicht immer treten alle Phasen der Aggression auf, wie sie oben beschrieben wurden. Lassen Sie fehlende Stadien einfach weg.

Beispiel

_____

_____

_____

Analyse

_____

_____

_____

Phasen der Aggression für den Patienten/Betreuten

_____

_____

_____

Phasen der Aggression für die Pflegekraft

_____

_____

_____

Nach dem Erlebnis von Aggressivität ist es immer ratsam, über die Ursachen und den Ablauf von zwischenmenschlichen Auseinandersetzungen nachzudenken. Gerade bei Patienten oder Heimbewohnern, mit denen man über eine lange Zeit eine pflegerische Beziehung eingeht, hilft dieses Vorgehen, um zukünftige Situationen besser in den Griff zu bekommen und somit einem Burnout-Syndrom vorzubeugen.

Anregung

Man kann aggressive Situationen auch auf andere Weise bearbeiten. Rufen Sie sich eine weitere Situation aus dem Arbeitsalltag ins Gedächtnis, die von aggressiver Stimmung geprägt war und bearbeiten Sie folgenden Fragebogen (vgl. Kienzle/Paul-Ettlinger 2001, 2013).

Fragestellungen	ja	nein
Hatte der Patient/Bewohner Hunger, Durst, Schmerzen oder ein Schlafdefizit?	☐	☐
Gab es zuvor ein besonderes Erlebnis oder eine Kränkung?	☐	☐
Fühlte sich der Patient/Bewohner einsam?	☐	☐
Fühlte er sich unterfordert oder überfordert?	☐	☐
Hatte er Angst vor einem bestimmten Ereignis?	☐	☐
Hatte er mit Ihrer Persönlichkeit Probleme?	☐	☐
Gab es bereits Konflikte mit anderen Pflegekräften?	☐	☐
Bekam er stimmungsbeeinflussende Medikamente?	☐	☐
Lag Drogenkonsum vor?	☐	☐
Bestand eine verhaltensbeeinflussende Gehirnerkrankung?	☐	☐
Hatte er Angst vor dem Sterben?	☐	☐
Hat er sich durch Sie erschrocken?	☐	☐
Waren Sie ungeduldig oder hektisch?	☐	☐
Haben Sie seine Intimsphäre verletzt?	☐	☐
Haben Sie eine Mitteilung seinerseits missverstanden?	☐	☐
Haben Sie Frühwarnzeichen übersehen?	☐	☐
Haben Sie die Situation dominiert?	☐	☐
Hatten Sie negative Gefühle ihm gegenüber?	☐	☐

Fragestellungen	ja	nein
Haben Sie Vereinbarungen nicht eingehalten?	☐	☐
Fühlten Sie sich belastet oder krank?	☐	☐
Empfanden Sie Ihre Arbeitssituation als unbefriedigend?	☐	☐
Fühlten Sie sich unter Druck?	☐	☐
Hatten Sie zu dem Zeitpunkt persönliche Probleme?	☐	☐
Löste sein Zustand in Ihnen Ängste vor einer ähnlichen Erkrankung ihrerseits aus?	☐	☐

Fazit   Sie haben nun verschiedene Formen der Reflexion kennen gelernt. Benutzen Sie zum Aufarbeiten schwieriger Situationen diejenige, die Ihnen mehr liegt. Sicher haben Sie anhand der Fragestellungen bemerkt, wie stark auch die eigene Verfassung und Haltung einen zwischenmenschlichen Kontakt beeinflussen kann. Je mehr man über sich selbst herausfindet, umso ein größeres Wissen steht einem zur Verfügung, die Abläufe des Alltags zu verstehen und zu aller Gunsten zu meistern.

> **Haben Sie sich einem Patienten gegenüber schon einmal grob verhalten? (Schauen Sie auch noch einmal in obige Liste.) Wenn ja, was ist geschehen?**
>
> | | ja | nein |
> |---|---|---|
> | Ich habe den Patienten gröber als nötig angefasst. | ☐ | ☐ |
> | Ich habe die Pflegemaßnahme unwillig abgebrochen. | ☐ | ☐ |
> | Ich habe ungeduldig die Haare gekämmt und etwas gerupft. | ☐ | ☐ |
> | Ich habe aus Ungeduld aufgehört, zu füttern. | ☐ | ☐ |
> | Ich habe dem Patienten nicht mehr geantwortet. | ☐ | ☐ |
> | Ich habe die Pflegemaßnahme über den Patientenwillen gestellt. | ☐ | ☐ |
> | Ich habe Wünsche des Patienten mutwillig mißachtet. | ☐ | ☐ |
> | Ich habe einen Betreuten geduzt. | ☐ | ☐ |
> | Ich habe im Beisein des Patienten abfällig über ihn geredet. | ☐ | ☐ |
> | Ich habe laut über die Situation gestöhnt. | ☐ | ☐ |
> | Ich habe die Fäuste geballt und gedroht. | ☐ | ☐ |
> | Ich habe einem Patienten die Hände festgehalten. | ☐ | ☐ |
> | Ich habe einen Patienten ausgelacht. | ☐ | ☐ |
> | Ich habe einen Patienten länger als nötig warten lassen. | ☐ | ☐ |
>
> Sonstiges:
>
> _____
>
> _____

Bewertung   Sinn dieser Reflexion ist es nicht, Schuldgefühle zu verursachen. Diese subtilen Handlungen zu bemerken und vor sich selbst zuzugeben ist ein erster Schritt, sich und sein Verhalten zu ändern. Ich glaube, dass jedem, der ehrlich nachdenkt, ein Fehlverhalten einfallen wird (vgl. auch mein eigenes Analysebeispiel, als ich den Patienten unreflektiert geduzt habe). Der richtige Weg wäre, seine Anspannung frühzeitig wahrzunehmen und sich aus der Situation zurückzuziehen. Vielleicht kann ein Kollege die Situation übernehmen, oder man selbst unternimmt später einen zweiten Anlauf. Vielleicht stimmt auch die Chemie zu einem bestimmten Betreuten gar nicht, und ein Kollege sollte generell diesen Patienten übernehmen.

In unserer Ausbildung wurden wir stark auf die Wichtigkeit von Pflegemaßnahmen, Hygiene, Prophylaxen und Weiterem geprägt. Lehnt ein

Patient all das ab, was in unseren Augen für die Genesung oder Gesund-
erhaltung unverzichtbar ist, nehmen Pflegende diese Ablehnung häufig
persönlich. Dadurch ist man emotional in diese Situation involviert und
möchte seine pflegerische Handlungsplanung trotzdem realisieren. Rationale Erklärungen der Unterlassungsfolgen fruchten nicht immer – man
durchlebt einen inneren Konflikt. Hilfreicher, als dem Patienten daraufhin
Ablehnung zu zeigen, Gewalt anzuwenden oder sich innerlich zu zermür-
ben, ist es, diesen Vorfall genau zu dokumentieren und im Team nach
Lösungsmöglichkeiten zu suchen.

**Wer oder was hat Ihnen in einer Situation, in der Sie selbst zum Opfer
eines Angriffs wurden, bei der Bewältigung geholfen?**

**Welche Situation fällt Ihnen in diesem Zusammenhang ein, in der Sie
Ihrer Einschätzung nach richtig gut gehandelt haben?**

10.5 Trauer und Depression

Im Krankenhaus und in Pflegeheimen haben es Pflegekräfte sehr oft mit
Gefühlen der Niedergeschlagenheit, der Melancholie und der Trauer zu
tun. Der Begründer der Psychoanalyse, Sigmund Freud, sagte: »Trauer ist
die Sehnsucht nach etwas Verlorenem.« Die Inhalte dieses Abschnitts gehen
maßgeblich auf die wissenschaftlichen Arbeiten von Kübler-Ross (Kübler-
Ross 2001), Bowlby (Bowlby 1994, 2006) und Dörner/Plog (Dörner/Plog
2013) zurück.

Häufig ist das Erlebnis von Verlust die Ursache dieser Gefühle. Verlust
von Gesundheit, Verlust von Eigenständigkeit, Verlust von körperlicher
und geistiger Beweglichkeit, Verlust von Lebensqualität, Verlust naheste-
hender Angehöriger, Verlust des Wohlbefindens, Verlust von sozialem
Ansehen, um nur einige Beispiele zu nennen.

Verlust

Traurigkeit/Trauer

Ein trauriger, leidender Mensch weiß entweder, dass er in naher Zukunft etwas verlieren wird, oder er weiß, wen oder was er verloren hat, und sehnt sich danach zurück. Traurigkeit ist eine normale und gesunde Reaktion auf ein Unglück, das entweder bevorsteht oder schon eingetreten ist.

Eine normale Reaktion ist es, Trost und Hilfe bei einem vertrauten Menschen zu suchen. Tief in ihrem Inneren glauben die Menschen, sich wieder erholen zu können, sei es auch nur ein wenig. Manchmal weiß man als Pflegende dann nicht, wie man in dieser Situation reagieren soll.

Trotz großer Trauer kann immer noch Hoffnung bestehen. Findet ein trauriger Mensch niemanden, dem er sich anvertrauen kann, so wird seine Hoffnung sicherlich geringer, sie muss ihm aber nicht gänzlich abhanden kommen. Die Phase der Erholung wird dann länger dauern, aber das Selbstwertgefühl bleibt vorhanden. Solange ein aktiver Austausch mit der Außenwelt bestehen bleibt, sind die Gefühle eines Betroffenen eher als Hoffnung, Furcht, Wut oder Frustration zu bezeichnen, denn als Depression.

Depression

In einer depressiven Phase ist der Austausch mit anderen beeinträchtigt, teilweise erstirbt er gänzlich. Ferner ist das menschliche Handeln nicht mehr so organisiert wie in ausgeglicheneren Stimmungslagen. Eine solche Desorganisation äußert sich in der Unfähigkeit, Entscheidungen zu treffen, überhaupt irgendetwas zu tun und in allgemeiner Lustlosigkeit und Empfindungslosigkeit. Das Selbstwertgefühl ist in diesem Zustand gering. Erst wenn der Mensch sein Denken, Fühlen und Handeln auf neue Ziele richten kann, wenn er sein Handeln neu organisiert, hört die depressive Phase auf.

Die Depression ist ein menschlicher Schutzmechanismus, um die vorangegangenen unerträglichen Gefühle nicht mehr spüren zu müssen. Sie werden hinter einer Art Taubheit verschanzt. In diesem Abschnitt beziehe ich mich auf zeitlich begrenzte, depressive Phasen und auf depressive Stimmungen. Das volle Krankheitsbild einer Depression kann in diesem Rahmen nicht erörtert werden.

Wie äußert sich ein depressiver Zustand?

Allgemeine Stimmungslage

In diesem Zustand ist die Stimmung gleichgültig, hoffnungslos, empfindungsarm und ausgebrannt. Er zeichnet sich durch Antriebsarmut aus, und Betroffene fühlen sich gelähmt, kraftlos, teilnahmslos und entscheidungsunfähig. Auch das Denken verläuft in eine Sackgasse, man grübelt. Innere Unruhe und anhaltendes Jammern kommen gelegentlich vor.

Erleben von Urängsten

Die Urängste der Menschen, wie die Angst vor Schuld, vor Verarmung, vor Erkrankungen und vor Wertlosigkeit und Versagen werden verstärkt erlebt. Zusätzlich treten weitere Ängste auf, z. B. die Angst vor Begegnungen.

Gesundheit/Körperempfinden

Auch die Gesundheit des Körpers wird anders wahrgenommen als sonst, Betroffene fühlen sich todkrank, auch wenn keine körperlichen Erkrankungen auszumachen sind.

260

Die allgemeinen Körperempfindungen sind verändert. Depressive Menschen fühlen sich insgesamt kaputt, matt, zerschlagen und schlaff. Trotzdem leiden viele Betroffene unter Schlaflosigkeit. Bei Patienten in Krankenhäusern oder allgemein pflegebedürftigen Menschen entsteht hieraus ein Teufelskreis: Einerseits geschwächt durch die primäre Erkrankung, die in diesem Umfeld meist der Auslöser einer Depression ist, behindern diese Symptome den weiteren Verlauf der Genesung zusätzlich.

Depressionen verlaufen individuell, die o. g. Symptome treten unterschiedlich zutage.

Phasen der Trauer

Beobachtungen darüber, wie Menschen auf den Verlust eigener Gesundheit oder einer nahestehenden Person reagieren, zeigen, dass ihre Reaktionen verschiedene Phasen durchlaufen. Man spricht von: Betäubungsphase, Phase der Sehnsucht und der Suche nach dem Verlorenen, Phase der Desorganisation und Verzweiflung und Phase der Reorganisation. Diese Phasen der Trauer wurden von Kübler-Ross (Kübler-Ross 2001) und von Kast (Kast 2013) in qualitativen Studien untersucht und wie folgt beschrieben, Kränzle (Kränzle 2011) erarbeitete hilfreiche Umgangsmöglichkeiten mit diesen Situationen. Bei Menschen mit unheilbarer Prognose wird von »Sterbephasen« gesprochen. Diese Einteilung ist natürlich nicht als starres Schema anzusehen. Die Phasen laufen je nach Ursache, Persönlichkeit und Schwere des Verlustes ganz individuell ab. Sie können sich in der Reihenfolge ändern und sich in verschiedenen Zeitabständen und Intensitäten neu und unsortiert wiederholen. Dennoch beschreiben sie das emotionale Erleben der Betroffenen gut.

- Betäubungsphase   Verleugnung

Wie der Name dieser Phase schon sagt, fühlen sich Betroffene von dem Sachverhalt (z. B. Krankheit, Verlust eines Angehörigen, Trennung) wie betäubt. Das Geschehene kann nicht angenommen werden, Betroffene wollen ihre Situation nicht wahrhaben. In dieser Phase scheint alles unwirklich, wie ein böser Traum. Die Betäubung, die durch eine äußere Ruhe und Normalität geprägt ist, kann jeden Augenblick von einem Ausbruch heftiger Gefühle durchbrochen werden. Dies kann sich in Panikanfällen oder Wutausbrüchen äußern.

In dieser Phase kommt es vor, dass Patienten mit unheilbarer Prognose an Fehldiagnosen oder an Befundverwechslungen glauben. Die Verleugnung hat die Funktion, den Schock abzumildern, der Kranke braucht Zeit, die Realität zu ertragen. Daher fallen sachliche Argumente nicht auf fruchtbaren Boden. Vielmehr ist hier eine geduldige Haltung der Pflegenden hilfreich.

261

Aufbrechende
Emotionen

- Phase der Sehnsucht und der Suche nach dem Verlorenen

Einige Zeit nach der Phase der Betäubung beginnt der Betroffene, wenn auch nur episodisch, die Realität des Verlustes zu erkennen. Das führt zu Gram, Qual und Elend. Gleichzeitig bestehen große Unruhe und Schlaflosigkeit. Die Beschäftigung mit Gedanken an den Verlust ist mit dem Gefühl kombiniert, der vorherige Zustand würde sich wieder einstellen. Verlorene Menschen werden bisweilen in Tagträumen oder in der Realität gesucht.

Ein weiteres Kennzeichen dieser Phase sind Zorn und Bitterkeit. Auch der Zorn ist ein normaler Teil des Trauerprozesses. Er wird hervorgerufen durch Personen, die für den Verlust verantwortlich gemacht werden und ebenso von Umständen, die dem Trauernden bei seiner fruchtlosen Suche begegnen. So bekommen nicht selten auch Tröster diesen Zorn zu spüren, da sie den Betroffenen möglicherweise mit der Unwiederbringlichkeit des Verlusts konfrontieren. Anklagen und Undankbarkeit sind ebenfalls Anzeichen von Zorn. Er hält so lange an, wie der Verlust noch nicht dauerhaft akzeptiert worden ist.

Man kann diese Phase als ein Hin- und Herpendeln zwischen zwei geistigen Zuständen beschreiben. Auf der einen Seite steht das Unglaubliche des Geschehenen mit der Hoffnung, dass alles wieder gut wird, auf der anderen Seite die Realität mit all ihrem Schmerz und ihrer Sehnsucht.

Diese Emotionalität äußert sich in Unzufriedenheit mit allem, in Sonderwünschen und heftigen Streitigkeiten. Als Pflegende sollte man sich immer wieder klarmachen, dass man persönlich mit diesen Gefühlsausbrüchen nicht gemeint ist und sie auch nicht ändern kann.

Verhandeln/
Traurigkeit

- Phase der Desorganisation und Verzweiflung

Erst wer das Elend und den Gram ertragen kann, kann allmählich dahin gelangen, zu akzeptieren, dass er sein Leben neu einrichten muss. Alte Gewohnheiten, Verhaltensmuster und Denkstrukturen müssen verändert werden, um sich der neuen Situation anpassen zu können. In dieser Phase kann ein Trauernder leicht in Apathie und Depression verfallen. Alte Muster funktionieren in der neuen Situation nicht mehr und Alternativen sind noch nicht gefunden und erprobt. Daher sind das Denken, Fühlen und Handeln desorganisiert.

Oft fragt man sich als Betreuende, ob man über den Verlust reden sollte oder nicht. Sind die Betäubungsphase und die Phase der Sehnsucht und Suche durchlebt, macht es einen Betroffenen in der Regel nicht trauriger, wenn man über den Verlust redet. So kann man auch die eigenen Empfindungen ansprechen und der Situation den Druck nehmen.

- Phase der Reorganisation

In dieser Phase wird die neue Situation geprüft, und der Betroffene beginnt, über Wege nachzudenken, das Geschehene zu bewältigen. Eine Neudefinition der Rolle, in der man sich befindet, ist ebenso schmerzhaft wie wichtig, um sich in der neuen Situation zurechtzufinden. Sobald diese Hürde genommen ist, erkennt der Mensch, dass er versuchen muss, ungewohnte Rollen auszufüllen und neue Fertigkeiten zu erlernen. Je erfolgreicher der Betroffene die neuen Aufgaben meistert, desto vertrauensvoller und unabhängiger beginnt er sich zu fühlen. Erst wenn eine Neuorganisation des Selbst vollzogen ist, können Zukunftspläne gemacht werden.

Selbst in Lagen, in denen eine körperliche Erkrankung ständig bestehen bleibt oder weiter fortschreitet, kann diese Phase eintreten. Das äußert sich z. B. in der Organisation der eigenen (späteren) Pflegebedürftigkeit oder in der Beschäftigung mit dem Ablauf der eigenen Beerdigung.

Bei Sterbenden ist diese Phase von ruhiger Erwartung des Todes gekennzeichnet. Das Ruhebedürfnis ist groß, die Kraft schwindet. Der Rückzug sollte von Pflegenden akzeptiert werden, damit die Ablösung unterstützt wird. Durch das Schaffen von ruhiger Atmosphäre, durch behutsame, unaufdringliche Anwesenheit – sofern erwünscht – kann man diese Phase begleiten.

Betroffene erleben diese Phasen, die unterschiedlich lange dauern können, individuell. Jede birgt aber die Gefahr, in ihr zu verharren und in eine Sackgasse zu geraten. In diesen Fällen ist therapeutische Hilfe notwendig. Ebenfalls kann es zu unvorhergesehenen psychischen Zusammenbrüchen kommen, wenn sich ein Trauerprozess verkürzt oder gar nicht stattfindet. Immer dann, wenn eine solche dauerhafte Abwehr durchbrochen wird, gerät das Gleichgewicht ins Wanken. Auch in diesen Fällen muss therapeutische Hilfe in Anspruch genommen werden.

Wann bedarf es therapeutischer Hilfe?

Umgang mit trauernden oder depressiven Patienten und Betreuten

Einen trauernden Menschen trösten zu wollen ist sicherlich ein normales menschliches Bedürfnis. In vielen Kulturen der Welt ist es üblich, Menschen, die einen Verlust erlitten haben, nicht allein zu lassen. Aber nicht immer und überall ist man gefühlsmäßig dazu in der Lage, offenherzig zu trösten. Manchmal geht es einem vielleicht selbst nicht gut, und man hat keine Kraft, um anderen etwas zu geben. Eine bewusste Selbstwahrnehmung lässt einen seine eigene Kraft besser einschätzen. Trost hilft anderen Menschen nur, wenn er aufrichtig ist. Daher sollte man sich selbst nichts Unmögliches abverlangen und akzeptieren, dass man nicht immer die Rolle des Trösters übernehmen kann.

Allgemeines

Wenn man mit niedergeschlagenen Menschen zu tun hat, passiert es leicht, dass deren Stimmung auf einen abfärbt. Es ist gar nicht so leicht, sich dem Sog dieser Stimmungslage zu entziehen, sicherlich ist es Ihnen auch schon einmal so ergangen. Im Kapitel über Mitleid und Einfühlsamkeit wurde dieses Phänomen als gefühlsmäßige Ansteckung beschrieben.

Gefühlsmäßige Ansteckung

In diesem Zusammenhang ist es wichtig, dass Sie sich den Unterschied zwischen Mitleid und Einfühlsamkeit erneut klarmachen.

Ein hilfreiches Mittel, sich gegen das Übergreifen depressiver Stimmungen zu schützen, ist es, sich nicht in die Lage des Patienten oder Betreuten

Anteilnahme durch Identifikation

direkt einzufühlen, sondern in Gedanken bei sich selbst zu bleiben. Diesen Prozess kann man sich mit einer Fragestellung erleichtern, z. B.: »Wie kommt es, dass mir das Gesagte Angst oder bedrückende Gefühle macht?«. Das heißt nicht, dass man egoistisch oder verständnislos vorgehen soll, was ich meine ist die Suche nach gefühlsmäßigen Parallelen in sich selbst. Man kann sich hierbei an eigene durchgestandene Krisen erinnern und sich die ehemaligen Gefühle auf geistiger Ebene vergegenwärtigen. Dann behält man leichter den Boden unter den Füßen und verliert sich nicht in fremden Gefühlen, man ist ihnen nicht ausgeliefert. Diese Art der Anteilnahme wurde im Kapitel »Mitleid – Einfühlsamkeit«(▶ **Kap. 9**) als Identifikation bezeichnet.

> *Beispiele:* Diese Haltung kann man dem Patienten gegenüber auch in Worte fassen. Das könnte sich so anhören: »Ich kann Sie nicht gänzlich verstehen, denn ich kann nicht an Ihre Stelle treten. Ihre Stimmungslage ängstigt mich. Ihre niedergeschlagenen Gefühle kenne ich – zwar nicht in diesem Ausmaß, aber in ihrer Beschaffenheit. Daher brauchen Sie nicht das Gefühl zu haben, Sie seien mit Ihrer Erfahrung allein.«
>
> Oder: »Trotz der Situation, die wir hier gemeinsam erleben, bei der ich Sie unterstütze, bleiben Sie für mich ein anderer. Daher kann ich Ihnen die Bedeutung Ihrer Situation nicht erklären. Sie haben meine Solidarität, die Sie ermutigen soll, in sich selbst zu gehen.«
>
> Oder: »Ich kann Ihr Problem gut verstehen, aber ich kann es Ihnen nicht abnehmen. Ich kann Ihnen nur meine Begleitung in dieser Phase anbieten.«
>
> Ebenso kann man in Bildern sprechen, um die geteilte Erfahrung von depressiven Stimmungslagen auszudrücken, z. B.: »Sie haben Angst. Ihre Verzweiflung ist uferlos und Sie haben keinen Strohhalm, an den Sie sich klammern könnten.«

Reaktion des Patienten/Betreuten

Indem man bei sich selbst nach ähnlichen Gefühlserfahrungen sucht, beginnt auch der Betroffene, sich auf sein Inneres zu konzentrieren. Er beginnt zu suchen, sich zu befragen und sich selbst wahrzunehmen. Dieses kann der erste Schritt sein, der ihn aus seiner Stimmungslage herausführt. Er tut das, was er zuvor vermieden hat – nämlich über sich selbst zu reflektieren. Diese Form von Aktivität vermindert das Gefühl der Hoffnungslosigkeit. Daraus resultiert, dass der Patient nicht mehr ausschließlich auf die Hilfe von außen hofft, sondern beginnt, sich selbst zu helfen.

Der Aktivismus anderer wirkt sich oft zusätzlich lähmend auf depressive Menschen aus. Indem man in Gedanken bei sich selbst bleibt, begrenzt man deren Handlungsfreiheit weniger. Die eigene Haltung zeigt dem Patienten, dass man ihm nicht helfen kann, indem man Handlungen, die Motivation oder das Verstehen der Situation für ihn übernimmt. Ebenso hemmend können für Depressive Aufforderungen wie »Sie müssen aber …« oder »Jetzt machen Sie aber mal …« sein. Sie fördern die Niedergeschlagenheit, weil gerade das Müssen und Machen nicht geht.

Eine weitere Möglichkeit, sich vor diesen Gefühlslagen zu schützen, ist die Wahrnehmung des Menschen in seiner Gesamtheit. Ein Mensch ist nie vollständig depressiv. Es gibt Schwankungen in seiner Befindlichkeit. Gerade diese Schwankungen sind es, die zu einem Gesamtbild beitragen, in dem auch nichtdepressive Anteile ihren Platz haben.

Je besser auch der Patient selbst wahrnimmt, dass er einmal mehr oder weniger depressiv ist, desto weniger wird er sich seiner Gefühlslage ausgeliefert fühlen.

Gefühlsschwankungen wahrnehmen

Die Beziehung zu einem depressiven Menschen unterliegt einer besonderen Dynamik. Alle zwischenmenschlichen Begegnungen werden zu einem Teil der Depression. Die Schwierigkeit bei der Gestaltung solcher Beziehungen ist die Gratwanderung zwischen gegenseitigen Abhängigkeiten. Einerseits möchte man den Patienten nicht von sich abhängig machen und ihn in seiner Antriebsarmut noch bestärken, andererseits möchte man selbst nicht abhängig von seiner Stimmungslage sein.

Ein häufiger Mechanismus, der bei solchen Begegnungen abläuft, ist folgender: Das Elend des Patienten stimmt die Pflegekraft mitleidig. Sie möchte ihn schonen und entlasten, indem sie ihm Aufgaben abnimmt, Aufgaben, die er selbst erledigen könnte, nicht die Aufgaben, die er aufgrund körperlicher Einschränkungen nicht selbst ausführen kann. Die Pflegekraft ist fürsorglich, nimmt ihn in Schutz und tröstet ihn. Ein depressiver Mensch appelliert stark an die Hilfsbereitschaft von anderen. Aber sobald Pflegekräfte zu stark nach ihren Trost- und Hilfsgefühlen handeln, hat man sich von seinen eigenen Bedürfnissen lenken lassen und wird zu einem Mitspieler der Depression. Die Folge davon ist früher oder später, dass man negative Gefühle dem Depressiven gegenüber entwickelt – er geht einem auf die Nerven.

Umgang mit depressiven Patienten/Betreuten

Diese negativen Gefühle kommen zustande, weil die positive Rückmeldung für die Fürsorge ausbleibt, denn das Mitleid bestärkt den Depressiven eher in seiner Haltung. Hilfe steigert seine Hilflosigkeit, Entlastung steigert sein Gefühl der Belastung, und der Trost steigert seine Trostlosigkeit. Dieser Mechanismus ist wie ein Machtkampf. Die Schwäche des Patienten kontrolliert das pflegerische Handeln. Gerade dann ist es wichtig, auch die anderen Momente einer weniger depressiven Grundhaltung des Patienten wahrzunehmen, denn das kann einen vor der eigenen Hilfsbereitschaft schützen.

Eine normale Beziehung, die beiden Seiten ein unabhängiges Handeln ermöglicht, kann allein durch Offenheit aufgebaut werden. Das kann nur gelingen, wenn man dem Patienten mitteilt, welche Gefühle er in einem auslöst. Das hört sich sehr schonungslos an. Wichtig hierbei ist es, dass man ihm trotzdem das Gefühl der Achtung und des Vertrauens vermittelt. Letztendlich führt diese Offenheit aber dazu, dass sich der Patient nicht nur als Patient mit Depressionen, sondern auch als Mensch ernst genommen fühlt. Diese pflegerische Haltung erleichtert es dem Patienten, seine Gefühle seinerseits offen anzusprechen. In einer solchen normalisierten Beziehung

Offenheit in der pflegerischen Beziehung

ist es besser möglich, miteinander zu arbeiten und Hilfe zur Selbsthilfe zu leisten. Ebenso entlastet es einen selbst, über seine eigenen Gefühle zu sprechen. Diese Form der Distanz und des Umgangs mit depressiven Menschen erhält einem die eigene Handlungsfähigkeit.

Sterbebegleitung

Einschätzen der eigenen Belastbarkeit

Die Begleitung Sterbender ist eine ganz eigene Herausforderung für Pflegekräfte. Der Prozess des Sterbens, gerade wenn man ihn häufig erlebt, erfordert viel Kraft. Auf Palliativ- oder Pflegestationen, wo viele Patienten dieser letzten Begleitung bedürfen, ist das Personal daher besonders belastet.

Halfpap (Halfpap 2009) hat eine sehr interessante Doktorarbeit zum Umgang mit Tod und Trauer bei Krankenpflegekräften geschrieben. Es ist ein Zeichen der Zeit, dass sich jemand diesem Thema annimmt, wo doch sonst der Sterbende im Mittelpunkt allen menschlichen Wirkens steht. Die gute Begleitung von Seiten der Pflege, die harte, belastende Arbeit bedeutet auch für die Pflegenden Verlusterfahrungen, die betrauert werden müssen. Symptomatisch sind psychische Reaktionen wie wiederholtes Reden über die Situation, Nachdenken über den Verstorbenen, Gefühle der Hilflosigkeit, Wut, Kontrollverlust, Angst, Schock, Weinen und Sich-Zurückziehen. Physische Anzeichen der Trauer sind Erschöpfung, Kopfschmerz, Schlaflosigkeit oder Appetitverlust. Die Symptomatik kann schon nach einigen Stunden beendet sein, kann aber auch individuell länger andauern.

Was ist »gute« Sterbebegleitung?

Auch das Selbstbild als Helfer kann im Verlustfall Schaden nehmen. Die Unvermeidbarkeit eines Todes oder auch schwer zu beherrschende Schmerzen können als Macht- oder Kontrollverlust erlebt werden. In Gesundheitsberufen wird ein »Erfolg« oft mit einer Verbesserung des Gesundheitszustandes gleichgesetzt. Bei der Betreuung Sterbender muss also der Begriff »guter Pflege« umgedeutet werden, es müssen klare Vorstellungen darüber entwickelt werden, was man individuell als »gute, würdevolle Sterbebegleitung« erachtet. Sterbende selbst wünschen sich am Lebensende vor allem, von nahestehenden, vertrauten Menschen umgeben zu sein. Sie möchten ohne quälende Schmerzen, in würdevoller Atmosphäre Abschied nehmen können. Letzte Dinge sollen noch erledigt werden können und Beziehungen geklärt werden. Ihnen ist die Möglichkeit, sich über den Sinn des Lebens und Sterbens austauschen zu können, wichtig (Kränzle 2011).

Trauer von Pflegenden

Im täglichen Umgang mit Krankheit und Tod, über viele Berufsjahre hinweg, werden Pflegende fortwährend mit der eigenen Vergänglichkeit konfrontiert. Schmerz von Hinterbliebenen kann Angst vor eigenen Verlusten heraufbeschwören oder nicht verarbeitete, eigene Trauererfahrungen wieder aufleben lassen. Diese wiederholten Verlusterfahrungen machen Pflegende auch zu Trauernden, was allerdings nur selten anerkannt wird. Da der Tod zum beruflichen Alltag gehört, wird erwartet, dass Pflegende wissen, wie man damit professionell umgeht. Weder Gesellschaft noch Arbeitgeber oder Kollegen tragen diesem Sachverhalt Rechnung, indem sie Pflegenden ein Recht, zu trauern, eingestehen. Auch betroffene Pflegekräfte haben diese Haltung oft verinnerlicht und versuchen, ihre Gefühle zu unterdrücken. Es gibt weder Raum noch Zeit, diese Emotionen auszuleben, und die Bewältigungsstrategien sind oft unzureichend. Auch dies ist ein Zustand, der Burnout in der Pflege begünstigt.

Erschwerende, situative Faktoren in der Bewältigung von Sterbesituationen und Trauer in der Pflege sind (Halfpap 2009, Müller & Pfister 2012):

- Diskrepanzen zwischen dem Ärzteteam und der Pflege über die Notwendigkeit von speziellen Therapiemaßnahmen oder Operationen bei sehr schlechter Prognose
- den Tod von Patienten als eigenes Versagen zu empfinden
- einen Patienten aus Zeitmangel allein sterben lassen zu müssen oder die gesamte Situation nicht angemessen gestalten zu können
- Angst davor, Fehler zu machen, da die Situation endgültig ist
- Auseinanderdriften von pflegerischen Ansprüchen an gute Sterbebegleitung und wirtschaftliche Faktoren der Einrichtung
- der Tod junger Patienten oder der Tod von Kindern, hierbei wird der Tod vermehrt als ungerecht und sinnlos empfunden
- wenn jemand plötzlich und unerwartet aus dem Leben gerissen wird, hier hat man keine Möglichkeit, die bevorstehende Trauer zu antizipieren
- der Tod durch Suizid
- der Tod von Patienten nach Gewaltverbrechen
- wenn der bevorstehende Tod zu früh eintrat, bevor aktuelle Probleme gelöst oder eine würdevolle Situation geschaffen werden konnte
- der Tod nach Notfallsituationen oder erfolgloser Reanimation, wobei das medizinische Notfallmanagement als sehr invasiv, gewaltvoll und unwürdig erlebt wird
- wenn einem der Patient besonders nahe stand und es aufgrund dessen Lebenssituation zu einer vermehrten Identifikation mit dem Menschen kam
- ein besonders qualvoller, schwerer Tod mit langem Leidensweg, wobei die Symptomlinderung Schwierigkeiten bereitete
- die manchmal ausgeprägte Unruhe Sterbender auszuhalten
- starke eigene Angst vor dem Tod
- eigene ernste Erkrankungen, die zum Tod führen können
- eigene, unbewältigte oder zeitlich nahe Trauererfahrungen durch den Tod naher Angehöriger
- traumatische erste Erfahrungen als Berufsanfänger bei der Pflege Verstorbener
- der Umgang mit trauernden Angehörigen allgemein
- Aushalten und Begleiten der Trauer Angehöriger, die sehr starke Gefühle zeigen (lautes Weinen, Klagen oder Schreien)
- nach dem Tod eines Menschen direkt zur Tagesordnung im Stationsalltag übergehen zu müssen
- das Überbringen des Verstorbenen in die Pathologie (räumliche Eindrücke werden als beängstigend erlebt)

- eine zeitliche Häufung vieler Todesfälle, Häufung von Todesfällen zu Zeiten mangelnder Schichtbesetzung (an Wochenenden, an Feiertagen, nachts), »Sterbebegleitung am Fließband«
- Arbeitsüberlastung durch ein zu hohes Arbeitspensum und Mangel an Ressourcen unterschiedlichster Art

Diese Auflistung ist sehr umfangreich – und erhebt noch nicht einmal den Anspruch auf Vollständigkeit. So viele Belastungsfaktoren – was kann man dem entgegensetzen? Es ist unvermeidbar, dass diese Erlebnisse Eingang ins Privatleben finden. Sie belasten das Privatleben enorm.

Wie macht sich pflegerische Überlastung in der Sterbebegleitung bemerkbar?

Überlastungs-
symptome

In Kapitel 4.3 wurden allgemeine Symptome von Burnout erläutert. In Anbetracht der Vielzahl von Belastungsfaktoren erscheint es mir wichtig, Anzeichen der Überlastung durch Sterbesituationen hier gesondert zu behandeln. In der Studie »Wie viel Tod verträgt das Team« (Müller, Pfister, Markett & Jaspers 2009 in Müller & Pfister 2011) wurden drei grundlegende Typen der Reaktion herausgefiltert: *Streit, Ablehnung* und *Rückzug.*

Überredseligkeit

Am häufigsten wurde das Symptom der »Überredseligkeit« genannt. Was kann man darunter verstehen? Überredseligkeit ist eine Art »dysfunktionale« Kommunikation. Durch unstrukturierte ständige Wiederholungen, übermäßiges Psychologisieren, wenig gewinnbringendes Analysieren und Ausplaudern von intimen Details des Patienten hat das Miteinander-Sprechen keine entlastende Funktion mehr, sondern wird zu einer Art Selbstzweck. Oft wird in hohem Tempo gesprochen, Nebeninformationen werden plakativ beschrieben, Hypothesen, Diagnosen und andere Themen werden durcheinander geworfen und in einem Atemzug benannt. So eine Art Monolog wird selbst zu einer Art Belastung für das Team. Zuhörer reagieren irritiert, können nicht folgen, und niemand sorgt für den Abschluss des Gesprächs. Alle sind überfordert und schalten ab. Konstruktive Fragen wie z. B. »Kannst du noch mal in ein oder zwei Sätzen sagen, was von dem allen für dich das Wichtigste ist?« oder »Was steht an, was brauchst du als Nächstes?« fallen involvierten Kollegen in dem Moment nicht ein. Überredseligkeit ist zudem dadurch gekennzeichnet, dass die eigenen Gefühle nicht mehr in das Reden einbezogen werden und somit auch keine emotionale Verarbeitung stattfinden kann.

Reizbarkeit

Darauf folgend werden die Symptome Reizbarkeit und Spannungen zwischen den Berufsgruppen genannt. Zynismus im Team, Vorwürfe und ein Agieren gegeneinander sind dabei kennzeichnend. Es fällt auf, dass in solchen Teams häufig nach einem Schuldigen für die Misere gesucht wird. Unterstellungen von Illoyalität, mangelnder Motivation, Destruktivität und Nachlässigkeit kommen vor und sprengen die Zusammenarbeit. Es kommt auch zu Selbstvorwürfen innerhalb des gesamten Teams und Reue über gemeinsame Fehlentscheidungen, die für die schlechte Gesamtsituation verantwortlich gemacht werden. Diese Selbstvorwürfe sind ebenso wenig sinnvoll wie gegenseitige Vorwürfe.

Die Reaktion des Rückzugs wird deutlich, indem sich Teammitglieder, Patienten und Angehörige kurz angebunden begegnen und sogar diesen Begegnungen ausweichen. Es wird überlegt, aufreibende Aufgaben zu delegieren (an Seelsorger, Sozialarbeiter, Psychologen). Kollegiale Fachgespräche kommen zum Erliegen. Auch ein Rückzug zwischen Kollegen kommt vor. Rituale, die gerade in der Sterbebegleitung besondere Bedeutung haben, werden plötzlich abgelehnt und als unwirksam und als Zeitvergeudung empfunden. Es fällt auf, dass sich eine gefühlsferne Form der Kommunikation entwickelt, ungern werden Gespräche über Gefühlsinhalte getätigt da man sich auf diese Gefühle nicht mehr einlassen kann. Dienst nach Vorschrift ist ein Belastungssymptom, es wird nur noch das Allernötigste getan, scheinbare Gleichgültigkeit macht sich breit und flüchtige Gespräche mit Patienten und Angehörigen charakterisieren die Lage (Fengler in Müller & Pfister 2011). *Rückzug*

Ein erschütternder Erfahrungsbericht schildert, wie sich die Überlastung durch Sterbebegleitung auf das gesamte Empfinden auswirkt. So beschreibt Conrad (in Müller & Pfister 2011) das Gefühl, dem Tod zu nahe gekommen zu sein. Die Trennungslinie zwischen der Autorin und den Sterbenden schien nicht mehr existent zu sein. Das überbordende Leid wurde als Sinnkrise des eigenen Lebens benannt, und es bestand die Angst, dass das Leid bald auf sie selbst übergreifen würde. Sie berichtet von einer Sinnesüberflutung, die sie körperlich spürte. Innere Bilder von der Arbeit ließen sie selbst zu Hause nicht los, die Geräusche rasselndem Atems Sterbender wurden auch in der Freizeit erinnert, die Gerüche Sterbender klebten in der Nase und die Hände spürten in allem anderen Tun die Berührung der abgemagerten und kalten Körper der Sterbenden und Verstorbenen. Ortswechsel, Duschen, Ablenkung und Kleidungswechsel reichten als Abgrenzungsstrategien nach der Arbeit nicht mehr aus. Es folgten körperliche und seelische Spannungszustände. *»Der Tod klebt an mir«*

Entlastende Strategien

Neben strukturellen, institutionellen Entlastungsmöglichkeiten (Ausreichende Personaldecke, Supervisionsangebote, Fortbildungen, Rückzugsmöglichkeiten zum Trauern für das Personal, flexible Arbeitsplatzwechsel bei beginnenden Belastungszeichen etc.) werden in der Literatur (Müller & Pfister 2011, Kränzle, Schmid & Seeger 2011) viele Schutzfaktoren und spezielle Bewältigungsstrategien aufgezeigt. Neben einem guten Team werden Rituale, Humor, Privatleben und Familie sowie Glaube als schützend erlebt. Mit der besonderen Situation der Sterbebegleitung umzugehen, kann man auch durch Fortbildungen zu diesem Thema und in der Erweiterung der kommunikatorischen Kompetenz des gesamten Teams optimieren. Wird man gewahr, dass die Teamkommunikation hauptsächlich aus gegenseitigen Vorwürfen besteht, ist eine gute Hilfe, diese Vorwürfe in Wünsche umzuwandeln und umzuformulieren. Daraus ergeben sich wichtige Zielsetzungen, die dem Wohle des Teams dienen.

Es ist unausweichlich, sich selbst mit dem Thema »Tod und Sterben« auseinanderzusetzen. Eine akzeptierende Haltung dem Tod gegenüber entlastet die Psyche. Dieser Haltung kann man Ausdruck verleihen, indem man, im Team oder für sich, selbst die Form einer »guten Sterbebegleitung« ausarbeitet. Eine Definition und Festlegung hierbei wichtiger Ziele begrenzt die eigene Hilflosigkeit in Anbetracht des Schicksals mancher Patienten. Wichtig ist es, die Ziele nicht zu perfektionistisch zu setzen, sondern erreichbar und umsetzbar zu definieren.

Von dem Mut, eigene Emotionen zuzulassen, hatte ich schon gesprochen. Ebenso kann man in vielen Fällen den Tod als »Erlösung« interpretieren. Konstruktive, auch moderierte Gespräche über das Thema beugen einem Abgleiten in eine Überredseligkeit vor – denn Gesprächsbedarf besteht in jedem Fall, und Gespräche entlasten unumstritten.

Rituale Rituale haben verschiedene Funktionen (Schmid 2011). Sie geben Raum für Gefühle, kanalisieren sie und begrenzen diese. Dadurch wird Angst reduziert und Sicherheit vermittelt. Symbolische Handlungen lassen trotz vorgegebener Ordnung Raum für widersprüchliche Gefühle. Rituale bringen Menschen zusammen und ermöglichen ein gemeinsames, tiefes Erlebnis. Sie lösen tiefes Berührtsein aus und werfen spirituelle Fragen nach dem Sinn des Lebens auf. Zeitliche Strukturen werden festgesetzt, die fassbare Trauer, der Abschied bekommt einen Anfang und ein Ende.

In der Arbeit mit Sterbenden haben Abschiedsrituale einen hohen Stellenwert. Sie erleichtern den Hinterbliebenen den Übergang in ihren neuen Status. Nicht nur die Bestattung mit Trauerfeier, auch kleinere Rituale, wie eine Abschiedsfeier im Zimmer des Verstorbenen, erfüllen diese Funktion. Meist werden solche Rituale in drei Phasen konzipiert.

- In der *Phase des Loslösens* wird sich an den Verstorbenen erinnert. Wer war dieser Mensch? Wie war meine Beziehung zu ihm? Fantasievolle Symbolisierung des Menschen und seines Lebens stehen im Vordergrund.
- In der *Phase des Übergangs* wird der Verstorbene verabschiedet. Das kann durch ein Gebet, Dank oder nur durch Stille geschehen. Es geht hier um den Übergang von leiblicher Präsenz zur Erinnerung.
- In der *Phase der Neuorientierung* geht man körperlich von dem Verstorbenen zurück ins eigene Leben, mit anderen zusammen.

Aber nicht nur Rituale, die nach dem Versterben abgehalten werden, entlasten, auch Rituale in den letzten Lebensstunden können hilfreich sein. Hierbei kann man neben den Bedürfnissen der Sterbenden und dessen Angehörigen nach Absprache auch eigene Bedürfnisse einbringen. Das können gemeinsame Stille, Gebete, Musik, behutsame Körperpflege, Einreibungen, Ausstreichungen usw. sein.

Auch eigene Rituale und Gewohnheiten zur Bewältigung schwieriger Situationen können helfen. So beschreibt Kränzle (Kränzle 2011) solche

Möglichkeiten, wenn eine Sterbesituation sehr belastend ist, sich immer wieder eigene Momente zu schaffen, in denen man sich ganz bewußt auf die ruhige Atmung konzentriert und nicht den Atemrhythmus des Sterbenden annimmt. Man kann sich selbst »erden«, indem man sich die Füße massiert und versucht, bewußt zu spüren, wie die Füße auf der Erde stehen. Eigene Grenzen der Belastbarkeit müssen ernst genommen werden, gegebenenfalls muss man den Raum einige Zeit verlassen. Handschmeichler zu benutzen, gibt Ruhe und Kraft und zusätzlich ein eigenes sinnlich angenehmes Gefühl.

10.5.1 Selbstreflexion

Trauer

> Erinnern Sie sich an einen Patienten/Betreuten, der um etwas trauerte und den Sie über einen längeren Zeitraum betreut haben. Beschreiben Sie diesen Fall kurz.
>
> _____
>
> _____
>
> _____

> **Was fühlten Sie? Bitte unterstreichen Sie Zutreffendes.**
>
> Mitleid   Wärme   Vermeidungswünsche
> Hoffnungslosigkeit Nähe   Kraft
> Abwehr   Anteilnahme   Liebe
> Ärger   Überforderung   Kälte
> Belastung   Abgeklärtheit   Hilfsbereitschaft
> Stärke   Nervosität   Distanz
> Traurigkeit   Niedergeschlagenheit Lähmung
> Gleichgültigkeit Entnervung   Gewissensbisse
>
> Sonstiges:_____

Wenn Sie jetzt auf Ihre Unterstreichungen sehen, fällt Ihnen gewiss auf, dass Sie ganz unterschiedliche Gefühle gleichzeitig gespürt haben. Sie sollten kein schlechtes Gewissen haben, wenn Sie in Situationen mit Trauernden an etwas anderes denken, positive Gefühle haben und Ihr eigenes Leben wichtiger nehmen. Das alles hilft, den Belastungen solcher Situationen etwas entgegensetzen zu können.

Bewertung

Wie waren Ihre Gedanken in der oben beschriebenen Situation?

_____

_____

_____

Wie haben Sie reagiert?

_____

_____

_____

Inwiefern können Sie in diesem Fall die Phasen der Trauer wiederfinden?

_____

_____

_____

Bewertung Das Vergegenwärtigen der oben beschriebenen theoretischen Aspekte hilft, die manchmal schwierigen Reaktionen Trauernder einzuschätzen und deren Funktion zu verstehen. Dadurch kann man sich besser vor Zorn- und Wutausbrüchen schützen, denn man begreift, dass diese nicht persönlich zu nehmen sind.

In Trauersituationen kommt es häufig zu Phasen des Schweigens, da einem nicht die passenden Worte einfallen. Wie fühlen Sie sich in den Momenten der Stille? Wie gut können Sie Schweigen ertragen?

_____

_____

_____

Gemeinsames Schweigen kann manchmal mehr Zusammengehörigkeit und Verständnis ausdrücken, als es Worte je könnten. Diese Intensität macht aber auch gelegentlich Angst. Man neigt daher dazu, diese Pausen mit Floskeln oder eigentlich nutzlosen Tätigkeiten auszufüllen. Kommt Ihnen das bekannt vor?

> Wenn Ihnen die Niedergeschlagenheit des Trauernden zu belastend wird, was könnten Sie sagen, um sich abzugrenzen?
>
> _____
>
> _____
>
> _____

Depression

Im obigen Abschnitt sprach ich über die Dynamik, die in einer Beziehung mit einem depressiven Menschen ablaufen kann. Betrachten wir hierzu ein Beispiel.

Ich hatte Nachtdienst und gerade etwas zu tun, als eine Patientin, die mein Kollege schon seit einigen Diensten betreute und die ich nicht kannte, mich mit zutiefst leidendem Gesicht heranwinkte. Da mein Kollege woanders beschäftigt war, ging ich zu ihr. Sie wollte nur das Bettoberteil minimal verstellt haben. Ich wunderte mich darüber, hatte ich doch aufgrund ihrer Mimik ein viel schwer wiegenderes Bedürfnis erwartet. Mein Kollege kam herbei und war etwas genervt. Zuerst dachte ich, dass ihm meine Einmischung nicht recht sei.

Was ich nicht wusste, war, dass die Patientin, die wegen einer chronisch-obstruktiven Lungenerkrankung und einer Pneumonie bei uns lag, seit langer Zeit eine ärztlich diagnostizierte Jammerdepression hatte. Mein Kollege war genervt, da er in der Zeit vorher versucht hatte, ein Mittelmaß zwischen Zuwendung, Hilfsbereitschaft und Förderung der Selbstständigkeit der Patientin herzustellen. Ich hatte sozusagen sein Konzept zunichte gemacht, indem ich spontan dazwischen gefunkt hatte.

Kurz darauf betreute ich selbst diese Patientin im Nachtdienst. Es forderte mich stark, mit dieser depressiven Frau Stunde um Stunde verbringen zu müssen. Sie litt unter Schlaflosigkeit, trotz ihrer gewohnten Medikamente. Ich musste ständig genau beobachten und abwägen, ob ihre Wünsche ernst zu nehmen seien, schließlich war sie schwer krank, oder ob sie mich nur herumkommandieren und zu einem Spielball ihrer Depression machen wollte. Erschwerend kam hinzu, dass sie trotz 15-jährigem Aufenthalt in Deutschland kaum Deutsch sprach, sie war Kroatin.

Ich begann genervt zu sein und Abwehr zu entwickeln. In der dritten Nacht der Betreuung war es soweit, dass ich jeden überflüssigen Blickkontakt vermied, ich konnte diesen jammernden, leidenden Gesichtsausdruck nicht mehr ertragen. Meine Abwehr wurde allerdings immer

> dann schwächer, wenn ich merkte, dass die Patientin selbst etwas tat, z. B. den Becher mit dem Getränk nahm, den ich griffbereit platziert hatte, oder sich selbst im Bett umdrehte.

Analyse des Beispiels Es war schwer für mich, dass ich mich nicht durch die Äußerung meiner eigenen Wahrnehmung von der Situation abgrenzen konnte, die Patientin verstand mich ja nicht. Intuitiv und unreflektiert habe ich mich dann körperlich (Vermeidung des Blickkontakts) abgrenzen müssen. Sicherlich ist dieses Verhalten nicht optimal und vorbildlich, und es gäbe gewiss Alternativen. Aber der Arbeitsalltag ist eben auch von Situationen geprägt, in denen nicht alles optimal verläuft.

Was hätte ich besser machen können?

_____

_____

_____

Fällt Ihnen ebenfalls eine Situation ein, in der Sie bei der Betreuung eines depressiven Menschen an Ihre Grenzen kamen? Können Sie die Beziehungsdynamik darin wiedererkennen?

_____

_____

_____

Wie hätten Sie dem Patienten/Betreuten Ihre Wahrnehmung der Situation vermitteln können?

_____

_____

_____

Können Sie sich an nichtdepressive Anteile des Patienten/Betreuten erinnern?

_____

_____

_____

Mit welchen Situationen aus dem eigenen Leben können Sie seine Situation versuchen nachzuvollziehen? Wie haben Sie diese Krise überwunden?

_____

_____

_____

Wie häufig kommt es an Ihrem Arbeitsplatz zu Sterbefällen?
□ sehr oft   □ oft   □ weniger oft   □ kaum   □ selten   □ sehr selten

Wie gut können Sie mit diesen Situationen Ihrer Einschätzung nach umgehen?
□ sehr gut □ gut □ weniger gut □ angemessen □ schlecht □ sehr schlecht

Mit welchem Verhalten können Sie sich identifizieren:

□ Ich vermeide diese Patienten und überlasse meinen Kollegen die konkrete Sterbebegleitung.
□ Ich kann besonders alte Menschen sehr gut begleiten.
□ Ich kann Sterbenden sehr viel geben.
□ Mich belasten die Sterbefälle auch zu Hause.
□ Manche Bilder und Eindrücke werde ich lange Zeit nicht los.
□ Ich spüre wenig und versuche, meine Arbeit sachlich zu erledigen.
□ Ich stelle gern eine Nähe zu Sterbenden und deren Angehörigen her.
□ Tod und Sterben gehören für mich zum Leben dazu.
□ Ich kann in der Freizeit abschalten.
□ Wenn das Sterben würdevoll gestaltet wird, bin ich zufrieden.
□ Ich kann es nicht ertragen, wenn zu viele Patienten sterben.

Versuchen Sie, noch möglichst viele solcher, für Sie zutreffenden Kurzaussagen aufzuschreiben. Auf diese Weise werden Ihnen Ihre eigene Haltung und Ihre momentane Belastung deutlicher.

_____

_____

_____

_____

Jeder Mensch in unserer Gesellschaft ist sozial vernetzt. Dieses Netz hilft, um mit den Belastungen des Berufslebens und denen des Lebens allgemein besser klarzukommen. Es birgt große Ressourcen, die Anforderungen zu ertragen und zu minimieren.

Wie ist Ihr soziales Beziehungsnetz beschaffen?
(in Anlehnung an den Kurs »Salute. Die eigene Gesundheit kultivieren« vom DRK, in Kränzle, Schmid & Seeger 2011)
Vervollständigen Sie folgende schematische Darstellung. Gruppieren Sie Menschen, die Ihnen nahe sind, um sich herum. Ergänzen Sie, auf welche Weise diese Menschen Ihnen guttun.

Ich

Folgende Fragen helfen dabei:

- Warum fühle ich mich in der Beziehung wohl?
- Was sind die unterstützenden Anteile?
- Welches war für mich das wichtigste Erlebnis in dieser Beziehung?
- Wen kann ich um Hilfe bitten?
- Von wem kann ich Hilfe annehmen?
- In welchen Beziehungen kann ich so sein, wie ich bin?

Nun, wo Ihr Beziehungsnetz bildlich dargestellt ist, können Sie auch überlegen, was Sie selbst zur positiven Gestaltung jeder Beziehung beitragen, wie Sie Ihre Beziehungen intensivieren und stärken können.

Auch diese Aspekte können Sie bildlich darstellen. Diese Fragen helfen dabei:

- Wie aktiv suchen Sie selbst diesen Kontakt?
- An wen denken Sie häufig? Können Sie diesem Menschen Ihre Wertschätzung zeigen?
- Was können Sie selbst geben?

Bewertung
Soziale Netzwerke (ich meine jetzt nicht facebook u. a., sondern echte, reale Beziehungen) sind eine große Ressource, um mit Schwierigkeiten und Belastungen im Leben umzugehen. Sollten Sie bei dieser Veranschaulichung bemerken, dass Ihr Beziehungsnetz nicht tragfähig, zu dünn, zu weit verstreut, zu oberflächlich etc. ist, können Sie selbst viel dafür tun, Ihre Freundschaften zu vertiefen und zu intensivieren. Eine bildliche Darstellung führt einem oft klarer vor Augen, was man vorher nicht in Worte fassen konnte. Wer gibt schon selbst gern zu, dass er eigentlich zu wenig echte Freunde hat? Einen solchen Mangelzustand zu erkennen, wäre der erste Schritt, ihn zu verändern.

Inwieweit werden in ihrem Arbeitsalltag Rituale zur Verabschiedung Verstorbener angewendet? Beschreiben Sie, was bei Ihnen üblich ist:

_____

_____

_____

_____

Welche Bedeutung haben diese Rituale für Sie persönlich? Was empfinden Sie dabei?

_____

_____

_____

Was in einigen Arbeitsbereichen schon lange gebräuchlich und hilfreich ist, kommt woanders noch nicht zum Tragen. Obwohl ich schon lange in der Intensivkrankenpflege arbeite, gibt es von Seiten der Pflege kaum Abschiedsrituale. Es wird meist versucht, ein Höchstmaß an Ruhe und Intimität herzustellen, Gespräche mit den Angehörigen werden angeboten, ebenso kann der Klinikseelsorger oder ein Pfarrer oder Pastor gerufen werden. Ich habe hin und wieder erlebt, dass Angehörige selbst gewisse Rituale initiieren, die dann unterstützt werden. Die heilsame Wirkung von Abschiedsritualen war bisher wohl kaum bekannt. Auf die Idee, solche Rituale zu konzipieren, ist bei uns noch niemand gekommen. In Anbetracht der sehr technischen Umgebung in der Intensivmedizin wäre das vielleicht ein spiritueller Gegenpol. Dieser Sachverhalt wurde mir erst während der Ausarbeitung dieses Kapitels bewußt – ich denke, es ist Zeit, daran endlich etwas zu ändern.

Bewertung

10.6 Literatur

Bowlby, J.: Verlust, Trauer und Depression. Fischer Verlag, Frankfurt, 1991, 1994, 2006

Breakwell, G. M.: Aggression bewältigen. Umgang mit Gewalttätigkeit in Klinik, Schule und Sozialarbeit. Verlag Hans Huber, Bern, Göttingen, Toronto, Seattle, 1998

Conrad, A.: Ich bin des Sterbens so müde. Kurze Behandlungsdauer als Belastungsfaktor. In: Müller, M./Pfister D. (Hrsg.): Wie viel Tod verträgt das Team?

Belastungs- und Schutzfaktoren in Hospizarbeit und Palliativmedizin. Vandenhoek & Ruprecht, Göttingen, 2012

Dörner, K./Plog, U.: Irren ist menschlich oder Lehrbuch der Psychiatrie/Psychotherapie. Psychiatrie Verlag GmbH, Rehburg, Loccum, 1982, 2007

Fengler, H.J.: Immer, wenn du da bist, herrscht hier das Chaos. Vorwürfe und Beschuldigungsmuster als Belastungssymptome. In: Müller, M./Pfister D. (Hrsg.): Wie viel Tod verträgt das Team? Belastungs- und Schutzfaktoren in Hospizarbeit und Palliativmedizin. Vandenhoek & Ruprecht, Göttingen, 2012

Halfpap, N.: Wenn Patienten sterben – Umgang mit Tod und Trauer bei Krankenpflegekräften. Inaugural Dissertation, Medizinische Fakultät, Freiburg im Breisgau, 2009

Hilgers, M.: Scham. Gesichter eines Affekts. Vandenhoeck & Ruprecht, Göttingen, 2013

von Hirschberg, K.-R./Zeh, A./Kähler, B.: Gewalt und Aggression in der Pflege. Ein Kurzüberblick. BGW, Hamburg, 2009

Kast, V.: Trauern. Phasen und Chancen des psychischen Prozesses. Kreutz Verlag, Stuttgart, 1982, 2013

Kienzle, T./Paul-Ettinger, B.: Aggression in der Pflege. Umgangsstrategien für Pflegebedürftige und Pflegepersonal. Kohlhammer, Stuttgart 2001, 2013

Kübler-Ross, E.: Leben bis wir Abschied nehmen. Kreuz Verlag, Stuttgart, 1979, 2001

Kränzle, S./Schmid, U./Seeger, C.: Palliativ Care. Handbuch zur Pflege und Begleitung. Springer, Berlin, Heidelberg, New York, 2011

Kredding, N./Karimi, Z.: Psychologie für Pflege und Gesundheitsmanagement. Springer, Wiesbaden, 2013

Levitt, Eugene E.: Die Psychologie der Angst. Kohlhammer, Stuttgart, 1987

Lewis, M.: Scham. Annäherung an ein Tabu. Kabel Verlag, Hamburg, 1992, 1995

Manz, R.: Angst und Agression. In: Windemuth, Praxishandbuch psychische Belastungen im Beruf. Vorbeugen, Erkennen, Handeln. Gentner, Stuttgart, 2014

Müller, M./Pfister D. (Hrsg.): Wie viel Tod verträgt das Team? Belastungs- und Schutzfaktoren in Hospizarbeit und Palliativmedizin. Vandenhoek & Ruprecht, Göttingen, 2012

Schmidt, B.: Ärger – eine alltägliche Emotion. In: intensiv Heft 3, 5/2003. Thieme Verlag, Stuttgart

Schwarzer, R./Warner, L.M.: Stress, Angst und Handlungsregulation. Kohlhammer, Stuttgart, 2014

Timm, W.: Sterbebegleitung auf der Intensivstation. Kohlhammer, Stuttgart 2000

Weber, H.: Ärger. Psychologie einer alltäglichen Emotion. Juventa Verlag, Weinheim und München, 1994

Will, H./Grabenstedt, Y./Völkl, G./Banck, G.: Depression. Psychodynamik und Therapie. Kohlhammer, Stuttgart, 2000, 2008

Zentrum für Qualität in der Pflege: Pflege und Gewalt – eine Bestandsaufnahme. http://www.zqp.de/index.php?pn=care&id=149&page_id=1
Problematische Pflegesituationen und Gewalt. http.www.pflege-gewalt.de/professionell_Pflegende_Artikel/problematische-pflegesituationen-und-gewalt-erkennen.html

pqsg. Das Altenpflegemagazin im Internet. http//www.de/seiten/open/hintergrund-standard-gewalt.htm

11 Die Beziehung zu Patienten, Betreuten und Angehörigen

Allgemeines

Schon von frühester Kindheit an sind Menschen in Beziehungen zu anderen Menschen eingebettet. Obwohl wir Tag für Tag die Möglichkeit haben dazu zu lernen, gibt es häufig Probleme in der Gestaltung von zwischenmenschlichen Beziehungen, sowohl im Privatleben als auch im Berufsalltag. Einerseits missversteht man sich, bekämpft sich, zerrt aneinander und verletzt sich. Andererseits verträgt man sich, versteht sich und liebt einander.

Es wird vorausgesetzt, dass Menschen, die Pflegeberufe ergreifen, allein durch ihre Lebenserfahrung fähig sind, Pflegebeziehungen zu gestalten. Unter der Annahme, dass eine solche Beziehungskompetenz zum Alltagswissen gehört, wird dieses Thema in der Berufsausbildung nur selten aufgegriffen. Ich bin dennoch der Meinung, dass man oftmals nicht gut genug für diese Aufgabe vorbereitet ist.

Vorgehen

Der Themenbereich, der sich mit zwischenmenschlichen Beziehungen beschäftigt, ist sehr groß. In den beiden folgenden Kapiteln kann ich daher nur einzelne, für die Burnout-Prävention wichtige Aspekte und Modelle herausgreifen.

11.1 Was ist eine Beziehung?

> *Wichtig:* Menschen sind Beziehungswesen. Beziehungen verwirklichen sich durch einen Austausch kommunikativer Prozesse (Sprache, Körpersprache). Sprache kann nur in Beziehungen gelernt werden und dient der Verständigung.

Weitere Begriffserläuterungen

In der Alltagssprache hat das Wort Beziehung viele Bedeutungen. Man spricht von »guten« und »schlechten« Beziehungen oder davon, dass man keine Beziehung hat. Beziehung wird vielfach auch als Ausdruck für intime Bindungen gebraucht.

Jeder Mensch ist ständig in vielfache Beziehungen eingebunden, auch wenn diese nicht aktiv erlebt werden. Fuhr (Fuhr 2003) bezeichnet Beziehung daher als »überdauerndes Hintergrundphänomen«. Eine lebenslange

Beziehung zu Eltern oder Geschwistern bleibt bestehen, selbst wenn der Kontakt abgebrochen ist oder die Eltern schon verstorben sind. Aber auch im Pflegealltag können intensive Beziehungen entstehen. Diese werden nur selten direkt angesprochen, reflektiert, benannt oder bearbeitet.

Beziehungen bilden sich durch Kontakt, Gespräche und gemeinsame Erlebnisse heraus. Durch langjährige Erfahrungen im sozialen Umfeld (z. B. in der Familie, im Freundeskreis, in der Schule), in der Kultur und Tradition der Gesellschaft bilden sich ganz persönliche Muster heraus, nach denen man seine Beziehungen gestaltet. Diese Muster wirken sich auf jede neue Beziehungserfahrung aus. Auch Beziehungserfahrungen im Erwachsenenalter können sehr einprägsam sein.

Die Intensität einer Beziehung ist nicht davon abhängig, ob man mit dieser Beziehung glücklich ist, ob sie positiv bewertet wird oder nicht. Auch eine Beziehung, die durch Ablehnung oder gar Hass geprägt ist, kann sehr stark und bindend sein.

> *Wichtig:* Eine Beziehung ist eine Erscheinung, die sich einem vor allem durch Reflexion und Bewusstmachung sowie durch Verständigung erschließt.

11.2 Charakteristische Merkmale einer Pflegebeziehung

Allgemeines

Die Erlebnisse von Beziehungen sind allgemein schwer beschreibbar. Man bedient sich dazu meistens Begriffen, die emotionale Zustände, Stimmungen oder eine Dynamik beschreiben (z. B. liebevoll, gespannt, vertrauensvoll, einengend usw.). Beziehungen lassen sich daher leichter interpretieren als objektiv untersuchen.

Das Besondere einer Pflegebeziehung

Pflegebeziehungen sind etwas Besonderes. Zunächst handelt es sich um einen Kontakt, der aufgrund äußerer Bedingungen für den Pflegebedürftigen notwendig oder zweckmäßig ist. Eine solche Beziehung ist also nicht freiwillig gewählt. Für Pflegekräfte sieht der Sachverhalt etwas anders aus, denn wenn man sich für diesen Beruf entschieden hat, wird man pflegerische Beziehungen zu anderen Menschen eingehen müssen. Nicht frei zu treffen ist hierbei lediglich die Wahl der Personen, die man pflegen muss.

Intensität/Intimität

In Pflegesituationen kann es zu großer Intimität zwischen Menschen kommen. Dies geschieht durch die körperliche Nähe und durch das gemeinsame Erleben von Ausnahme- und Krisensituationen. Durch die Intensität und Intimität haben Pflegebeziehungen manchmal den Charakter einer privaten Bindung, denn eine solche Nähe lässt man normalerweise nur in persönlichen Kontakten zu. Gerade dieser Sachverhalt macht es schwer, den Grad der Nähe oder der Distanz frei zu wählen und zu gestalten. Unreflektiert handelt man oftmals nach seinen erlernten und erfahrenen Beziehungsmustern, ohne genau zwischen privaten und professionellen Beziehungen unterscheiden zu können.

Durch diese Verquickung kommt es in Betreuungsstätten und Krankenhäusern zu familienähnlichen Strukturen. Oft sind es gerade diese Strukturen, die sowohl von den Betreuten als auch vom Pflegepersonal erwünscht sind. Bisweilen wird auch mit einer familiären Atmosphäre von Seiten der Trägerschaft geworben. Das macht die Gestaltung pflegerischer Beziehung zwischen den Polen der Nähe und der Distanz so schwer. Auch in langen Pflegebeziehungen, die manchmal über Jahre hinweg bestehen, entstehen leicht unreflektierte oder familienähnliche Strukturen. Die Notwendigkeit, sich selbst abgrenzen zu können, wird selten thematisiert. Ebenso wenig Hilfestellungen gibt es, für sich selbst die richtige Intensität und Form der Abgrenzung herauszufinden und zu üben. Professionalität bedeutet nicht, wie oft missverstanden wird, dass eine Beziehung nur auf beruflicher Ebene, ohne menschliche Nähe und Wärme stattfindet. Professionalität bedeutet eine bewusste, sichere Gestaltung einer pflegerischen Beziehung zwischen diesen beiden Polen.

Es gibt Merkmale, durch die sich professionelle Beziehungen von privaten Beziehungen unterscheiden. Ein Merkmal ist, dass sie bestimmten ethischen Prinzipien unterliegen, wie Achtung der Menschenwürde und Vertraulichkeit. Ein weiteres Kennzeichen ist die zeitliche Begrenzung und die klare Rollenverteilung. Die Patienten haben ein Anrecht auf die Hilfe und Unterstützung durch Pflegekräfte und nicht umgekehrt.

Unterscheidungsmerkmale von privaten Beziehungen

11.3 Beziehungsmodelle in der Pflege

Theorie der interpersonalen Beziehung in der Pflege nach Peplau

Das erste Modell, welches das Thema Pflegebeziehung, zeitlich nach Florence Nightingale, aufgriff, wurde von Peplau in den 1950er Jahren entwickelt (Peplau 2009). Ihr Pflegemodell legt seinen Schwerpunkt auf die Interaktion zwischen Pflegekraft und Gepflegtem und hat auch heute noch seine Gültigkeit, was sich in einer Vielzahl von Zitaten, Modulierungen und Anwendungsbezügen zeigt.

Grundgedanke von Peplaus »Theorie der interpersonalen Beziehung in der Pflege« ist die Möglichkeit, eine Pflegebeziehung so zu gestalten, dass sie für beide Seiten zu einer Lernerfahrung im Sinne von Persönlichkeitsentwicklung wird. Diese Weiterentwicklung führt zu einer besseren Lösung von auftretenden Problemen im Pflegeprozess. Erstmals wurde ein ganzheitliches Menschenbild propagiert – damals ging man eher von einem dualistischen Menschenbild aus, in dem der Körper und der Geist als

Zwischenmenschliche Interaktion

281

getrennte Systeme betrachtet wurden. Gesundheit im Allgemeinen wird von Peplau als fortlaufender Prozess von Persönlichkeitsentwicklung verstanden, in den Phasen von Krankheit als sinngebende Erfahrung integriert werden können.

Pflegekraft und Patient nehmen im Pflegeprozess unterschiedliche Rollen ein, die zu einem wechselseitigem, emotional bedeutsamen Austausch führen. Rollen einer Pflegerin können von dem Beginn der Pflegebeziehung als Fremde über unterstützende, lehrende Person, Anwalt für Patientenbelange und Angehörigenersatz bis hin zur Beraterin oder sogar zum Gegner eines Patienten reichen. Rollen des Patienten wurden in den Kapiteln »Bewältigungsstrategien« (▶ **Kap. 7**) und »Kommunikation« ausführlich erörtert.

Nach Peplau läuft der Pflegeprozess in verschiedenen Phasen ab. In der *Orientierungsphase* geht es darum, gemeinsam mit dem Patienten/Betreuten die Pflegesituation einzuschätzen. Der Pflegebedürftige sollte, je nach individuellen Möglichkeiten, seinen Zustand und die damit verbundene Hilfsbedürftigkeit erkennen. Beide Partner sollten dem Problem die gleiche Wichtigkeit beimessen. In der *Identifikationsphase* kommt es von Seiten des Patienten zu einer entsprechenden Reaktion. Entweder beteiligt er sich aktiv an der Pflege, oder er verweigert die Mitarbeit, oder er lässt die Pflege passiv geschehen. Die Gefühle des Patienten sollen zugelassen werden, ohne die Betreuung zu vernachlässigen. In der *Nutzungsphase* schöpft der Gepflegte dann die ihm gebotenen Maßnahmen zur Genesung voll aus und vertraut dem Pflegeteam. Die Ablösungsphase ist gekennzeichnet durch die Entwicklung zur *Selbständigkeit* und zur Wiedererlangung der Gesundheit.

Der Patient handelt je nach seinen Möglichkeiten und versucht, seine Bedürfnisse zu befriedigen (▶ **Kap. 3.1**). Peplau unterscheidet verschiedene Stufen der Angst, wobei mögliche Lernprozesse bei zunehmendem Angstlevel unterbleiben (▶ **Kap. 10.3**).

Obwohl dieses Modell in etlichen Punkten kritisierbar ist, hatte es einen grundlegenden Wandel des pflegerischen Selbstverständnisses zur Folge. In nachfolgenden Pflegemodellen von Bauer (Bauer 1997, 2004) und Krohwinkel (Krohwinkel 1993, 2013) stellt es eine fundamentale Grundlage dar. Letztgenanntes Pflegeprozessmodell wird hier nicht weiter ausgeführt, da die Gestaltung der Pflegebeziehung dabei nicht das Hauptthema ist.

Kongruente Beziehungspflege nach Bauer

Bauer (Bauer 1997, 2001, 2002, 2004) entwickelte dieses umfassende Modell der Beziehungspflege, dessen Ursprung in der psychiatrischen Pflege liegt. Ständige Erweiterung und Modernisierung dieses Konzeptes führten zu einer breiten Anwendung in allen pflegerischen Bereichen. Er geht davon aus, dass Pflege generell eine heilende Wirkung hat, laut Krankenpflegegesetz zählt sie nicht umsonst zu den »Heilberufen«. Eine weitere Grundannahme ist, dass es, ähnlich wie man »nicht nicht kommunizieren« kann, auch »nicht keine Pflegebeziehung« eingehen kann. Auch wenn es eine negative oder unbedeutende Beziehung zwischen Patient und Pflegekraft ist, so ist es doch immer noch eine Beziehung. In der Beziehungspflege wird die Gestaltung der Beziehung selbst zum veränderlichen und prozeßhaften Inhalt der Beziehungsarbeit.

Kongruenz hat die Bedeutung von Deckungsgleichheit, Zusammenwachsen, Übereinstimmen. Für eine Pflegebeziehung bedeutet dies, dass die Pflegenden, ebenso wie die Patienten, ihr Empfinden und Erleben wahrnehmen, mitteilen und die Beziehungen dadurch transparent und authentisch gestalten. Der Beziehungsprozess ist von gegenseitigem Verstehen und Annehmen geprägt, auch wenn Probleme auftauchen. Es muss nicht immer das Ziel sein, größtmögliche Nähe aufzubauen. Es ist ja immer unterschiedlich, wie viel Nähe ein Patient braucht und ertragen kann, ebenso gibt es auf pflegerischer Seite reelle Widerstände und Distanzwünsche. Entscheidend ist, dass es zu einer Klarheit zwischen den Partnern kommt, man ist sich sozusagen »einig über die Uneinigkeit« und kann darüber kommunizieren.

Das Vorhandensein von Neugier für seine Betreuten und auch für sich selbst und ein grundlegendes Interesse an eigenen und fremden Reaktionen in Beziehungen ist allerdings Grundvoraussetzung, um dieses Konzept umzusetzen. Das bisher gelebte Leben prägt jeden Menschen. Aufgrund individueller Erfahrungen ist jede Wahrnehmung subjektiv. Indem man bereit ist, über sich selbst zu reflektieren, werden einem die eigenen Handlungsstrukturen bewusst. Diese nehmen großen Einfluss auf die Beziehungsgestaltung mit dem Patienten, sofern man lernt, sie aus einer übergeordneten Position (Metaebene) zu erkennen und gegebenenfalls zu artikulieren. Dieses Verhalten und das Sprechen darüber hilft auch einem Patienten, sich selbst besser zu erkennen und zu verstehen.

Bewusste Wahrnehmung

> Auf die Praxis übertragen ist z. B. Folgendes gemeint: Alltagssituationen werden oft unbewusst gestaltet und bewertet. So kann man einem Patienten gegenüber spontan Sympathie oder Antipathie empfinden. Man denkt vielleicht: »Der Typ ist mir total unsympathisch!«. Reflektiert man seine Wahrnehmung jedoch, denkt man: »Ich empfinde starke Antipathie gegen diesen Mann. Woher kommt das Gefühl eigentlich, hat es etwas mit mir selbst zu tun und wenn ja, was?«.

Alle Menschen unterliegen den gleichen Bedingungen der Beziehungsgestaltung, das ergibt sich aus dem Begriff einer Beziehung an sich. Der Unterschied ist der, dass die Pflegekraft als professionelle Helferin zunächst die Verantwortung für den Pflegeprozess trägt und für die Gestaltung und Qualität der Pflegebeziehung zuständig ist. Erst später, wenn der Patient/Betreute durch das Vorbild oder Modell der Schwester gelernt hat, Bewusstheit über die existierende Beziehung, über sich selbst und über die Pflegende zu erlangen, gestaltet er den Beziehungsprozess mit.

Professionelle Bearbeitung und Klärung

Die Beziehungsgestaltung bedient sich laut Bauer folgender Mittel:

Grundeinstellungen zur Beziehungsgestaltung

283

- Wollen

Diese Frage ist die wichtigste Frage dieses Modells. Mit »Wollen« ist kein egozentrischer Wille gemeint, sondern die freie Entscheidung einer Pflegekraft für die Beziehungsarbeit mit dem Patienten/Betreuten und umgekehrt. Diese Entscheidungsfreiheit kann ausgehend vom einfachen Arbeitsbündnis bis hin zum umfassenden Dialog (s. u.) reichen. Genau diese Fragestellung ist es, die menschliche Begegnungen im professionellen Umfeld ermöglicht und mechanisierten Pflegehandlungen entgegenwirkt. Patient und Pflegekraft werden zu Teilen eines gemeinsamen Prozesses. Das »Wollen« drückt beiderseits eine Freiwilligkeit aus. Nur auf dieser Basis kann eine menschliche Begegnung stattfinden. Diese Entscheidungsfindung gilt auch für das Akzeptieren von einem Nichtwollen. In dem Versuch, sich in einer solchen Situation einander anzunähern, befindet man sich schon in der aktiven Beziehungsarbeit. Ein Patient ist zunächst hilfsbedürftig, sonst wäre er nicht auf Pflege angewiesen. Daher ist es nicht einfach, auf Patientenseite von einem »freiwilligen Wollen« auszugehen. Gute Voraussetzungen können aber geschaffen werden, indem man einen Pflegebedürftigen zu Beginn einfach einmal fragt, ob er mit den Pflegkräften gemeinsam seinen Aufenthalt gestalten möchte.

- Können

Hiermit ist zunächst die Frage nach der fachlichen Kompetenz gemeint. Die Pflegekraft muss sich fragen: »Habe ich die fachliche Eignung, die Pflege dieses Patienten zu übernehmen?«. Weiterhin sind auch die soziale und die kommunikative Kompetenz gemeint, über die sich die Pflegekraft Gedanken machen muss. Immer wieder wird es Situationen geben, in denen man sich selbst eine mangelhafte Kompetenz zugestehen muss, was durchaus menschlich ist. In diesem Zusammenhang ist es ebenso wichtig, die eigene Bereitschaft zum Erlernen neuer und ungewohnter Kompetenzen zu überprüfen.

Für den Patienten steht die Frage im Raum, ob er sich von der entsprechenden Pflegekraft pflegen lassen kann oder ob ihm seine eigenen Empfindungen dabei im Wege stehen. Vielleicht hat er kein Vertrauen in die pflegerische Kompetenz? Diese schwer auszudrückenden Gedanken und Gefühle äußern sich leicht in unbewusst geführten Konflikten.

Hat man als Pflegende den Verdacht, dass auf dieser Ebene kein Einvernehmen herrscht, kann man versuchen, Missverständnisse oder Unannehmlichkeiten in einem Gespräch zu klären. Dieses Vorgehen wäre dann ebenfalls professionelle Beziehungsarbeit.

- Sollen

Mit »Sollen« ist die Berücksichtigung des Pflegeauftrags gemeint. Dass ein solcher Auftrag von Seiten der Institution besteht, ist ein festgelegter Sachverhalt. Aber neben diesem gibt es ebenfalls den Pflegeauftrag des Patienten und den Auftrag, den die Pflegekraft selbst definiert. Am Anfang einer Pflegebeziehung steht die Klärung, ob sie vom Patienten den Auftrag erhalten hat und ob sie ihn sich selbst erteilen kann. Ist dieses »Sollen« aufgrund irgendwelcher Bedingungen nicht gegeben, so ist es dringend ratsam, den Pflegeauftrag an jemand anderen zu übertragen. Die offene Aussprache mit dem Patienten/Betreuten hinsichtlich der Erteilung des Pflegeauftrags ist der Beginn der Beziehungsarbeit.

- Dürfen

Das Dürfen drückt die Verantwortung für das Vertrauen aus, das einer Pflegekraft entgegengebracht wird. Es beinhaltet das Kommunizieren über Grenzen. Z. B. muss sorgsam herausgefunden werden, wie behutsam oder forsch man mit einem Patienten umgehen darf, worüber man mit ihm reden, wie man ihn berühren darf usw. Ebenso gilt dies für den Patienten, er muss sorgsam herausfinden, wie nah er der Pflegenden kommen darf oder wie fern er bleiben soll.

Neuere Ergänzungen dieses Modells greifen Erkenntnisse aus der Neurophysiologie auf. Instrumente wie die Lebensereignisskala (in Erfahrung bringen von vorwiegend positiven Lebensereignissen) und die Beziehungsprozessplanung (bewusste Nutzung vorliegender biografischer Informationen, um positive Gefühle zu erzeugen) ergeben neue Gestaltungsmöglichkeiten. Ausgehend von der Annahme, dass Pflegekräfte wohltuende, heilende Beziehungen zu ihren Patienten aufbauen möchten, werden diese unterstützenden Ressourcen genutzt. Positive Lebensereignisse eines Patienten ermöglichen auch in der Gegenwart noch positive Gefühle. Das Erinnern an schöne Zeiten fördert die Ausschüttung von Oxytocin, Dopamin und endogener Opioide (▶ **Kap. 9.5**). Das Erleben menschlicher Fürsorge und Zuwendung aktiviert ebenfalls diese biologischen Systeme. Sorgsame Pflege kann durch Anregung dieser Hormonausschüttung zu besserer Motivation, zu vertrauensvollen Beziehungen, zu verminderten Schmerzen, besserer Immunabwehr, gesteigerter Mobilität und besserer Stimmung führen. Ein weiterer Effekt der Nutzung dieser Strategien ist der, dass ein Pflegender sich ein ganzheitliches Bild des Menschen machen kann, den er pflegt.

In Zimmer 206 liegt ein älterer Herr nach einem Unfall und hat aufgrund einer Beckenfraktur Bettruhe. Er hat Schmerzen, fühlt sich einsam, klingelt ständig und ist nicht zufriedenzustellen. Schon wenn man die Klingel in Zimmer 206 aufleuchten sieht, spürt man innere Widerstände. Lernt man ihn, vielleicht durch Erzählungen seiner Angehörigen, als Menschen kennen, der selbst ein liebevoller Vater war, Reisen machte, spannende Hobbys hatte oder als Kind seinen Opa über alles liebte, erleichtert es einem, die negativen Regungen abzubauen. Für die Beziehungsprozessplanung würde man diese positiven Erinnerungen aufgreifen und sie in Gesprächen häufig zum Thema machen.

Dieses Konzept bietet eine Vielzahl von Anregungen. Nach meinen Recherchen ist es eines der wenigen, die den Pflegenden die Entscheidung

Bewertung

285

über Nähe und Distanz zu Patienten frei wählen lassen. Entstanden aus der psychiatrischen Pflegepraxis mag es dort schwer umzusetzen sein, wo praktische Tätigkeiten und Pflegenotstand keine Zeit für ausgiebigere Patientengespräche lassen. Dort, wo Pflegebedürftige länger verweilen, können kongruente Pflegebeziehungen eher entstehen, denn diese Prozesse brauchen Zeit zur Entwicklung und Reflexion. Es ist ein anspruchsvolles Konzept, das den Pflegenden zwar eine grobe Orientierung im Beziehungsprozess bieten kann, aber meiner Meinung nach einer gesonderten Ausbildung, eines Coachings oder der Supervision bedarf. Einige kleinere Aspekte kann man jedoch hilfreich in die Pflegepraxis einbauen, wie z. B. den Fokus auf das Erzeugen positiver Gefühle. Der Aspekt der »heilenden Pflege« ist sehr förderlich für das Erleben von Sinnhaftigkeit und Selbstwirksamkeit im Pflegealltag.

Struktur und Dynamik einer Berater-Klient-Beziehung

Oben war die Rede von Unterscheidungsmerkmalen einer privaten zu einer beruflichen Beziehung. Wie kann man die ethischen Prinzipien mit der beruflichen Rollenverteilung vereinbaren?

Fuhr (Fuhr 2003) schlägt vor, sie getrennt voneinander zu betrachten und anzuerkennen: Einerseits die gleichwertige Beziehung auf persönlicher, menschlicher Ebene (personale Symmetrie) und andererseits die ungleichwertige Beziehung auf fachlicher Ebene (funktionale Asymmetrie). Beide Bereiche beeinflussen die Gestaltung der pflegerischen Beziehung und wirken auf das Beziehungsgeschehen ein. Allerdings wird dieses Geschehen selten zum Thema von Gesprächen gemacht oder als Ursache für Beziehungsprobleme im Berufsalltag erkannt.

Orientierungsstufen für Pflegebeziehungen

Wie in jeder privaten Beziehung auch, ist es in Pflegebeziehungen wichtig, den Grad der Eigenständigkeit und der Abhängigkeit oder Zugehörigkeit immer wieder neu auszuhandeln. Nicht immer geschieht das offen und reflektiert und selten haben beide Beziehungspartner die gleichen Vorstellungen darüber. Das Aushandeln kann nur im Austausch miteinander geschehen.

Fuhr beschreibt verschiedene Stufen der Bedeutsamkeit, des Anspruchsniveaus und der Intensität von Beratungsbeziehungen, die sich gut auf Pflegebeziehungen übertragen lassen. Diese Stufen können eine Orientierung geben. Sie helfen einem zu erkennen, an welchem Punkt der Beziehung man sich gerade befindet, und zu überprüfen, ob dieser den eigenen Vorstellungen entspricht.

- Stufe 1: Das Arbeitsbündnis

Diese Stufe beschreibt eine gute Arbeitsbeziehung. Das heißt, dass die jeweiligen Rollen klar sind und von beiden Seiten anerkannt werden. Vereinbarungen werden eingehalten und ethische Mindeststandards, wie Vertraulichkeit oder Schutz vor Missbrauch, werden geachtet. Das Arbeitsbündnis ist nicht selbstverständlich, es muss manchmal erst mühsam hergestellt werden. Gelingt es nicht, zu einem minimalen Arbeitsbündnis zu gelangen, wird jede Pflegebeziehung sehr schwer und kraftraubend.

• Stufe 2: Sich aufeinander Einlassen

Sofern hinsichtlich des Arbeitsbündnisses Einigung besteht, kann sich die Beziehung auf innere Prozesse ausdehnen. Man muss sich jeweils auf die Zugewandtheit und Konzentration des anderen in Pflegehandlungen einlassen können und diesem Zuwachs an Nähe aufgeschlossen gegenüber stehen. Auf dieser Stufe bringt die Pflegekraft noch keine persönlichen Einstellungen, Haltungen oder Gefühle ein, sie bleibt in der Rolle der Expertin hinsichtlich der Pflegemaßnahmen.

• Stufe 3: Die dialogische Beziehung

Diese Stufe beinhaltet, dass beide Bündnispartner eine vertrauensvolle und gleichberechtigte Beziehung eingehen. Der Patient wird bedingungslos akzeptiert. Es wird einander vorbehaltlose Zuwendung, Akzeptanz und Ehrlichkeit entgegengebracht, wobei sich die Pflegekraft mit Äußerungen der eigenen Einstellungen und Bewertungen zurückhält. Dadurch kommt ein Beziehungsprozess in Gang, der die Kraft des Patienten zur Problembewältigung unterstützt. Hierbei steht immer noch der Patient im Mittelpunkt der Beziehung. Kommunikationstechniken wie »aktives Zuhören« können eine solche Beziehung fördern.

• Stufe 4: Umfassender Dialog

Diese Beziehungsstufe ist am anspruchsvollsten und nur schwer realisierbar. In dieser Form der Beziehung zeigt sich auch die Pflegekraft bewusst und aufrichtig als eigenständiger Mensch mit abweichenden Vorstellungen, Gefühlen und Beurteilungen. Eigene Sichtweisen können gegenseitig präsentiert werden. Es bekommen auch andere als pflegerische Inhalte eine Bedeutung und werden zum Thema gemacht. Diese Stufe ist am schwierigsten von einer privaten Beziehung zu unterscheiden. Erst wenn man seine eigenen Gefühle und Gedanken einbringt, kann eine umfassend gleichberechtigte Beziehung entstehen.

Hinweis: Es ist wichtig, selbst zu entscheiden, auf welcher Stufe man eine Pflegebeziehung eingehen möchte. Man kann nicht den Anspruch haben, mit jedem Patienten in einen umfassenden Dialog zu treten oder auf der Stufenleiter so weit wie möglich nach oben zu kommen. In etlichen Fällen kann man froh sein, wenn man es überhaupt schafft, ein funktionierendes Arbeitsbündnis aufzubauen.

11.4 Was macht Beziehungskompetenz aus?

Begriffsklärung

Beziehungskompetenz beschreibt die Fähigkeit, Beziehungen eingehen und gestalten zu können sowie Beziehungsprobleme zu benennen und zu bewältigen. Die im Folgenden aufgeführten Fähigkeiten klingen sehr idealistisch. Sie geben aber eine Orientierung, in welchen Bereichen man seine Defizite erkennen und abbauen und Fähigkeiten ausbauen kann.

Beziehungskompetenz ist nach Fuhr (Fuhr 2003):

- Die Fähigkeit, auf andere Menschen neugierig zu sein und neugierig zu sein auf sich selbst in der Beziehung zu anderen.
- Die Fähigkeit, vor anderen Menschen Respekt zu haben, ohne dass man alles gutheißen muss, was die anderen tun. Das heißt nicht, dass man jeden Menschen lieben muss und sich anderen gegenüber nicht abgrenzen darf.
- Die Fähigkeit, andere Menschen als ganze Person zu behandeln, ganz gleich, welcher Sachverhalt im Vordergrund der gemeinsamen Arbeit steht.
- Die Fähigkeit, anderen zuzuhören und sie als Mensch zu bestätigen, ohne abwertend zu sein.
- Die Fähigkeit, sich für andere Zeit zu nehmen und nicht impulsiv, sondern nachdenklich zu reagieren.
- Die Fähigkeit, Widersprüche und Gegensätze mit anderen aushalten und stehen lassen zu können.
- Die Fähigkeit, bei Konflikten gemeinsame Lösungen zu finden.

Beziehungslernen als lebenslange Aufgabe

Die Kraft, die in einer Pflegebeziehung liegt, hat heilenden und wohltuenden Charakter. Das Erlernen von Einstellungen, Haltungen, Verhaltensweisen und Kompetenzen, die für die Gestaltung einer professionellen Beziehung förderlich sind, lassen sich nicht in gleicher Weise vermitteln wie rein sachliches Wissen oder Pflegetechniken. Beziehungslernen erfasst die ganze Person und ist tief in der jeweiligen Lebenserfahrung verankert. Es wird eine lebenslange Aufgabe bleiben, die der häufigen Reflexion und der Unterstützung von Beziehungspartnern und professionellen Mentoren bedarf.

> *Hinweis:* Es liegt in der Natur von Beziehungen, dass sie Zeit brauchen, um sich zu entwickeln und zu wachsen. Daher können langfristige Pflegebeziehungen unmerklich von Stufe zu Stufe fortschreiten, bis hin zu großer Vertrautheit und Nähe. Auch eine solche Entwicklung sollte man gelegentlich reflektieren, denn wenn einmal große Nähe eine Beziehung gekennzeichnet hat, ist es sehr schwer, Distanz zu schaffen, ohne verletzend zu sein.
>
> Alles, was in diesem Abschnitt bezüglich Beziehungen erwähnt wurde, gilt gleichermaßen für Patienten als auch für deren Angehörige. Auch die Beziehung zu Angehörigen sind professionelle Beziehungen, die der Reflexion und der Gestaltung bedürfen.

11.5 Selbstreflexion

Beschreibung von Beziehungsqualitäten

Suchen Sie sich fünf Patienten/Betreute Ihres Berufalltags aus und versuchen Sie die Beziehung, die Sie zu diesen Menschen haben, kurz zu beschreiben. Nehmen Sie die unten stehende Liste zu Hilfe.

Herr/ Frau :_____

_____

_____

Herr/ Frau :_____

_____

_____

Herr/ Frau :_____

_____

_____

Herr/ Frau :_____

_____

_____

Herr/ Frau :_____

_____

_____

Intensiv, oberflächlich, sachlich, warm, kalt, eng, vertrauensvoll, misstrauisch, distanziert, liebevoll, gespannt, konfliktreich, knisternd, verlässlich, kühl, provozierend, langweilig, spannend, erregend, interessant, lose, fest, beständig, wechselhaft, turbulent, bedeutsam, anstrengend, ermüdend, ablehnend, fordernd, besitzergreifend, bereichernd, gleichberechtigt, menschlich, mechanisch, abweisend, tückisch, falsch, verständnisvoll, linkisch, demütigend, erhaben, ruhig, wohlwollend, wohltuend, streitsüchtig, offenherzig, vorsichtig, behutsam, freundlich, liebevoll, ungleich, fantasievoll, ermutigend, belastbar, spontan, kontrolliert, reflektiert, korrekt, eigenwillig, hart, kritisch, fürsorglich, gefühlsbetont, nachgiebig, tolerant, geduldig, spielerisch, humorvoll, anpassungsfähig, ausdauernd usw.

Eigenschaftsliste

Bewertung Sie sehen, dass jede Beziehung unterschiedlich ist, auch wenn es nur um Nuancen geht. Indem man sich die Merkmale einer Beziehung vor Augen führt, bekommt man ein klareres Bild von deren Bedeutsamkeit.

> Welche Eigenschaften der oben beschriebenen Beziehungen erleben Sie als wohltuend?
>
> _____
>
> _____
>
> _____
>
> Welche Eigenschaften der oben beschriebenen Beziehungen erleben Sie als belastend?
>
> _____
>
> _____
>
> _____

Beziehungsqualitäten

> Sehen Sie sich noch einmal das oben beschriebene Stufenmodell (Fuhr 2003) an. Suchen Sie jeweils ein Beispiel zu jeder Beziehungsstufe. Wenn Ihnen keines aus dem beruflichen Umfeld einfällt, nehmen Sie eines aus Ihrem Privatleben, das der jeweiligen Stufe entspricht. Erklären Sie Ihre Einschätzung kurz.
>
> Einfaches Arbeitsbündnis
>
> _____
>
> _____
>
> _____
>
> Sich aufeinander einlassen
>
> _____
>
> _____
>
> _____
>
> Die dialogische Beziehung
>
> _____
>
> _____
>
> _____

Der umfassende Dialog

_____

_____

_____

Ist Ihnen die jeweils aufgeführte Intensität der Beziehung recht, oder wünschten Sie sich diese Beziehung näher oder distanzierter? Denken Sie einmal darüber nach.

Hinweis: Besonders schwierig sind Pflegesituationen, in denen nicht einmal ein Arbeitsbündnis zustande kommt. Das kann mit der jeweiligen Erkrankung des Patienten zusammenhängen, mit seinen Abwehrmechanismen oder an äußeren Umständen liegen, wie z. B. Zeitnot. Wichtig ist es, in solchen Situationen die mangelnde Beziehungskompetenz des Patienten/Betreuten nicht persönlich zu nehmen. Versuchen Sie nicht ein Arbeitsbündnis zu erzwingen, besser ist es, zu einem anderen Zeitpunkt erneut auf den Patienten zuzugehen.

Anregung

Innere Konflikte treten in diesen Situationen auf, wenn man seine Pflegemaßnahmen trotzdem durchführen will oder muss. Sind starke Verweigerungstendenzen vorhanden, sollte man auch die eigenen Nerven schonen und versuchen, Abmachungen zu treffen wie z. B.: »Wenn ich Sie jetzt noch eine Weile im Bett liegen lasse, damit Sie Ihre Ruhe haben, helfen Sie nachher beim Waschen mit?«. Auf solche Zugeständnisse kann man sich dann später berufen und auf diese Weise ein minimales Arbeitsbündnis herstellen. Hilfreich kann es auch sein, dem Patienten verschiedene Wahlmöglichkeiten anzubieten, außer der Verweigerung selbst, z. B.: »Möchten Sie um 8.00, um 8.30 oder um 9.00 Uhr gewaschen werden?«. Auch solche Zusagen kann man dann später einfordern.

Beziehungskompetenz

Welche der genannten Eigenschaften können Sie zur Gestaltung einer professionellen Beziehung einsetzen? Welche Kompetenzen schreiben Sie sich selbst zu? Kreuzen Sie Zutreffendes an.

☐ Ich bin neugierig auf den anderen Menschen und auf seine Entwicklung.
☐ Ich bin daran interessiert, wie ich mich selbst in einer Beziehung verhalte und was ich fühle.

☐ Ich habe Achtung vor dem anderen, egal wie er mit seiner Hilfsbedürftigkeit umgeht.

☐ Ich kann mich gut abgrenzen, wenn ich es für notwendig halte.

☐ Ich kann gut damit umgehen, wenn ich einen Menschen nicht mag.

☐ Ich versuche, den Menschen als ganze Person zu erfassen, nicht nur
als Hilfsbedürftigen.

☐ Ich kann dem anderen gut zuhören und meine eigenen Bewertungen
zurückstellen.

☐ Bevor ich spontan und ausdrucksvoll handele, denke ich über die
Situation nach.

☐ Ich bin ehrlich, zeige aber nicht immer unreflektiert alles, was ich
fühle und denke.

☐ Ich kann es aushalten, wenn es zu Widersprüchen mit dem anderen
kommt.

☐ Ich kann Beziehungsprozesse erkennen und in Worte fassen.

☐ Ich kann gemeinsam mit dem Gegenüber Lösungen finden.

☐ Ich bin bereit, Ungewohntes auszuprobieren.

☐ Ich kann Nähe empfinden und zulassen, wenn ich dazu bereit bin.

Bewertung Pflegekräfte sind keine Therapeuten und werden in diesem Gebiet auch
wenig geschult, obwohl Beziehungskompetenz eine wichtige Rolle in
Pflegeberufen spielt. Diese Reflexion sollte dazu dienen herauszufinden, wo
Ihre Schwächen liegen. Schwächen sind keine Fehler, sondern Entwick-
lungsmöglichkeiten.

Sollen, Können, Dürfen und Wollen

Haben Sie sich jemals gefragt, ob Sie einen Patienten pflegen sollen? Zu oft
hält man diese Frage für überflüssig, denn dazu ist man schließlich da. Der
Pflegeauftrag der Institution beinhaltet oft unausgesprochen die Berechti-
gung zur Pflege aller Patienten/Betreuten.

Stellen Sie sich diese Frage trotzdem jetzt. Wann kam zu Ihnen das letzte
Mal ein neuer Patient/Betreuer? Erinnern Sie sich und beantworten Sie
diese Frage nachträglich.

Inwiefern erteilte Ihnen der Patient/Betreute den Pflegeauftrag?

_____

_____

_____

Welche Vorstellungen hatten Sie selbst von diesem Auftrag?

_____

_____

_____

Hatte der Patient/Betreute Zweifel an Ihrer fachlichen, sozialen und kommunikativen Kompetenz? Wenn ja, warum?

_____

_____

_____

Hatten Sie in einem dieser Bereiche das Gefühl, Sie wären vielleicht nicht die geeignete Person, um diesen Patienten/Betreuten zu pflegen? Wenn ja, warum?

_____

_____

_____

Wollte der Patient/Betreute mit Ihnen eine Pflegebeziehung eingehen?

_____

_____

_____

Wollten Sie mit dem Patienten eine solche Beziehung gestalten? Wenn ja, wie?

_____

_____

_____

Wie haben Sie sich in diesem Fall an das »Dürfen« herangetastet?

_____

_____

Gab es eine Situation, in der ein Patient in Ihren Augen etwas nicht »durfte«? Wie haben Sie reagiert?

_____

_____

Gerade der Bereich des »Wollens« und des »Dürfens« muss für alle möglichen Tätigkeiten immer wieder neu abgeklärt werden, während die Bereiche des »Sollens« und »Könnens« besonders für den Beginn einer Pflegebeziehung wichtig sind.

Wenn man sich angewöhnt, mit sich selbst und den Patienten/Betreuten diese grundlegenden Fragen zu klären, werden die Beziehungsstrukturen klarer und die pflegerische Beziehung somit formbarer.

An welche Beziehung zu Patienten oder Angehörigen können Sie sich erinnern, die für Sie sehr bedeutsam war? Beschreiben Sie Ihre Erinnerungen kurz.

_____

_____

_____

Beziehungen zu Angehörigen

Wie stellen Sie normalerweise den Kontakt zu Angehörigen her?

_____

_____

_____

Mit dieser Fragestellung soll geklärt werden, ob Sie den Kontakt von sich aus suchen, die Angehörigenbetreuung als zur pflegerischen Arbeit zugehörig empfinden oder den Kontakt zu Angehörigen eher meiden.

Erinnern Sie sich an Kontakte zu Angehörigen in den letzten drei Monaten. Welches Verhalten von Angehörigen haben Sie erlebt? Kreuzen Sie an.

- ☐ Die Gespräche mit den Angehörigen taten gut.
- ☐ Die Angehörigen waren eine zusätzliche Belastung.
- ☐ Die Angehörigen waren ebenso hilfsbedürftig wie der Patient.
- ☐ Die Angehörigen waren eine Kontrollinstanz.
- ☐ Die Angehörigen lockerten den Arbeitsalltag auf.
- ☐ Die Angehörigen halfen mit.
- ☐ Die Angehörigen störten bei der pflegerischen Arbeit.
- ☐ Die Angehörigen konnten einem viel über den Patienten erzählen.
- ☐ Die Besorgnis von den Angehörigen war belastend.
- ☐ Das Informationsbedürfnis der Angehörigen war belastend.

- ☐ Die Angehörigen waren manchmal distanzlos.
- ☐ Die Angehörigen achteten die pflegerische Arbeit.
- ☐ Die Angehörigen waren oft distanziert.
- ☐ Die Angehörigen waren oft sehr misstrauisch.
- ☐ Die Angehörigen waren anspruchsvoll.
- ☐ Den Angehörigen konnte man es kaum recht machen.
- ☐ Die Angehörigen versuchten sich durch Geschenke einzuschmeicheln.
- ☐ Die Angehörigen waren auf die Pflegekräfte angewiesen.
- ☐ Die Angehörigen passten sich den Gegebenheiten an.
- ☐ Die Angehörigen waren dankbar.
- ☐ Die Angehörigen waren besonders belastet und daher verletzlich.
- ☐ Die Angehörigen waren sehr gleichgültig und uninteressiert.
- ☐ Sonstiges: _____

_____

_____

_____

Welches Verhalten von Angehörigen empfinden Sie als belastend?

_____

_____

_____

Was können Sie in solchen Fällen tun oder sagen, um sich zu distanzieren? Denken Sie hierbei an ein konkretes Beispiel aus Ihrem Arbeitsalltag.

_____

_____

_____

Auch die Beziehung zu Angehörigen ist wandelbar. Es muss nicht sein, dass z. B. ein distanziertes, misstrauisches oder ein anspruchsvolles Verhalten so bleiben muss. Wenn man seine Wahrnehmungen bezüglich der Belastung in der Angehörigen-Beziehung direkt ansprechen kann, werden die Strukturen klarer und auch die Beziehungen zu den Personen deutlicher und veränderbarer.   *Anregung*

Negative Gefühle kann man besprechen, um die Beziehung mit Angehörigen zu fördern. Man kann z. B. äußern: »Ich habe das Gefühl, dass es Ihnen schwerfällt, uns zu vertrauen. Was kann ich zur Verbesserung beitragen?«, »Ich weiß, dass sie sehr besorgt sind, und ich gebe mir Mühe, es Ihnen recht zu machen. Trotzdem habe ich das Gefühl, dass Sie nicht zu-

295

frieden sind. Das würde ich gern mit Ihnen gemeinsam ändern.«, »Ich kann Ihre Sorge verstehen, aber es belastet mich selbst auch sehr, dass Sie so wenig mit mir sprechen.«

> **Suchen Sie nun selbst nach Formulierungshilfen für Situationen, die Sie mit Angehörigen als besonders belastend empfinden.**
>
> _____
>
> _____
>
> _____

> **Welche besonders angenehme Beziehung zu Angehörigen, die Sie einmal erlebt haben, fällt Ihnen spontan ein?**
>
> _____
>
> _____
>
> _____

> Kennen Sie den Film »Ziemlich beste Freunde« des Regisseurs Olivier Nakache nach dem autobiografischen Buch von Philippe Pozzo di Borgo (Borgo 2012)? Die Handlung dreht sich um einen pflegebedürftigen Mann mit einer Tetraplegie bei hohem Querschnitt und seinem neuen Pflegehelfer aus schwierigen sozialen Verhältnissen, der sich, ohne jegliche pflegerische Ausbildung, nun um den Patienten kümmert.
>
> **Wenn Sie diesen sehenswerten Film kennen, wie würden Sie die dort gezeichnete Pflegebeziehung beschreiben?**
>
> _____
>
> _____
>
> **Was ist Ihrer Meinung nach das Besondere an dieser Beziehung?**
>
> _____
>
> _____
>
> _____

Analyse Nach meiner Einschätzung ist das Außergewöhnliche an dieser Beziehung, dass sich die beiden Akteure auf einer menschlich völlig gleichwertigen Ebene treffen. Die pflegerische Tätigkeit ist hier nicht zwangsläufig mit Mitleid und Schonung für den Gehandicapten verbunden. Gerade dieses unvoreingenommene, authentische und damit auch manchmal schonungslose Verhalten des Pflegers verhilft dem Patienten, sich, trotz seiner

Behinderung, wieder als Mensch zu fühlen, es entsteht eine bleibende Freundschaft. Nun ist die Situation des Filmes sicherlich nicht als Handlungsorientierung für Pflegekräfte nutzbar, aber es wird doch eine Sichtweise dargestellt, die einem aus seiner eigenen routinierten Herangehensweise an Kranke und Hilfsbedürftige aufrüttelt.

11.6 Literatur

Bauer, R./Müller, R.: Kongruente Beziehungspflege. Urban & Fischer, München, 1997

Bauer, R.: Grundlagen pflegerischer Beziehungsarbeit. In: Psych Pflege Georg Thieme Verlag 2001; 7, Stuttgart, New York , 2001

Bauer, R.: Kongruente Beziehungspflege – ein Modell zur Gestaltung professioneller Beziehungen in der Pflege. In: Psych Pflege, 2002, 8, Georg Thieme Verlag Stuttgart, New York, 2002

Bauer, R.: Beziehungspflege: Professionelle Beziehungsarbeit für Gesundheitsberufe. Unterostendorf: Ibicura, 2004

Bauer, R.: Ein neuer Theoretisch wissenschaftlicher Rahmen für die psychiatrische Pflege. Ohne Datum, http:ww.ibi-institut.com/dl/Neuer_Bezugsrahmen.pdf

Bauer, R.: Pflegebeziehungen professionell gestalten. In: Die Schwester/Der Pfleger, 41. Jahrg., 6/2002, S. 11–29

Borgo di, P. P.: Ziemlich beste Freunde. Ein zweites Leben. Hanser Verlag, Berlin 2012

Fuhr, R.: Struktur und Dynamik der Berater – Klient – Beziehung. In: Krause, Ch./Fittkau, B./Fuhr, R./Thiel, U.: Pädagogische Beratung. Opladen und Leske, 2002

Krohwinkel, M.: Der Pflegeprozess am Beispiel von Apoplexiekranken: eine Studie zur Erfassung und Entwicklung ganzheitlich-rehabilitierender Prozesspflege/im Auftr. des Bundesministeriums für Gesundheit. Nomos-Verl.-Ges., Baden-Baden, 1993

Krohwinkel, M.: Fördernde Prozesspflege mit integrierten ABEDLs: Forschung, Theorie und Praxis. Verlag Hans Huber, Bern, 2013

Peplau, H.: Zwischenmenschliche Beziehungen in der Pflege. Ausgewählte Werke von Hildegard E. Peplau , Huber, Bern, 2009

12 Die Beziehung zu Kollegen

Die Beziehungen der Menschen zueinander helfen, ein Selbstgefühl aufzubauen und aufrechtzuerhalten. Wenn man ein dauerhaftes Gefühl dafür erlangen möchte, wer man ist und wo man seinen Platz in der Welt hat, muss man bedeutsame Beziehungen zu anderen Menschen herstellen und sich darum kümmern, dass sie Bestand haben.

Besondere Beziehung zu Kollegen

Die Beziehung zu Kollegen ist etwas Besonderes. Beginnt man an einem Arbeitsplatz neu, so lernt man sie zunächst von ihrer funktionellen Seite als Arbeitskräfte kennen. Durch die enge Zusammenarbeit in Pflegeberufen entstehen nach und nach festere Bindungen, die nicht selten in tiefe Freundschaften münden. Dadurch wird eine Trennung zwischen privatem und professionellem Bereich erschwert. Ist man in diesen Beziehungen hierarchisch gleich gestellt, mag einem eine Kollegenfreundschaft nicht als Problem erscheinen. Sind aber die Funktionen unterschiedlich, z.B. Stationsleitung und Pflegehelfer, kann sie Probleme aufwerfen, sofern die Hierarchie in die Privatbeziehung hineingetragen oder im Berufsalltag nicht anerkannt wird.

12.1 Verschiedene Beziehungsmuster

Entstehen von Beziehungsmustern

Von frühester Kindheit an lernen Menschen, in Beziehungen zu leben. Gerade die frühen Beziehungen sind es, die einen stark prägen. Diese Prägungen wiederum beeinflussen das menschliche Beziehungsverhalten sehr. Beziehungsgestaltung findet unterbewusst statt, daher kommen die eigenen Muster sowohl im Privatbereich als auch im kollegialen Umfeld zum Tragen. Wünschenswert wäre es jedoch, wenn die nachstehenden Muster eine partnerschaftliche, kooperative Beziehung zu Kollegen nicht behindern.

Wenn Menschen ihre Fähigkeit in Frage stellen, bedeutsame Beziehungen eingehen zu können, können sie sich schwer vorstellen, dass andere mit ihnen von sich aus in Kontakt bleiben möchten. Daher wird dann nach Hilfsmitteln und Verhaltensweisen gesucht, andere Personen an sich zu binden. Daraus entstehen ganz bestimmte Beziehungsmuster.

Solche Muster veranlassen andere dazu, sich in einer bestimmten Weise zu verhalten oder zu reagieren.

> *Beispiel:* Ein Ehemann hat feindselige Gefühle, die ihm nicht bewusst sind. Er beginnt, seine Frau ständig zu provozieren (bleibt abends lange weg, schafft Unordnung, ist unzuverlässig ...). Wenn die Frau dann an ihre Grenzen stößt und einen Wutausbruch bekommt, ist der Mann empört, dass die Frau so heftig reagiert. Beide versöhnen sich wieder. Bis zum nächsten Mal.
>
> Der Mann hat seine Frau auf eine subtile Weise manipuliert und zu einem bestimmten Verhalten gedrängt. Nun kann er der Frau die Feindseligkeit vorwerfen, die er sich selbst nicht eingestehen konnte. Die Verleugnung der eigenen Feindseligkeit sollte eigentlich dazu dienen, die Beziehung zur Frau zu festigen. Dahinter steht der moralische Anspruch, seinem Partner solche Gefühle nicht entgegen bringen zu dürfen. Wenn die Frau letztendlich diesen Mechanismus der Manipulation durchschaut hat, reagiert sie verärgert und zieht sich zurück. Es ist also genau das Gegenteil von dem erreicht worden, was der eigentliche Wunsch des Mannes gewesen ist, nämlich die Beziehung zu schützen.

Solcherart Beziehungsmuster sind nicht immer so deutlich zu erkennen. Aus Pflichtgefühl, aus Angst vor dem Alleinsein, aufgrund unausgesprochener Versprechungen oder Drohungen verharren Menschen in diesen Beziehungsmustern. Sie können sogar funktionieren, sofern das Geben und Nehmen im Gleichgewicht sind. Es ist aber häufiger der Fall, dass Beziehungen durch diese Dynamik komplizierter werden. Die Folge davon sind Probleme wie Ärger, Zorn oder Rückzug. Der Psychologe Cashdan (Cashdan 1990) beschreibt vier zentrale Beziehungsmuster.

Funktionieren von Beziehungsmustern

* Abhängigkeit

Dieses Verhaltensmuster ist von Äußerungen gekennzeichnet, die oft Hilflosigkeit signalisieren: »Wie denkst du darüber?«, »Was soll ich tun?«, »Kannst du mir helfen?«, »Ich komme damit nicht alleine klar!«. Hinter diesen Äußerungen steht die Aussage: »Kümmere dich um mich, sag mir, was ich tun soll« mit der impliziten Drohung: »Sonst werde ich damit nicht fertig!«.

Wer dieses Muster benutzt, schaut immer auf andere, wenn es eine Entscheidung zu treffen oder selbstständig zu handeln gilt. Manchmal wirken diese Fragen befremdlich, handelt es sich doch oft um Lappalien. Die innere Abhängigkeit bestimmt die Gestaltung der Beziehung. Das Gefühl von Hilflosigkeit ist ein ständiger Begleiter. Der eigene Selbstwert wird hierbei durch die Fürsorge von anderen bestimmt. Menschen, die nach diesem Muster handeln, sind davon überzeugt, dass sie anderen deutlich machen müssen, dass sie alleine nicht existieren können, wenn die Beziehung gelingen soll.

- Macht

Das Beziehungsmuster der Macht ist gekennzeichnet durch Äußerungen, die Stärke und Dominanz signalisieren. Man findet Äußerungen wie: »Tu genau, was ich sage!«, »Lasse dich von mir leiten«, »Folge meinen Anweisungen!«. Die versteckte Drohung in solchen Aussagen ist: »Du wärst gar nicht in der Lage, alleine zurechtzukommen« oder: »Du kannst ohne mich nicht überleben«. Der Zweck solcher Mitteilungen ist es, den Empfänger in eine unterwürfige Rolle zu zwingen. Vorherrschend in einer solchen Beziehung sind Macht und Kontrolle. Der Mensch, für den die Macht ein zentraler Punkt ist, kann ein Gefühl von Kompetenz und Selbstwert nur erreichen, wenn er seine Umgebung kontrolliert.

Die beiden genannten Beziehungsmuster ergänzen sich. Ein Mensch, der eher nach dem Muster der Abhängigkeit handelt, bildet das Gegenstück zu einem, der sich nach dem Muster der Macht verhält.

- Sexualität

In diesem Muster wird versucht, Beziehungen durch sexuelle Mittel herzustellen und zu erhalten. Verhaltensmuster sollen bei der angesprochenen Person erotische Reaktionen auslösen. Das kann durch Koketterie, anzügliche Kleidung oder durch direkte Verführungsversuche zum Ausdruck gebracht werden. Hinter diesem Verhalten verbirgt sich die Botschaft: »Ich werde dir das Gefühl geben, potent zu sein«. Es enthält umgekehrt auch die Drohung, dass sich das Gegenüber weniger potent fühlen wird, wenn es auf die Anspielungen nicht reagiert.

Das Selbstwertgefühl wird aus der sexuellen Anziehungskraft gewonnen und ist in diesem Beziehungsmuster die wichtigste Komponente. Das eigene Erwünschtsein wird durch die Vergewisserung der sexuellen Anziehung sichergestellt.

- Einschmeicheln

In diesem Beziehungsmuster ist die Selbstaufopferung das gestaltende Moment. Das Gegenüber soll fortwährend bemerken, dass die sich selbst aufopfernde Person etwas aufgibt oder die fremden Interessen über die eigenen stellt. In Aussagen wie: »Ich bemühe mich so sehr, es dir leicht zu machen«, »Ich arbeite mir die Knochen wund«, »Du weißt es gar nicht zu würdigen, wie viel ich für dich tue« oder »Du nimmst mich immer als selbstverständlich« kommt diese Haltung zum Ausdruck. Vom anderen wird durch dieses Beziehungsmuster ständige Dankbarkeit und die Rückversicherung erwartet, hilfreich zu sein. Die Botschaft, die sich hinter diesem Verhalten versteckt, ist: »Du bist in meiner Schuld.« Als Gegenleistung wird die Aufrechterhaltung der Beziehung erwartet.

Die Beschreibung dieser Beziehungsmuster wirkt natürlich etwas verkürzt, wenn man die Differenziertheit menschlichen Verhaltens betrachtet. Es wird sicherlich so sein, dass jeder Mensch verschiedene Anteile der Verhaltensmuster in sich trägt, die unterschiedlich stark ausgeprägt sind. Außerdem sind auch noch weitere grundlegende Muster denkbar, idealistischerweise könnte es ja auch sein, dass es ein Muster gibt, das Wertschätzung und Achtung als Beziehungsgrundlage hat und aufgrund eines starken Selbstwertgefühls nicht auf diese Beziehungsmuster als Hilfsmittel zur Bindung angewiesen ist. Ich wollte nun allerdings nicht zu sehr in die Tiefe der Psychologie eindringen, sondern den Fokus eher darauf legen, wie man mit Belastungen, die aus solchen komplizierten Beziehungsmustern entstehen und die den täglichen Arbeitsalltag erschweren, umgehen kann. Die Schematisierung hilft, sich in schwer zu durchschauenden Beziehungsabläufen zurechtzufinden und Zusammenhänge zu verstehen.

Allen genannten Beziehungsmustern ist gemein, dass nach Bestätigung gesucht wird. Bestätigung allgemein bedeutet, dass man wahrgenommen, erkannt und anerkannt wird, ohne Lob und Tadel. Diese Form von Bestätigung bekommt man selten, und die Sehnsucht danach ist groß. Das Streben nach Bestätigung ist menschlich und normal, denn sie gibt uns Kraft. | **Gemeinsamkeiten**

Daher kann man auch nicht von richtigen oder falschen, von schlechten oder guten Beziehungsmustern sprechen. Welche Beziehungen einem gut tun und welche nicht, muss jeder selbst herausfinden.

Schmidt und Caspari (Schmidt und Caspari 1999) beschäftigen sich mit der Gestaltung privater und beruflicher Beziehungen. Sie gehen davon aus, dass derartige grundlegende Beziehungsmuster schwer veränderlich sind. Demgegenüber bietet jede gegenwärtige Begegnung die Möglichkeit, ein Aufeinandertreffen konstruktiv zu gestalten. Die Fähigkeit, im beruflichen Umfeld beurteilen zu können, welche Beziehungsstrukturen möglich und sinnvoll sind, ist eine Voraussetzung hierfür. Beziehungsstrukturen sind grundsätzlich schwer veränderbar – Begegnungen hingegen können beeinflusst werden, was zu erlernen ist. Auf diese Weise können Beziehungen durch konstruktive, gute Begegnungen »besser« werden. | **Begegnungskompetenz**

Eine berufliche Beziehung ist nicht nur durch persönliche Muster, sondern auch stark von Organisationsstrukturen, Zuständigkeiten, Befugnissen und Fachkenntnissen geprägt. Sie geben einen gewissen Rahmen zur Gestaltung von beruflichen Begegnungen vor. Die o. g. Autoren sind der Ansicht, dass es das berufliche Miteinander verkompliziert, wenn ein privates, persönliches Miteinander und ein gegenseitiges Verstehen auf dieser Ebene eine Voraussetzung für ein professionelles Funktionieren bildet. Sie halten es für zweckmäßiger, die gegenseitigen Beziehungsansprüche auf eine angemessene Form der Zusammenarbeit zu reduzieren. Nur so kann man sich aus der Dynamik privatpersönlicher Verstrickungen im Berufsalltag lösen. Begegnungskompetenz beinhaltet also eine Urteils- und Erkenntnisfähigkeit für die Beziehungen, in die man eintritt. Man muss bewusst entscheiden können, welche Rolle man dem anderen gegenüber einnimmt (Vorgesetztenrolle, gleichwertige Kollegenrolle, Ausbilderrolle, Privatrolle).

In meinem Arbeitsbereich gibt es ca. 200 Mitarbeiter. Es sind die unterschiedlichsten Beziehungsstrukturen vorhanden. Mit einigen Kollegen gestaltet sich schon die berufliche Zusammenarbeit schwer, mit anderen klappt die Zusammenarbeit hervorragend, und einige sind darunter, zu denen über das Berufliche hinaus auch eine persönliche Freundschaft besteht. Ich persönlich fühle mich wohl mit diesem weiten Spektrum an Beziehungen – im Gegensatz zu o. g. Autoren würde mir etwas fehlen, wenn ich keine persönlichen Bindungen bei der Arbeit hätte. Allerdings muss gewährleistet sein, dass eine Zusammenarbeit auch funktioniert, falls es in persönlichen Bereichen zu Problemen und Auseinandersetzungen kommt. Dann kann es plötzlich schwierig werden, das Berufliche vom Privaten zu trennen. Solange Eintracht herrscht, ist es nicht nötig, eine solche Problematik zu thematisieren, kommt es zu Zwietracht, wird es plötzlich enorm schwer, die Strukturen auseinanderzuhalten. Einem solchen Geschehen beugen die Autoren in ihrer Theorie vor.

Spannend ist die Frage, ob es es auch den Fall gibt, persönlich befreundet zu sein, aber bei der Arbeit schlecht zu kooperieren, solange die Freundschaft intakt ist? Was denken Sie? Sind die Freundschaften vielleicht sogar entstanden, weil man beruflich auf einer Ebene ist und und im Arbeitsverhalten viele Gemeinsamkeiten hat?

12.2 Soziale Unterstützung

Mit der Verquickung privater und beruflicher Beziehungen befinden wir uns schon mitten im Thema der sozialen Unterstützung. Dieser Bereich ist in den letzten Jahren vermehrt beforscht worden, da die soziale Unterstützung eine sehr wirksame Ressource im Umgang mit Belastungen darstellt. Somit stellt sie einen Gegenpol zur von Schmidt und Caspari empfohlenen bewussten Trennung zwischen privaten und beruflichen Beziehungen dar. Nestmann (in Windemuth 2014) beschreibt soziale Unterstützung so:

»Soziale Unterstützung aus persönlichen sozialen Netzwerken ist eine zentrale Voraussetzung für Gesundheit und Wohlbefinden. Sie fördert die Gesundheit – als emotionaler Rückhalt, praktische und materielle Hilfe, Information und Beratung sowie als versichernde Rückmeldung zur eigenen Person – und sichert sie gegen Belastungen, Stersserfahrungen und deren krankmachenden Folgen. Diese präventiven und stressmildernden Folgen hat soziale Unterstützung auch am Arbeitsplatz. Sie fördert persönliches Wohlbefinden und moderiert krankmachende Belastungen ebenso wie sie organisationsbezogene Störungen (Fehlzeiten, Motivationsmangel etc.) vermindert und berufliche Leistungen verbessert.«

Als Mensch ist man in Beziehungen und Interaktionen mit anderen eingebunden. Sind diese Strukturen förderlich, geben sie emotionalen Rückhalt, vermitteln Sicherheit, bieten Gemeinschaft, Anerkennung und Unterstützung. Man bekommt Rückmeldungen zu sich selbst, zu seiner Lebenslage, bekommt Zuwendung, Nähe, Ermunterung, Geselligkeit, Trost und vieles mehr. Neben diesen ideellen Gütern bietet einem soziale Unterstützung Zugang zu Informationen durch Ratschläge und Tipps, ausgetauschte Erfahrungen und Beispiele. Auf instrumentelle, tatkräftige Hilfe kann man auch zählen. Dadurch ergibt sich ein riesiges Spektrum an gegenseitiger, alltäglicher Hilfeleistungen von unschätzbarem Wert. Man kann die soziale Unterstützung als eine Art »Puffer« zwischen sich selbst und den Belastungen des (Arbeits-)Lebens sehen, allein schon die Tatsache, keine Einsamkeit und Isolation aushalten zu müssen sowie andere schädigende Folgen nicht zu erfahren, wirkt wohltuend. Zahlreiche Studien belegen die gesunderhaltende Wirkung, z. B. werden Herz-Kreislauf-Erkrankungen vermindert, es kommt zu weniger Gewalt im familiären Umfeld, Verläufe von Erkrankungen wie Krebs, MS oder Aids werden positiv beeinflusst, gesundheitliche Beeinträchtigungen werden besser angenommen, die Ernährung und die gesamte Lebensführung ist gesünder und u. v. a. m.

Erklärbar werden diese Vorgänge auch durch physiologische Prozesse. Stressreaktionen mit den damit krankmachenden Abläufen werden gehemmt (▶ **Kap. 6**), und die Produktion von Oxytocin und Dopamin mit den damit verbundenen positiven Wirkungen wird angeregt (▶ **Kap. 9.5**). Auf psychologischer Ebene kommt es durch soziale Unterstützung zu optimistischeren Stimmungslagen, zu Gefühlen der Zugehörigkeit, Akzeptanz, Bestätigung, Wertschätzung, Selbstbewusstsein, zu Sicherheit und zu Reduktion von Angst. Im sozialen Bereich bestehen die Wirkungen aus einer Reduktion von negativem Gesundheitsverhalten wie Risikoverhalten, da man sein soziales Netzwerk aufrechterhalten möchte.

Physiologische, psychologische und soziale Wirkungen

Da man am Arbeitsplatz einen großen Teil seiner Lebenszeit verbringt, wird er zu einem wichtigen Interaktionsort für soziale Beziehungen. So leistet soziale Unterstützung am Arbeitsplatz einen wichtigen Support zur Reduktion der Belastung und zur Verbesserung der Gesundheit. Negative Einflüsse wie z. B. Arbeitsunzufriedenheit, Fehlzeiten, Fluktuation, mangelnde Leistungsbereitschaft, mangelnde Identifikation werden vermindert.

Arbeitsstressoren und Belastungen werden in erster Linie von arbeitsbezogenen Unterstützungsquellen (Kollegen, Vorgesetzte) gemildert. Emotionaler Rückhalt und praktische Unterstützung sind ebenfalls von zentraler Bedeutung. Studien zeigen, dass diese Unterstützung allerdings in positive persönliche Beziehungen eingebettet sein muss, ansonsten wird sie als »unecht« oder »aufgezwungen« erlebt und verfehlt die Wirkung.

Ein Potenzial, das weiter ausgebaut werden könnte, um Burnout vorzubeugen, wäre, verschiedene Formen der sozialen Unterstützung am Arbeitsplatz zu fördern und zu kultivieren. Man kann lernen, den eigenen Unterstützungsbedarf zu erkennen und zu artikulieren, Hilfsquellen zu identifizieren und auch zu lernen, Hilfe anzunehmen und zu würdigen. Wenn eine solche Umgehensweise betrieblich gefördert und erwünscht würde, wäre diese Ressource ausbaufähig.

12.3 Selbstreflexion

Beziehungsmuster

Im vorigen Abschnitt wurden Ihnen vier Beziehungsmuster vorgestellt. Kommen Ihnen davon welche bekannt vor?

Suchen Sie zu jedem der beschriebenen Beziehungsmuster ein Beispiel aus Ihrem Berufsalltag oder aus dem privaten Bereich.

Abhängigkeit

_____

_____

_____

Macht

_____

_____

_____

Sexualität

_____

_____

_____

Einschmeicheln

_____

_____

_____

In welchen dieser Beispiele spielen Sie eine Rolle? Welche?

_____

_____

_____

Diese Übung soll nicht dazu dienen, Beziehungen zu bewerten, sondern sie soll helfen, schwierige Beziehungen zu strukturieren. Wenn einem bewusst ist, nach welchem Muster sie ablaufen, kann man sich eher entscheiden, weiterhin mit zu machen oder Probleme zu benennen und anzusprechen.

Bewertung

Wie drücken Sie anderen Menschen gegenüber Bestätigung aus?

_____

_____

_____

Wann haben Sie sich im Berufsalltag zuletzt bestätigt gefühlt?

_____

_____

Welche Formen von Beziehungen kennen Sie aus Ihrem Arbeitsalltag? Bitte tragen Sie die jeweilige Anzahl ungefähr ein:
Schlechte berufliche Zusammenarbeit
Gute berufliche Zusammenarbeit bei keiner persönlichen Beziehung
Gute berufliche Zusammenarbeit bei guter persönlicher Beziehung
Sonstiges: _____

Gibt es kollegiale Beziehungen, die Sie belasten? Was genau empfinden Sie als schwierig?

_____

_____

_____

> **Wie könnte in Ihren Augen ein besserer, erleichterter Zustand aussehen?**
>
> _____
>
> _____

12.4 Mobbing

Fragestellungen

In den letzten Jahren ist »Mobbing« zu einem Schlagwort geworden, wenn problematische Arbeitsbeziehungen beschrieben werden. Was ist damit gemeint? Ist Mobbing am Arbeitsplatz das Gegenteil von sozialer Unterstützung? Wann wird ein Konflikt als Mobbing erlebt, und welche Zusammenhänge stehen dahinter? Wie kann man Mobbing abbauen? Diesen Fragen gehe ich im folgenden Abschnitt auf der Grundlage der Ausarbeitung von Neuberger (Neuberger 1999) nach.

Vorbemerkung

Zunächst ist anzumerken, dass Mobbing nicht immer das Problem einzelner Menschen ist. Ebenso wie bei der Entstehung von Burnout nicht nur der einzelne Mensch dafür verantwortlich ist, sind es auch bei Mobbing gesellschaftspolitische, wirtschaftliche und gruppendynamische Prozesse, die zu dessen Entstehung beitragen. Wenn auch dieses Buch einen individuellen Ansatz verfolgt, darf man nicht übersehen, dass hinter diesen Schwierigkeiten komplexe Zusammenhänge stehen. Da man diese als Einzelner aber nur schwer verändern kann, möchte ich mich auf Bewältigungsstrategien beschränken, die der Einzelperson Möglichkeiten eröffnen, die eigenen Nerven zu schonen, sich selbst zu stärken und mehr Bewusstsein und Sicherheit für sich selbst und die zwischenmenschlichen Situationen zu erlangen.

> *Definition:* Ganz allgemein gesprochen versteht man unter Mobbing Handlungen, die von der betroffenen Person als feindselig, demütigend oder einschüchternd erlebt werden. Die Angriffe dauern über einen längeren Zeitraum an und kommen häufig vor. Die betroffene Person sieht sich außerstande, ihnen aus dem Weg zu gehen oder sich angemessen zur Wehr zu setzen.

Schaden für die gesamte Persönlichkeit

Bei Konflikten dieser Art können alle Parteien eigentlich nur verlieren. Betroffene Personen erleiden Niederlagen, die nicht nur auf fachliche Bereiche beschränkt sind, sie unterliegen mit ihrer gesamten Persönlichkeit. Mobbing hat nichts mit Konflikten zu tun, bei denen nach einer Lösung gesucht wird. Dahinter stehen unsichtbare und schwer nachvollziehbare Eigeninteressen. Häufig werden Verhaltensweisen benutzt, die beide Parteien normalerweise verurteilen würden, wobei keine Seite die Verantwortung für eine Eskalation übernehmen will. Ein rationaler Streitpunkt ist im fortgeschrittenen Verlauf kaum noch erkennbar. Die Auseinandersetzung erfolgt auf einer emotionalen Basis, auf der sich beide Parteien nicht mehr mit Sachargumenten begegnen können.

Mobbing-Strategien

Hinter einzelnen Handlungen, in denen Mobbing zum Ausdruck kommt und die in ihrer Vielfältigkeit und Kreativität hier nicht aufgezählt werden können, stehen bestimmte Strategien, mit denen der Gegner oder das Opfer zermürbt werden soll.

* Isolation

Eine Person oder eine Personengruppe wird von anderen ausgeschlossen. Beispielsweise kann eine Ausgrenzung durch die Verweigerung von Hilfe und Zusammenarbeit, Zurückhalten von Informationen, Ignorieren, Tuscheln, Türen schließen oder durch plötzliches Beenden von Gesprächen erreicht werden.

* Intrigieren

Bei dieser Strategie werden Sachverhalte verändert, erfunden oder umgedeutet, die die betroffene Partei in ein schlechtes Licht stellen sollen. Das kann durch Anschwärzen bei Vorgesetzten, falsche Beschuldigungen bei Arbeitsfehlern, Bloßstellungen oder Verleumdungen erreicht werden. Unterschlagung von Informationen oder geistiger Diebstahl gehören auch in diese Kategorie.

* Abwertung

In diesem Fall werden Leistungen oder Entscheidungen einer Person oder Personengruppe in Frage gestellt. Das Selbstwertgefühl wird angegriffen, indem Arbeitsleistungen herabgewürdigt werden. Das passiert, wenn Kompetenzbeschneidungen, Zuweisung niedriger Arbeitsaufgaben, Anzweifeln von Entscheidungen, ständige Kritik und Tadel oder Dauerkontrolle angewendet werden. Das Anzweifeln der beruflichen Qualifikation ist ebenfalls eine Abwertung.

* Persönlichkeitsangriffe

Bei dieser übergeordneten Mobbing-Strategie werden Persönlichkeitsmerkmale benutzt, um die Person generell zu erniedrigen. Das können Behinderungen, die psychische Verfassung, Hautfarbe, Kleidung, Mimik und Gestik, Überzeugungen oder das Privatleben der betroffenen Person sein. Auch ein lächerliches Imitieren einer Person ist ein Persönlichkeitsangriff.

307

- Androhung oder Anwendung von Gewalt

Drohungen oder Gewaltanwendung kann sich gegen Sachgegenstände, die im Besitz der betroffenen Person sind, oder gegen die Person selbst richten. Indem die betroffene Person oder Personengruppe zu gesundheitsschädlichem Arbeiten gezwungen wird, Unterlagen verschwinden oder manipuliert werden, durch Telefonterror oder das Hineinziehen der Familie des Opfers in den Konflikt findet diese Strategie ihren Ausdruck.

Opfer oder Täter?

Mobbing-Prozess verstehen und unterbrechen

Die Frage, wer in Mobbing-Situationen das Opfer und wer der Täter ist, ist manchmal nicht leicht und eindeutig zu beantworten. Ebenso schwer ist es nachzuvollziehen, wer angefangen hat. Welches war der erste Angriff? Oder war dieser auch schon Gegenwehr? Mobbing ist ein Prozess, bei dem sich die Folge von Aktion und Reaktion verselbstständigt hat.

Wenn man Mobbing durchschauen, verstehen und abbauen will, reicht es nicht aus, den Akteuren die Rolle als Täter oder als Opfer zuzuschreiben. Man muss sich viel eher folgende Fragen stellen:

Geeignete Fragen

Handeln die Personen absichtlich schädigend, unabsichtlich, gedankenlos, und billigen sie negative Konsequenzen?

- Handeln die Personen spontan oder berechnend?
- Konnten die Betroffenen die Folgen voraussehen?
- Hat sich das vermeintliche Opfer gewehrt?
- Wurde die Situation durch Gegenwehr eventuell umgedreht?
- Haben Betroffene bei Dritten Hilfe gesucht?
- Gibt es Zeugen? Gibt es Zeugen, die die Vorgänge stillschweigend billigen? Gibt es Koalitionen?
- Wechseln die vermeintlichen Opfer, oder ist es immer dieselbe Person?

Arten von Opferverhalten

Menschen, die zu Mobbing-Opfern werden, unterliegen oft einem Prozess, bei dem sie zunächst schlecht gemacht werden, sodass sie die Anfeindungen von mehreren Seiten angeblich auch verdienen. Wehrt sich jemand gegen den Psychoterror, wird dies als Indiz gewertet, dass sich die Person unmöglich verhält. Auf Dauer erschöpfen sich die Kräfte der betroffenen Person, und sie kann sich immer weniger gegen den Terror zur Wehr setzen.

Es gibt verschiedene Arten von Opferverhalten: Gegenwehr (das sind die Opfer, die selbst leicht als Täter wahrgenommen werden), Flucht (Zurückziehen in sich selbst, Wechsel des Arbeitsplatzes), zur Schau stellen des Leides (Leiden als Kampfform), Resignation, Hilfe suchen oder Selbstbeschuldigung.

Fazit

Was ich mit diesen Erläuterungen sagen möchte, ist, dass man sich die Beziehungskonstellation und den Prozess genau ansehen sollte, bevor man Täter – Opfer Zuschreibungen vornimmt. Meistens sind die Zusammen hänge viel komplizierter und vielschichtiger, als dass man rasch einen Schuldigen finden könnte.

Erinnert sei in diesem Zusammenhang an die Kommunikationsform der Angst und Reaktionsbildung und an die Beziehungsmuster Macht – Abhängigkeit.

Ursachen

Warum gibt es Mobbing und wie entsteht es? Auch hierzu kann man kaum eine einzige zutreffende Antwort finden. Immer werden viele Gründe eine Rolle bei der Entstehung von Mobbing-Prozessen spielen. In der Literatur werden folgende Ursachen genannt:

• Strukturelle Bedingungen

Hiermit sind die Arbeitsbedingungen gemeint. Monotone Tätigkeiten, zu geringes Einkommen, Stress, Zeitdruck, Überforderung, drohender Arbeitsplatzverlust sind Gründe, die dazu führen können, dass der daraus entstehende Druck an andere weitergegeben wird. Konkurrenzkampf und Dominanzverhalten entstehen als Folge des Prinzips der Hierarchie und des Aufstiegsdenkens. Wenn dieses Denken mit Existenzangst verbunden ist, wird Mobbing zu einer Art Überlebenskampf.

• Persönliche Bedingungen

Hiermit sind Persönlichkeitsmerkmale der Agierenden gemeint. Befindet sich ein Arbeitnehmer in einer Lebenssituation, die sich materiell oder körperlich stark von der Situation der anderen unterscheidet, so wird er leichter zu einem Opfer von Mobbing als andere. Die moralischen Einstellungen am Arbeitsplatz können Mobbing begünstigen oder verhindern. Unreflektierte Schuldzuweisungen verhindern es, den eigenen Anteil an der Situation zu sehen.

Ebenso wichtig sind die Kompetenzen von Führungspersonen, was Konfliktmanagement am Arbeitsplatz betrifft.

• Gruppendynamische Konstellationen

Die Vernetzung von Persönlichkeitsstrukturen, Arbeitsbedingungen und deren Zusammenspiel in einer Gruppe können Mobbing begünstigen oder einschränken. Mobbing kann z. B. eine fragwürdige Erziehungsmethode sein, wenn andere als faul, arrogant, unzuverlässig o. Ä. erlebt werden. Ebenso kann es vorkommen, dass Mobbing angewendet wird, um sich von anderen zu distanzieren und abzugrenzen. Meist wird Mobbing eingesetzt, wenn Gespräche nichts nützen.

Mobbing kann auch evolutionsgeschichtlich interpretiert werden, als Jäger-Beute-Verhalten. Schwächere Mitglieder einer Population, die den

Evolutionsgeschichtlicher Ansatz

309

Zusammenhalt und Fortbestand der Gruppe bedrohen, werden eliminiert, um die Überlebenschancen und die Kampfkraft der Restgruppe zu stärken. Dieser Ansatz ist sehr biologistisch und geht davon aus, dass im menschlichen Verhalten, trotz sozialer Einstellungen, diese archaischen Prinzipien zur Wirkung kommen. Durch diese Erklärung werden beteiligte Täter von ihrer Verantwortung freigesprochen. Auch zeigt dieser Ansatz wenig konstruktive Hinweise zum Abbau von Mobbing.

Sozialpsychologischer Ansatz

Ein sozialpsychologischer Ansatz erklärt Mobbing als zwischenpersonale Dynamik, bei der ein Mobbing-Opfer als leidende Person im Mittelpunkt steht, um von den eigenen Leiden abzulenken. Ebenso kann das Leiden einer Einzelperson als Ausdruck für die leidvolle Situation aller benutzt werden. Es wird eine soziale Spannung ausgedrückt, indem eine außenstehende Person gemobbt wird. Dadurch wird die innere Harmonie der Gruppe bewahrt. Ein Opfer hat eine stabilisierende Funktion für die Restgruppe. Das ist z. B. der Fall, wenn Kunden, Klienten, Angehörige oder sogar Patienten/Betreute zu Mobbing-Opfern werden. Opfer werden häufig diejenigen Personen, die Gruppennormen in Frage stellen, wie z. B.: Alle sozialen Aktivitäten müssen mitgemacht werden, Gruppenrituale müssen beachtet werden, ein Leistungsniveau darf nicht über- oder unterschritten werden, es dürfen keine überstürzten Neuerungen eingeführt werden. Gerade durch letztgenannten Punkt bieten neue Kollegen im Pflegebereich immer wieder große Angriffsflächen.

Wenn man von Mobbing spricht, hat man oft ideale Sozialbeziehungen vor Augen. Ein solches Modell ist von Harmonie, Freundlichkeit, Fürsorge und Ausgeglichenheit gekennzeichnet. Es wäre zu überdenken, inwiefern diese Idealvorstellungen im Berufsalltag realisierbar sind. Man kann aber »gute« Sozialbeziehungen auch dadurch charakterisieren, dass alle Beteiligten die Möglichkeit haben, ihre Interessen zu artikulieren, und auf funktionierende Mechanismen zurückgreifen können, um die unausweichlichen Konflikte regulieren zu können. Mobbing entsteht erst, wenn die Maßnahmen zur Unterbrechung oder Bereinigung von Konflikten nicht funktionieren. Diese Sichtweise integriert auch das Phänomen, dass Mobbing-Opfer häufig in eine Hilflosigkeit geraten, in die sie sich aufgrund des Kontrollverlusts fügen. Die Vorstellung, dass das Schicksal unabwendbar ist, vermag den Betroffenen Trost zu spenden, hilft aber nicht bei der Bewältigung der Situation.

Verlauf

Neun Eskalationsstufen

Glasl (zitiert in Neuberger 1995) hat ein Verlaufsmodell für den Mobbing-Prozess entwickelt. Er unterscheidet neun Eskalationsstufen, die er in drei Hauptphasen unterteilt. Die Hauptphasen sind durch Schwellen voneinander getrennt, nach deren Überschreitung sich die Beschaffenheit der Konfliktaustragung grundlegend ändert.

Erste Hauptphase

- Stufe 1

In diesem Stadium herrschen Kooperationsbemühungen mit gelegentlichem Abgleiten in Reibungen und Spannungen vor, die als Warnsignale erkannt werden. Die Beteiligten glauben, dass sie mit Argumenten in einer vernünftigen Auseinandersetzung die Probleme meistern können.

- Stufe 2

Hier wird die Debatte härter, und scharfe verbale Auseinandersetzungen nehmen zu. Man fixiert sich auf die eigenen Standpunkte. Die eigene Position gilt als sachlich, die andere als unsachlich. Es kommt zu Provokationen der anderen Seite, die Unterschiede spitzen sich zu. Es werden unfaire Mittel eingesetzt, deren man sich bewusst ist.

- Stufe 3

Es setzt sich die Einsicht durch, dass man mit Worten nichts erreichen kann. Man stellt den anderen vor vollendete Tatsachen und deutet dessen Handlungen als unfreundliche Taten. Die nonverbale Kommunikation nimmt zu. Innerhalb einer Gruppe kommt es zu Verbrüderungen und Ausgrenzung.

Die erste Hauptphase ist zunächst durch Sachbezogenheit gekennzeichnet. Erläuterung
Hierbei geht es immer noch um Lösungsversuche mit der anderen Partei. Wenn keine Einigung erzielt wird, kommt es irgendwann zu der Erkenntnis, dass für die Gegenpartei die Sachfrage nur ein Mittel zum Zweck ist. Die Gegenpartei wird in der zweiten Hauptphase nun selbst zu einem Problem.

Zweite Hauptphase

- Stufe 4

In dieser Phase geht es um Sieg oder Niederlage. Die Haltungen werden starr und aggressiver. Das Denken verläuft in extremen Schwarz-Weiß-Positionen. Jeder möchte sein Gesicht wahren, indem man sich selbst auf- und den anderen abwertet. Das Unbehagen des Gegners wird geschürt, und es wird versucht, andere in den Konflikt mit hineinzuziehen.

- Stufe 5

Auf dieser Ebene verliert eine der beiden Parteien das Gesicht, sie wird anders gesehen als vorher. Plötzlich erkennt man die vermeintliche wahre Natur des anderen und sieht auch alles vergangene Handeln der Partei im negativen Licht. Der Konflikt verschärft sich und es treten ideologische Sichtweisen zutage. Alle zuwiderlaufenden Gedanken werden abgeblockt. Kontakte werden abgebrochen, und jede Partei nimmt nur noch ihre eigene Sichtweise wahr. Das Image des Gegners wird geschädigt, damit er von der Gemeinschaft verachtet werden kann.

- Stufe 6

Gegenseitige Drohungen werden häufiger, entschlossener und schärfer. Diese Drohungen bewirken das Entstehen von Angst. Dabei wird angenommen, noch vernünftig zu handeln, und man glaubt, die Situation unter Kontrolle zu haben, was nicht der Fall ist.

Erläuterung | In der zweiten Hauptphase steht nicht das Sachproblem zur Debatte, sondern die Beziehung der Akteure zueinander. Das Hauptproblem ist die »Natur« der Gegenpartei. Deren Auffassungen sind der Grund, der der Problemlösung im Weg steht. Es kommt zu der Einsicht, dass eine Problemlösung mit der Gegenpartei nicht mehr möglich ist. Der Konflikt wird immer unübersichtlicher und komplexer.

Dritte Hauptphase

- Stufe 7

Nun wird versucht, die andere Seite zu entmachten. Das geschieht ohne Warnung oder Vorankündigung. Ohne Rücksicht auf Verluste kommt es zu Sachschädigungen.

- Stufe 8

Die Angriffe treffen direkt die Macht- und Existenzgrundlagen des Gegners. Bösartige Listen und Hinterhalte werden eingesetzt, um dieses Ziel zu erreichen.

- Stufe 9

Zu diesem Zeitpunkt ist es kaum noch möglich innezuhalten und den Prozess zu stoppen. Bedenkenlos wird jede Form von Gewalt eingesetzt.

Erläuterung | Diese Hauptphase weist die charakteristischen Merkmale eines Vernichtungskriegs im Kleinen auf. Hier zählt es nur noch, dem Gegner so viel Schaden zuzufügen, wie nur irgend möglich.

Nicht immer muss dieser Prozess in aller Konsequenz bis zu Ende ablaufen. Zahlreiche Interventionsmaßnahmen und Hilfsangebote bieten die Möglichkeit, andere Wege zu finden.

312

Wie kann man mit Mobbing umgehen?

Wie bei allen problematischen Situationen gibt es auch für den Umgang mit Mobbing kein Patentrezept. Dafür kann man aber verschiedene Hinweise finden, die helfen können, Mobbing gar nicht erst zum Problem werden zu lassen, oder die den oben beschriebenen Prozess unterbrechen können.

Vermeiden von Eskalation/Konstruktiver Umgang

Erfolgversprechend für die gefühlsmäßige Situation von Betroffen sind vor allem solche Strategien, bei denen jegliche Form der Eskalation konsequent vermieden wird. Das wären Reaktionen, wie z. B. ausweichen, ignorieren, sich versetzen lassen oder einen anderen Arbeitsplatz suchen. Weiterhin nützlich für die Gesamtgruppe sind Strategien, in denen konstruktive Gedanken im Mittelpunkt stehen.

Aktive, problemorientierte Strategien müssen nicht immer die beste Lösung sein. So können Gegenwehr mit gleichen Mitteln, Gespräche oder das Einschalten von Vorgesetzten oder des Betriebsrats eine Mobbing-Situation auch verschärfen statt mildern.

Theoretisch gibt es mehrere Ansatzpunkte für Anti-Mobbing-Strategien:

> Der Arbeitgeber hat eine gesetzlich festgeschriebene Fürsorgepflicht für seine Mitarbeiter. Betroffene Personen haben sogar Anspruch auf Schadensersatz. Daher gibt es auch, ausgehend von der Arbeitgeberseite, Institutionen, in denen Schlichtungsmodelle etabliert sind. So werden z. B. Mobbing in Fortbildungen als Prävention zum Thema gemacht oder Modelle, in denen offiziell eingesetzte Paten für Täter und Opfer den Prozess abpuffern und aufbrechen.

- Will man das Opfer schützen, wird man dessen Abwehrkräfte stärken, Hilfe mobilisieren und negative Bedingungen des Umfelds abbauen.
- Dazu gehören Maßnahmen wie das systematische Einführen neuer Mitarbeiter, Gesprächsrunden, Kommunikationstraining, Beratungsmöglichkeiten für Betroffene, Psychotherapie, das Aufsuchen von Selbsthilfegruppen oder Unterstützung durch Vorgesetzte (Coaching).
- Will man die Dynamik zwischen Tätern und Opfern aufklären und aufbrechen, wird man versöhnende, kommunikative und klärende Methoden einsetzen. Das können Versöhnungsrituale sein, offizielle Schlichtungsverfahren wie z. B. Entfeindung durch den Ablauf: Sprechen – Reflektieren – Handeln, Konfliktmanagement durch den Ablauf: Benennen – Bearbeiten – Bereinigen, Einführung einer Beschwerdeordnung, Teamentwicklungsmaßnahmen, Supervision, Mediation (ein Schlichtungsverfahren, das einen offiziellen Charakter hat, jedoch kein Rechtsstreit ist, geleitet von ausgebildeten Mediatoren). Weiterhin können Dritte eingeschaltet werden, die Gruppensitzungen moderieren und Prozesse begleiten. Vorbeugend kann das Thema Mobbing in Vorträgen oder Schulungen bearbeitet werden. Letztendlich kann auch ein Machteingriff aus einer übergeordneten Position den Kampf beenden.

Anti-Mobbing-Strategien

- Will man die arbeitspolitische Situation ändern, weil man die Ursache in diesem Bereich vermutet, müssen strukturelle Veränderungen der Arbeitssituation herbeigeführt werden. Ein Beispiel hierfür wäre die Unterstützung in juristischen Fragen oder eine Therapievermittlung durch Gewerkschaften oder andere Institutionen oder die Verbesserung der Personalsituation.

Selbstschutz/Aufbau eines kollegialen Klimas Grundsätzlich muss man in Arbeitssituationen davon ausgehen, dass Harmonie, Sensibilität und Mitgefühl selten unter Kollegen verwirklicht werden können. Selbst gut strukturierte Organisationsmaßnahmen können ein Wirtschaftssystem, das auf Leistung und Konkurrenz aufgebaut ist, nicht umwandeln. Man muss lernen, sich auf Krisen und Situationen gegenseitiger Abhängigkeit einzustellen, sich selbst zu schützen, erfahren, wo man Unterstützung erhalten kann, und nach alternativen Handlungsmustern suchen. Um den Stress abzubauen, der in solchen Situationen entsteht, kann man auch auf Methoden der Stressbewältigung zurückgreifen.

Um ein kollegiales Klima zu schaffen, sind die Sozial- und Beziehungskompetenzen jedes einzelnen Mitarbeiters gefragt. Allein schon das Wissen um den Ablauf und die Struktur von Mobbing-Prozessen hilft, diese zu identifizieren und sich dadurch nicht zu einem Mitspieler machen zu lassen.

12.4.1 Selbstreflexion

Mobbing

	als Handelnder	als Betroffener	als Beobachter
Welche der unten aufgelisteten Handlungen haben Sie im Berufsalltag schon erlebt? (in Anlehnung an Neuberger 1995)			
Ständiges Unterbrechen	☐	☐	☐
Kollegen schränken die Möglichkeiten ein, sich zu äußern	☐	☐	☐
Vorgesetzte schränken die Möglichkeit ein, sich zu äußern	☐	☐	☐
Anschreien und lautes Schimpfen	☐	☐	☐
Ständige Kritik an der Arbeit	☐	☐	☐
Ständige Kritik am Privatleben	☐	☐	☐
Telefonterror	☐	☐	☐
Mündliche Drohungen	☐	☐	☐
Schriftliche Drohungen	☐	☐	☐
Kontaktverweigerung durch abwertende Blicke und Gesten	☐	☐	☐
Kontaktverweigerung durch vage Andeutungen	☐	☐	☐
Bewusste Vermeidung von Gesprächen	☐	☐	☐

	als Handelnder	als Betroffener	als Beobachter
Ignorierendes Verhalten	☐	☐	☐
Verbreitung von Gerüchten	☐	☐	☐
Es wird hinter dem Rücken über jemanden schlecht gesprochen	☐	☐	☐
Jemanden wie Luft behandeln	☐	☐	☐
Jemanden lächerlich machen	☐	☐	☐
Verdächtigung, der Betroffene könne psychisch krank sein	☐	☐	☐
Sich lustig machen über die Behinderung eines anderen	☐	☐	☐
Imitation von Gesten und Gebärden	☐	☐	☐
Angreifen von politischen oder religiösen Einstellungen	☐	☐	☐
Sich lustig machen über das Privatleben des Betroffenen	☐	☐	☐
Arbeitszuweisungen, die erniedrigend sind	☐	☐	☐
Sinnlose Arbeitszuweisungen	☐	☐	☐
Gar keine Zuweisung von Arbeitsaufgaben	☐	☐	☐
Zuweisung von Arbeitsaufgaben, die weit unter den Kompetenzen liegen	☐	☐	☐
Zuweisung von zu schwierigen Arbeitsaufgaben, die den Betroffenen bloßstellen	☐	☐	☐
Falsche, kränkende Beurteilung des Arbeitseinsatzes anderer	☐	☐	☐
Infragestellen von Entscheidungen des Betroffenen	☐	☐	☐
Benutzung obszöner, entwürdigender Schimpfworte	☐	☐	☐
Sexuelle, erniedrigende Anmache	☐	☐	☐
Zwang zu gesundheitsschädlichem Arbeiten	☐	☐	☐
Androhung von körperlicher Gewalt	☐	☐	☐
Anwendung von leichter Gewalt	☐	☐	☐
Körperliche Misshandlung	☐	☐	☐
Verursachung von Kosten für den Betroffenen durch Sachbeschädigung	☐	☐	☐

Man kann sehen, dass Mobbing gar nicht so weit von einem selbst entfernt ist. Die Selbstreflexion kann einem helfen, sowohl beginnendes Täterverhalten zu reflektieren und zu kontrollieren als auch Opferverhalten zu erkennen und zu verändern.

Bewertung

Sie kann aber nicht dabei helfen, bei schweren Mobbing-Fällen zu intervenieren. Sollten Sie in einen schlimmen Mobbing-Fall verstrickt sein, rate ich dringend, eine Beratungsstelle aufzusuchen.

Mobbing oder nicht? Entscheiden Sie bei diesen Beispielen selbst.

	ja	nein
Ein/e Pflegeschüler/in wird sehr häufig zum Putzen in den Spülraum geschickt.	☐	☐
Während der Frühstückspause steht immer dieselbe Person auf und geht zur Klingel.	☐	☐
Es wird auf einer bestimmten Sitzordnung im Pausenraum bestanden, wer sich nicht daran hält, ist »unten durch«.	☐	☐
Bei der Übergabe werden Informationen nicht wiederholt, wenn jemand zwischendurch pflegerische Tätigkeiten erledigen muss.	☐	☐
Rivalitäten zwischen den Schichten sind an der Tagesordnung, immer ist es die andere Schicht, die Fehler macht oder ungenau arbeitet.	☐	☐
Es wird immer den gleichen Kollegen überlassen, die »schwierigen« Patienten zu betreuen.	☐	☐
Die Dienstplangestaltung ist ungerecht, einigen Kollegen werden Wünsche erfüllt, anderen nicht.	☐	☐
Wenn bestimmte Kollegen darum bitten, einen Dienst tauschen zu wollen, wird grundsätzlich abgelehnt.	☐	☐
Eine neue Kollegin bringt andere Erfahrungen und Pflegestandards aus einem anderen Haus mit und regt Veränderungen an. Diese werden grundsätzlich abgelehnt.	☐	☐
Ein Kollege wird ungerecht behandelt. Sie bemerken es, aber unternehmen nichts, da Sie Ihre eigene Position nicht gefährden wollen.	☐	☐
Eine Kollegin hat vergessen, die Morgenmedikamente zu verteilen. Sie bemerken es und berichten zuerst einer dritten Person davon, bevor Sie diese Kollegin darauf hinweisen.	☐	☐
Sie bekommen eine neue Stationsleitung. Immer wieder wird in Gesprächen eingeflochten, wie gut und kompetent die vorige Leitung war.	☐	☐
Sie sind mit einer Kollegin besonders gut befreundet. Während des gemeinsamen Dienstes werden alle möglichen Aufgaben gemeinsam erledigt. Die dritte Kollegin erledigt die anderen Aufgaben allein.	☐	☐

	ja	nein
Ein Kollege bringt zum Frühstück Brötchen für sich und einen anderen Kollegen mit. Die anderen verpflegen sich selbst, sind aber vorher nicht gefragt worden, ob sie etwas mitgebracht bekommen möchten.	□	□
Eine junge neue Stationsärztin fängt auf Ihrer Station an. Sie belehren Sie bei allen sich bietenden Gelegenheiten.	□	□
Jeder, der die pflegerischen Tätigkeiten etwas anders durchführt als Sie, wird von Ihnen darauf aufmerksam gemacht.	□	□

Es gäbe sicher noch eine große Anzahl weiterer Beispiele. Manche solcher Situationen nimmt man im Arbeitsalltag gar nicht als Mobbing-Handlungen wahr, obwohl sie so gemeint sind. Andere Handlungen verletzen einen vielleicht, obwohl sie nur aus Unachtsamkeit passieren. Achten Sie bei der Arbeit einmal darauf, was innerhalb des Kollegenkreises geschieht, und versuchen Sie, es zu verstehen und zu interpretieren. Verständnis ist ein guter Weg, Probleme in Angriff zu nehmen, Missverständnisse zu klären und Spannungen abzubauen.

Anregung

Wie reagieren Sie selbst auf Mobbing-Handlungen? Kreuzen Sie Zutreffendes an.

- □ Sie nehmen Mobbing-Handlungen kaum als solche wahr.
- □ Sie überdenken, ob Sie etwas falsch gemacht haben.
- □ Sie empfinden eine solche Situation als Kritik und werten sie als normale Konfliktsituation im Arbeitsalltag: »So etwas gehört eben dazu«.
- □ Sie lassen sich nichts anmerken.
- □ Sie sind erregt und haben Stress, versuchen aber sich zu beruhigen, bevor Sie irgendetwas tun.
- □ Sie denken erst nach, bevor sie darauf reagieren.
- □ Sie empfinden Ihre Gefühlsreaktion als übertrieben.
- □ Sie bekommen einen Wutanfall.
- □ Sie lassen Ihren Gefühlen freien Lauf.
- □ Sie brechen in Tränen aus.
- □ Sie versuchen, die Situation aktiv zu verändern, indem Sie so handeln, wie es von Ihnen gewünscht wird.
- □ Sie versuchen, die Situation zu verändern, indem Sie sich Alternativen für die Zukunft überlegen.
- □ Sie passen sich an und versuchen möglichst unauffällig zu sein.
- □ Sie vermeiden eine Auseinandersetzung.
- □ Sie ziehen andere in die Situation mit hinein.

- ☐ Sie versuchen sich einzureden, dass der Angriff nicht berechtigt ist.
- ☐ Sie suchen Bestätigung bei anderen, um Ihr Selbstwertgefühl wieder zu stärken.
- ☐ Sie nehmen sich vor, fachliche Hintergründe aufzuarbeiten, um eine sachliche Diskussion führen zu können.
- ☐ Sie schützen Ihr Selbstwertgefühl, indem Sie sich sofort verteidigen.
- ☐ Sie bekräftigen Ihr Selbstwertgefühl, indem Sie sofort zum Gegenangriff ausholen.
- ☐ Sie fühlen sich nicht persönlich in Frage gestellt, denn Sticheleien oder kleine Kämpfe gehören mit zu Ihrer Vorstellung von menschlichem Zusammensein.
- ☐ Sie geben der angreifenden Person eine Rückmeldung darüber, wie Sie den Angriff empfinden.
- ☐ Sie versuchen, die anderen Kollegen auf Ihre Seite zu ziehen.
- ☐ Sie äußern, dass Sie sich angegriffen fühlen und eine Entschuldigung verlangen.
- ☐ Sie versuchen, die angreifende Person dazu zu bringen, friedfertiger mit Ihnen umzugehen.
- ☐ Sie benennen den Angriff und äußern, dass Sie die Beziehung zu dem Angreifer in Frage stellen.
- ☐ Sie versuchen, das Problem zu klären und die Schwierigkeit zu besprechen, die sich hinter dem Sachproblem verbirgt.
- ☐ Sie bemühen sich, nicht abzublocken, sondern den Dialog und die Beziehung zu schützen und zu fördern.
- ☐ Sie konfrontieren den Angreifer mit seiner (unsozialen) Handlungsweise.

Sonstiges:

_____

_____

_____

Erläuterung Ihnen ist aufgefallen, dass die möglichen Antworten aus verschiedenen Themengebieten kommen. Allen Möglichkeiten ist gemein, dass sie regulierenden Charakter haben. Der erste Teil zeigt Wege auf, die eigenen Gefühle zu regulieren. Der zweite Teil beschreibt Möglichkeiten, die Situation direkt zu verändern. Im dritten Teil stehen Maßnahmen, die das Selbstwertgefühl oder das Selbstkonzept regulieren, das durch den Angriff gelitten hat. An vierter Stelle sind Handlungsweisen angegeben, die die zwischenmenschlichen Beziehungen regulieren.

Wie haben Sie nun Ihre Kreuze verteilt? Fällt Ihnen eine Häufung in einem bestimmten Feld auf? Sie können diese Auflistung als Anregung nutzen, andere Handlungsmöglichkeiten kennen zu lernen und zu erproben. Je vielfältiger die Regulierungsmechanismen sind, die einem zur Verfügung stehen, und je flexibler man diese anwenden kann, umso besser kann man Konfliktsituationen klären. Jede frühzeitig bereinigte Auseinandersetzung spart Kraft und Nerven.

> **Welches Beispiel aus Ihrem Berufsalltag fällt Ihnen ein, wo Sie einen Konflikt Ihrer Meinung nach gut gelöst haben?**
>
> _____
>
> _____
>
> _____

12.5 Ausgebrannte Teams

Gesamte Arbeitsteams können Gefahr laufen, auszubrennen. In solchen Fällen ist die gemeinsame Arbeit von Dysfunktionalität geprägt. Fengler (Fengler 2011) befasst sich mit solchen Fehlentwicklungen, zeigt Merkmale und Wege aus diesem Dilemma auf. Was unterscheidet ein ausgebranntes Team von einem gesunden Team?

Merkmale ausgebrannter Teams

Die Merkmale, die für ausgebrannte Teams maßgeblich sind, sind denen ähnlich, die auch ein Individuum kennzeichnen, das ausgebrannt ist.

- *Chronische Überforderungsgefühle:* Sie äußern sich in einer Ablehnung jeglicher Abweichung von einem routinierten Arbeitsablauf, in einer Ablehnung von zusätzlichen Tätigkeiten oder auch nur einer Umstrukturierung kleinerer Arbeitsgebiete. Ein Beispiel aus dem Krankenhausalltag ist die Situation, in der ein Bett für einen neu aufgenommenen Patienten gesucht wird. Es kommt vor, dass die möglichen Stationen zunächst nicht mit der Information herausrücken, dass bei ihnen noch ein Bett frei ist. Alles, was jenseits einem »Dienst nach Vorschrift« abläuft, wird als unzumutbare Belastung empfunden. Die Kraftreserven aller Mitarbeiter sind am Limit.
- *Entschlusslosigkeit:* Das Team tut sich schwer damit, gemeinsame Entschlüsse zu fassen und umzusetzen. Alles bleibt, wie es ist, es besteht keine Offenheit für Änderungen jedweder Art. Kennzeichnend ist eine fatalistische Grundhaltung – es wird nicht an eine Verbesserung der Umstände geglaubt. Da alles »egal« ist, braucht man auch keine Entscheidungen für oder gegen irgendetwas zu treffen.

319

- *Leistungseinbußen:* Fehler passieren überall, Fehler sind menschlich. Beim Teamburnout häufen sich allerdings Fehler, Unachtsamkeiten, Fehleinschätzungen, verlangsamte Arbeitstempi.
- *Konsens ohne Folgen:* Manche Teams bemerken den Teufelskreis, in dem sie sich befinden, und suchen Abhilfe in Coaching oder Supervision. Fengler beschreibt als charakteristisches Merkmal, dass sich das Team zwar verbal auf neue Vorgehensweisen einigt, diese aber in keinster Weise umsetzt.
- *Kollektive Selbstentwertung:* Das Team erlebt sich und seine Arbeit insgesamt als sinnentleert und unwirksam. Im Pflegebereich habe ich öfters schon einmal Aussprüche gehört wie: »Wir haben ja nichts Richtiges gelernt, deshalb arbeiten wir hier!« oder etwas Ähnliches.
- *Freude über Misserfolge:* Misserfolge werden als Bestätigung der eigenen Unfähigkeit und Unwirksamkeit gesehen. Sie werden teilweise schon erwartet (Antizipation) und damit vorweggenommen.
- *Beschuldigungsmuster:* Dieses Merkmal beschreibt interne wie externe Schuldvorwürfe. Die »Schuld« für die eigene miserable Lage wird immer bei anderen gesucht, bei der Institution, im Gesundheitssystem, in der anderen Schicht. Nur die eigene Lage wird nicht thematisiert.
- *Demontage verfügbarer Ressourcen:* Hilfestellungen werden von dem Team nicht als solche angenommen. Man ist sozusagen in seiner Leidenshaltung eingefroren. Ich habe es erlebt, dass Supervisions- und Fortbildungsangebote nicht wahrgenommen wurden mit der Begründung, dass es »sowieso nichts ändern würde«. Auch Mitbestimmungsmöglichkeiten werden nicht angenommen und andere Angebote (z. B. Betriebsausflug) abgelehnt.
- *Reizbarkeit im Binnenkontakt:* Auch untereinander und individuell kommt es vermehrt zu Streitigkeiten und Unstimmigkeiten, die nicht angemessen geklärt werden. Diese Haltung kann durch Kleinigkeiten subtil geäußert werden, man grüßt sich z. B. nicht mehr, oder man bemerkt eine provokative Stimmung.
- *Feindseligkeit und Teamspaltung:* Es herrscht ein feindseliges Klima gegenüber Untergruppen im Team. So kann es regelrecht zu bösartiger Konkurrenz mit der anderen Schicht, mit dem Team einer anderen Station, mit den Ärzten, mit dem Reinigungspersonal oder mit anderen Disziplinen kommen. Dabei regt man sich über Nichtigkeiten auf und wartet förmlich auf die nächste Situation, die als Fehlverhalten der anderen interpretiert werden kann.
- *Reflexionsverweigerung:* Das eigene Teamverhalten wird in keiner Weise hinterfragt. Ein Änderungsbedarf wird geleugnet, ebenso wie der Leidensdruck negiert wird. Es wird vermieden, die eigenen Teamprobleme zu hinterfragen.

Wie kommt es zum Burnout von ganzen Teams?

Das Burnout-Geschehen ganzer Teams zu beschreiben ist ein noch größeres Feld, als das Burnout-Geschehen im Einzelnen zu erfassen. Fengler (Fengler 2011) ordnet diesen Bereich durch übersichtliche Untergliederung.

Die Einzelperson als Risikofaktor für Teamburnout wurde in den vorigen Kapiteln ausgiebig behandelt. So kann man kurz zusammenfassen, dass Fehlentscheidungen bei der Berufswahl, schlechte persönliche Arbeitsorganisation, allgemein geringe Belastbarkeit bei niedriger Leistung, dysfunktionale Gefühlsausbrüche, innere Kündigung und Probleme im Privatleben ein Arbeitsteam schwächen können. `Einzelperson`

Ungeliebte Tätigkeiten, die aber sehr häufig an der Tagesordnung stehen, sind eine Dauerbelastung. Auch die Arbeit mit persönlich problematisch empfundenen Patientengruppen, wobei man den Arbeitsbereich evtl. nicht selbst wählen konnte, birgt ein Risiko. Handelt es sich dann auch noch um generell »schwierige« Patienten, die schlecht kooperieren, und empfinden es viele im Team gleich negativ, klagt man gemeinsam stark über die Zielgruppe und beeinflusst die Arbeitsatmosphäre negativ. Das Gefühl der Unwirksamkeit der eigenen Arbeit kann sich auch teamübergreifend ausbreiten. Auch wenn eine sehr schnelle, generelle Patientenfluktuation die Regel ist, wobei man die Menschen wie am Fließband, mit ständig geforderter optimaler Freundlichkeit und Hilfsbereitschaft versorgt, kann ein Team überstrapaziert werden. Teams, in denen es kaum ein Feedback von Patienten und Angehörigen gibt, sind stärker belastet. `Zielgruppe`

Das Team selbst birgt Risikofaktoren für sein eigenes Ausbrennen. So werden ein unterschiedlicher fachlicher Kenntnisstand und starke ungleiche Altersverteilung als Stressoren gesehen. Konkurrenzverhalten im Team und eine permanente gegenseitige Vorwurfshaltung, Feindseligkeit und Spott wirken destruktiv. In einem Klima, das von Intrigen und Mobbing beherrscht wird, gedeiht Burnout sehr gut. `Team`

Vorgesetzten kommen in der Entstehung von Teamburnout besondere Bedeutungen zu. Ist der Vorgesetzte uninformiert und durchsetzungsschwach, konfliktscheu oder unberechenbar, trägt er eine große Verantwortung für die Fehlentwicklung. Übermäßige Kontrolle, Grenzübertritte, Überforderung, ungerechte Behandlung der Teammitglieder ist einem Burnout-Prozess förderlich. `Vorgesetzter`

Institutionelle Rahmenbedingungen bergen ein Burnoutrisiko für Teams, wenn es zu mangelndem Rückhalt und mangelnder Identifikation kommt. Wenig Transparenz für Institutionelle Entscheidungen, die das Team betreffen, sorgen für entstehende Distanz und gemeinsame Verbitterung. Gibt es auf Leitungs- oder Vorstandsebene wenig Interesse für die Belange eines Teams, werden unsinnige Leistungsvorgaben gemacht und die Teamleistung nicht gewürdigt, wird einem Teamburnout Vorschub geleistet. Auch eine negative gesellschaftliche Bewertung des Berufsstandes trägt dazu bei. `Institution und Gesellschaft`

In diesem Abschnitt wurde von mir recht kurz dargestellt, dass man als Einzelner einem gesamten, ausbrennenden Team wenig entgegensetzen kann. Einen solchen Prozess zu verlangsamen, unterbinden und umzukehren – das ist eine Aufgabe für Fachleute und Führungskräfte und natürlich des gesamten Teams gemeinsam. Das ist viel Arbeit, und die Voraussetzung dafür ist es, zunächst einmal die Bereitschaft für Veränderungen zu haben. Trotzdem ist man selbst ein kleiner Teil des Teams, und man kann seinen eigenen Beitrag zum Arbeitsklima reflektieren und gegebenenfalls positiv `Fazit` verändern. Sollte man als Berufsanfänger oder überhaupt als »Neuer« in ein Team kommen, welches im Sinne von Burnout stark belastet ist, sollte man sich frühzeitig überlegen, ob man diese zusätzliche Belastung auch noch tragen will oder ob man sich lieber gleich ein anderes Team sucht.

Ebenso wie ein Team den Einzelnen schwächen kann, birgt ein gut funktionierendes Team eine unsagbar große Ressource, um den täglichen Beanspruchungen zu begegnen und dabei gesund zu bleiben. Große Nähe und Vertrauen kann entstehen, wenn Gefühle wie Freude, Mitleid, Wut oder Trauer miteinander geteilt werden können. Stolz auf gemeinsame Leistungen und Kollegialität untereinander, mit der man Entsetzliches, Ergreifendes, Freudiges, Trauriges, Technisches oder auch ganz Alltägliches gemeinsam meistern kann, gibt Kraft und festigt die Zusammenarbeit.

12.5.1 Selbstreflexion

	ja	nein
Wie schätzen Sie den momentanen Zustand Ihres Teams persönlich ein? (In Anlehnung an Fengler 2011)		
In unserem Team gibt es häufig Klagen über Überlastung	☐	☐
Oft werden kleine Aufgaben als Überforderung erlebt	☐	☐
Entscheidungen werden zwar besprochen, aber nicht beschlossen	☐	☐
Die Leistung des Teams hat in der letzten Zeit nachgelassen	☐	☐
Gemeinsame Beschlüsse werden nicht umgesetzt	☐	☐
Wir sprechen über uns als Team negativ und abwertend	☐	☐
Wir sprechen sarkastisch und zynisch über die Pflege und über Patienten	☐	☐
Wir wissen, wer an unserer Überlastung Schuld trägt	☐	☐
Angebote Hilfestellungen nehmen wir häufig nicht an	☐	☐
Bei uns herrscht ein gereiztes Klima	☐	☐
Wir streiten häufig und reden dann wenig miteinander	☐	☐
Wir haben häufig Auseinandersetzungen mit anderen Teams	☐	☐
Es fällt uns schwer, mit anderen Berufsgruppen (z. B. Ärzten) zu kooperieren	☐	☐
Es ist schwierig, über unsere Probleme sachlich zu sprechen	☐	☐

Bewertung · Anhand Ihrer Antworten können Sie die Verfassung Ihres Teams schon ungefähr erkennen. Je mehr Fragen Sie mit »ja« beantwortet haben, umso größer ist die Teambelastung in Bezug auf Burnout. Es kann vorkommen, dass man selbst, obwohl man noch keine Burnout-Tendenzen hatte, von dem Strudel eines stark belasteten Teams ergriffen wird. In einem anderen

Team mit positiveren Strukturen ginge es einem vielleicht besser. Im Verlauf dieser Lektüre sind Sie schon weit vorangeschritten, was die Einschätzung Ihrer ganz persönlichen Belastungen angeht. Die genaue Betrachtung ihres umgebenden Teams verhilft zu einer Klärung, ob Ihre Hauptbelastungen vielleicht doch eher »fremdgesteuert« sind und sich vermindern, wenn Sie in einem anderen Team arbeiten würden.

»Im Team ist schlechte Stimmung!«

Diesem Satz begegnet man häufig. Nicht jede Phase schlechter Stimmung im Team muss als Burnout-Gefahr gedeutet werden. Folgende Fragen kann man sich und den Kollegen stellen, wenn einem schlechte Stimmung auffällt. Erinnern Sie sich an eine Situation von schlechter Stimmung im Team, und analysieren Sie:

Wer hatte die schlechte Stimmung (dies ist keine »Schuldzuweisung«)?

_____

_____

Warum war die schlechte Stimmung entstanden?

_____

_____

Was konnte er oder kann das Team dagegen tun?

_____

_____

Welche Hilfe war dazu nötig?

_____

_____

12.6 Konfliktlösung im Team

Der pflegerische Alltag ist konfliktbehaftet, viele Themen wurden schon angeschnitten. Konflikte rufen negative Gefühle hervor und werden ungern angesprochen. Eine sehr gute Studienarbeit zu dem Thema legte Zwanzig vor (Zwanzig 2005), ihre Ausarbeitung bildet die Grundlage folgenden Abschnittes.

> In einem Konflikt treffen scheinbar unvereinbare Gefühle, Gedanke,
> Wünsche, Ziele, Absichten, Entscheidungen, Bewertungen, Verhaltens-
> weisen und Handlungen aufeinander.

Konflikte kann man anhand ihres Themas untergliedern in:

- *Interessenskonflikte* durch unterschiedliche Wünsche und Bedürfnisse
- *Zielkonflikte* durch mit Interessen unvereinbare Ziele
- *Beurteilungskonflikte* durch die Art und Weise, wie ein Ziel erreicht werden soll
- *Verteilungskonflikte* um den größeren Teil eines begrenzten Gutes
- *Rollenkonflikte* durch die Unvereinbarkeit von Verhaltensweisen und vorgeschriebener Rolle
- *Strukturkonflikte* über formale Festlegungen von Prozeduren
- *Beziehungskonflikte* durch gestörte Beziehungen untereinander
- *Wertekonflikte* über unterschiedliche Ethik und Weltanschauungen

Konfliktursachen Im Pflegeteam ist die Unterschiedlichkeit von Zielvorstellungen bezüglich der Pflege und Betreuung von Menschen eine häufige Konfliktursache. Bei hoher Mitarbeiterfluktuation, Teilzeit und Schichtarbeit müssen gemeinsame Absprachen immer wieder mit anderen Mitarbeitern vereinbart werden. Leicht kommt es zu Informationsdefiziten und unkooperativem Verhalten. Kompetenzstreitigkeiten und Konkurrenzdruck zwischen festangestellten und befristeten Angestellten erschweren die Zusammenarbeit. Von allen Seiten herrscht ein gleichbleibend hoher Erwartungsdruck ungeachtet der situativen Ressourcen (Feiertag, Notfälle, Krankheitsausfälle des Personals). Unkollegiales Verhalten (z. B. lästern, Hilfe verweigern, sich vor unangenehmen Taätigkeiten drücken) erschweren die Kommunikation miteinander.

Bewertung von Konflikten Konflikte werden generell oft negativ bewertet. Man empfindet sie als sinnlose Störfaktoren in der Alltagsarbeit, die den normalen Ablauf stören. Eigentlich hat man »für Konflikte keine Zeit«. Es kommt zur Bagatellisierung, Verdrängung und Tabuisierung von Streitpotenzial. Werden Konflikte negativ bewertet, entstehen leicht Feindschaften, da sich Konfliktgegner persönlich angegriffen fühlen.

Teams, die Konflikte als Potenzial für eine gemeinsame Weiterentwicklung und als Chance, positive Veränderungen herbeizuführen, sehen, sind eher fähig, eine offene Konfliktkultur zu etablieren. Sie kommen im Lösungsprozess konstruktiver voran. Diese Art von Konfliktkultur kann von einer Führungskraft maßgeblich unterstützt werden.

Das Ziel von Konfliktmanagement ist es, gemeinsam eine Lösung zu erarbeiten, die von allen Beteiligten akzeptiert wird. Hierfür gibt es eine Vielzahl von Methoden, deren Erlernung und Anwendung zunächst vom Team oder der Führungskraft initiiert werden muss. Daher muss jeder Mitarbeiter an seiner eigenen Bereitschaft, Konflikte gewinnbringend bearbeiten zu wollen, arbeiten. Etliche Methoden benötigen eine außenstehende, dritte Person, die den Prozess moderiert oder die Schlichtung unterstützt.

Gewaltfreie Kommunikation

Eine gute Möglichkeit, mit Konflikten umzugehen, ist die Anwendung von »gewaltfreier Kommunikation«. Diese Methode wurde von Rosenberg (Rosenberg 2013) in den 1970er Jahren entwickelt. Mit dieser Methode können sich Konfliktparteien friedlich und effektiv auseinandersetzen und voneinander profitieren. Hauptaspekt ist es, die Aufmerksamkeit auf die eigenen Bedürfnisse zu lenken und diese zu formulieren. Das Gegenüber wird hierbei nicht bewertet – so unterbleiben persönliche Kränkungsgefühle. Vier Komponenten bilden das Grundgerüst für diese Art, Konflikte zu bearbeiten:

Kommunikation in friedlicher Ausrichtung

1. Ich beschreibe, was ich beobachte, ohne es dabei zu bewerten.
2. Ich formuliere, wie es mir geht.
3. Ich fasse in Worte, was ich brauche.
4. Ich beschreibe, was die andere Person tun kann, um unser Bedürfnis zu erfüllen.

Bei der Reaktion des Konfliktpartners konzentriert man sich darauf, den Fokus ebenfalls auf diese Komponenten (seine Beobachtung, dahinterstehende Gefühle, seine Bedürfnisse und Bitten) zu legen. Zuhören und die Fähigkeit, sich ehrlich auszudrücken, bilden somit die wesentlichen Merkmale. In einem fortschreitenden Prozess kommt es zunehmend zu Klarheit über eigenen Bedürfnisse und Wünsche unter Rücksichtnahme auf die Bedürfnisse und Wünsche anderer. Die Fähigkeit, Kritik anzunehmen, wird gesteigert, da man sich nicht mehr so leicht persönlich angegriffen fühlt. Auch entwickelt man mehr Wertschätzung für den anderen.

> Eine Kollegin ärgert sich darüber, dass der Spritzenplatz von einer anderen Kollegin unordentlich hinterlassen wurde. Statt mit einer dritten Kollegen darüber zu lästern, um ihrem Ärger Luft zu machen, was dem Arbeitsklima schadet, wendet sie sich direkt an die andere und sagt: »Auf dem Spritzenplatz liegen noch die Einmalverpackungen der Perfusorspritzen, und es sind Flüssigkeiten ausgelaufen. Das ärgert mich. Ich möchte gerne, dass der Platz sauber ist, wenn ich Medikamente stelle. Bitte schau doch, dass du den Platz nächstes Mal ordentlich hinterlässt.« Die Wahrscheinlichkeit, dass die Kollegin sich kooperativ verhält, ist hoch.
>
> Indem jeder Mitarbeiter ein konstruktives Gesprächsverhalten lernt, können auch größere Konflikte im Vorfeld bearbeitet werden.

Konfliktgestaltung durch innere Reflexion

Deeskalation durch
Kommunikation

Gesprächsführung in Konfliktsituationen – das kann man täglich üben. Was unterscheidet einen Ungeübten von einem Geübten in diesem Gebiet? Einem Laien gelingen viele Gesprächssituationen gut. Jedoch ist einem dann noch nicht klar, warum eine Situation gut gelang oder warum nicht. Auch ein Kommunikationsprofi meistert nicht jede Situation optimal, er bleibt allerdings der Situation zugewandt und versucht, aus Fehlern und schwierigen Situationen zu lernen. Wiesner-Mantz (Wiesner-Mantz 2014) bietet Anregungen für Kommunikation und Deeskalation in der Pflege. Sie geht davon aus, dass die innere Haltung und der sprachliche Ausdruck eine Konfliktsituation maßgeblich beeinflussen. Die innere Haltung setzt sich aus dem eigenen Menschenbild, dem Selbstwert, dem Verantwortungsgefühl, aus Nähe und Distanz, aus dem Verhältnis von Vertrauen oder Misstrauen, aus Angst und Liebe zusammen. Wenn ein Gespräch sehr emotional wird, schlägt sie vor, einen Blick auf die eigene innere Haltung zu werfen. Dabei hilft es, sich folgende Fragen zu stellen:

- Halte ich das jetzt aus?
- Will ich das aushalten?
- Wie hoch ist mein eigener Stresspegel?
- Bin ich in der Lage, zwischen Nähe und Distanz zu unterscheiden?
- Sehe ich den einzelnen Menschen vor mir, oder kommen alte Erfahrungen mit anderen in mir hoch?
- Bin ich eher lösungsorientiert oder nicht?

Die innere Haltung drückt sich in unserer Sprache aus. Wenn man diese reflektiert, kann man die Sprache ändern und bewusst einsetzen. Folgende Tipps kann man beachten:

- Ich wähle kurze Sätze
- Ich sage lieber weniger als zu viel
- Ich vermeide das Wort »müssen« – es setzt andere unter Druck
- Ich lasse andere ausreden
- Ich stelle mich bei starker Emotion dem anderen nicht direkt gegenüber, sondern etwas seitlich hin
- Ich spreche von mir selbst, nicht von »man«
- Ich spreche meinen Gesprächspartner mit seinem Namen an

Es bringt ein Konfliktgespräch voran, wenn man es schafft, zwischen den Zeilen herauszuhören, welches das emotionale Anliegen des anderen ist und herauszufinden, um was es ihm wirklich geht. Darauf dann einzugehen und dem vermeintlichen Bedürfnis des anderen nachkommen zu können, erspart häufig viel Streiterei. Das setzt ein grundsätzliches Interesse für die Situation und für den anderen voraus.

Gleichzeitig ist es nötig, bei sich selbst zu bleiben und zu hören, was man sagt und wie man es sagt. Zu merken, was man empfindet, und zu erkennen, wie der Körper spricht, und zudem die Verantwortung für sein Kommunikationsverhalten zu übernehmen, verbessert das eigene Konfliktmanagement. Manchmal sind unbewusste Muster der Grund für Eskalationen. Sie erzeugen Stimmungen, in die man von anderen gezogen wird oder in die man selbst andere hineinzieht. Gerät man in einen Strudel fremder Stimmungsbilder, hilft es, ganz bewusst auf der sachlichen Ebene zu kommunizieren und diese Bilder gleichzeitig zu akzeptieren. Akzeptanz verändert Stimmungen positiv.

Konfliktklärungsgespräch nach Gefühlsausbrüchen

Ein Konfliktlösungsmodell, das die psychologische Interaktion differenziert einbezieht, stellt Benien (Benien 2012) zur Verfügung. Er unterscheidet zwei Phasen eines Konfliktes, die *Ausbruchphase* und die *Klärungsphase*.

Konfliktlösung als Prozess

In der Phase eines akuten Ausbruchs kommt es zu Affektentladung durch Wut, Ärger oder Entrüstung, »man geht in die Luft«. Ein solcher Gefühlsausbruch ist zwar unangenehm, kann aber auch eine bereinigende Wirkung haben. In dieser Phase geht es um die innere Gefühlsentlastung und um Grenzziehung gegenüber dem Kontrahenten. Die Worte werden hier nicht mit Bedacht gewählt. In dieser Phase zu versuchen, freundliche Worte zu wählen, bezeichnet Benien als »Sprachkosmetik«, die an der Realität erregter Gemüter vorbeigeht. Diese offene Form einer Auseinandersetzung liefert quasi das Material für die nachfolgende Bearbeitung des Konflikts. Gut ist es, wenn der Gegner ein solches Gewitter vorübergehend aushalten kann, das setzt allerdings stabile Beziehungsgrundlagen und Konflikterfahrung voraus. Ist dies nicht der Fall, trauen sich Konfliktpartner nicht, ihre Gefühle so offen zu zeigen. Sie müssen ihre Gefühle mit sich selbst ausmachen und versuchen, den Konflikt eher diplomatisch auszutragen. Konfliktscheue Menschen trauen sich generell weniger, ihren Ärger herauszulassen.

Konfliktausbruch

In der Phase der Konfliktklärung geht es darum, zu begreifen, was passiert ist, und die Ursachen dafür zu finden. Das geht erst, wenn sich beide Streitparteien wieder beruhigt und inneren Abstand gefunden haben. Eine Chance zur Klärung bekommt ein solches Gespräch erst, wenn man bereit ist, sich den dabei aufkommenden Gefühlen zu stellen.

Konfliktklärung

Derjenige, der die innere Kraft aufbringt, auf den anderen zuzugehen und ihn um ein Gespräch zu bitten, macht meist den ersten Schritt dazu. Der Zeitpunkt zur Klärung sollte möglichst nicht allzu lange nach dem Konfliktausbruch liegen, dann trägt niemand den Unwillen zu lange mit sich herum.

Viele Konfliktlösungen erfordern mehrere Gespräche, manchmal führt schon eine kurze Aussprache zur Lösung. Bei schwierigen Konflikten hilft es, dem Gespräch eine Struktur zu geben. Im Berufsalltag ist es häufig der Fall, dass Konflikte ausschließlich zweckorientiert, aber nicht lösungsorientiert besprochen werden. Das bedeutet, dass es zwar schnelle, praktische, arbeitsbezogene Lösungen gibt, aber dass das subjektive Erleben kaum berücksichtigt wird. Eine zu frühe Lösungssuche verhindert eine detaillierte Konfliktanalyse. Die Interessen und Sichtweisen, die hinter den unterschiedlichen Standpunkten stehen, werden nicht beachtet. Da sich Konfliktpartner in diesem Fall nicht verstanden fühlen, werden Lösungen nur halbherzig angenommen und umgesetzt.

Anfangsphase In der Anfangsphase der Klärung sollte direkt zum Thema gekommen und angesprochen werden, welche Bedeutung und welches Ziel verfolgt wird, z. B. so: »Wir hatten eine unschöne Auseinandersetzung, nun ist es gut, wenn wir das klären können. Ich möchte darüber reden, weil …« Unterbrechungen von außen sollten möglichst unterbleiben.

Einstieg in den Konflikt Wenn man nun direkt in den Konflikt einsteigt, sollte jeder die Möglichkeit haben, seine Ansichten zu äußern, ohne dass schon diskutiert oder unterbrochen wird. Das setzt gutes Zuhören und genaue Mitteilung voraus. Einleiten kann man diesen Abschnitt z. B. so: »Jetzt können wir versuchen, herauszufinden, wo unsere Meinungen eigentlich auseinandergehen. Ich erläutere erst meine Sichtweise, dann du/Sie deine/Ihre. Einverstanden?« Selbstfragen wie »Worum geht es mir in diesem Konflikt?« helfen bei der Darstellung. Inhalt der jeweiligen Darstellung sollte auf jeden Fall die eigene Empfindung sein (Wie fühle ich mich behandelt? Was belastet mich? Wie habe ich innerlich reagiert?). Diese Fragen kann man für sich vorbereitend selbst beantworten. Ähnlich wie in der gewaltfreien Kommunikation stellt man sich in Ich-Botschaften klar und aufrichtig dar. Grundregeln hierfür:

- Meine Ich-Botschaften sollen keine bewertenden Aussagen über den anderen sein
- Die Aussagen sollen von dem aktuellen Problem handeln und nicht verallgemeinern
- Es sollen keine Vorwürfe, Empfehlungen und Lösungsvorschläge gemacht werden

Will man den Konflikt wirklich klären, muss man bereit sein, sich für die Aussagen des anderen wirklich zu öffnen und ihm zuzuhören. Nachfragen erleichtert das Verständnis (z. B.: »Wütend wirst du also dann, wenn ich …?«, »Ich habe noch nicht verstanden, was dieser Punkt für dich bedeutet …«, »Dir liegt am Herzen, dass …«). Es geht noch nicht darum, in den Dialog einzutreten, es geht in erster Linie darum, Informationen zu sammeln. Zusammenfassungen des Gehörten fokussieren den Standpunkt des anderen. Verstehen in diesem Sinne heißt noch nicht, dass wir den Standpunkt des anderen gutheißen.

Konfliktdialog In dem Dialog soll es möglichst zu einer Aussprache kommen, die langsamer abläuft, als der eigentliche Streit es tat. Man sollte vorher festlegen, dass man immer erst wieder an der Reihe ist, zu reden, wenn der andere sich auch geäußert hat. Dabei soll Zeit bleiben, nachzudenken und zu überlegen. Ein positiver Gesprächsverlauf kann nur erzielt werden, wenn die jeweiligen Grenzen gewahrt werden und wenn man sich wertschätzend behandelt. Der Dialog wechselt also immer zwischen aktivem Zuhören und der eigenen Darstellung. So umkreist man den Konflikt gemeinsam von verschiedenen Seiten, findet heraus, was die sachlichen und emotionalen Gründe sind, und stößt zum Kern des Problems vor (z. B.: »Was mich eigentlich immer wieder kränkt, nervt, wütend macht, ist …«). Hinter Ansichten verstecken sich Absichten und häufig unerfüllte Wünsche, die sich als feststehende Standpunkte zeigen. Konstruktives Streiten heißt nicht, dass der eine oder der andere nachgibt, sondern, dass alle Beteiligten zu ihrem Recht kommen und dass mit Gefühlen und Verletzungen verantwortlich umgegangen wird. Dazu müssen diese aber geäußert werden. Es kommt vor, dass dieser Dialog wieder sehr emotional wird, dass provoziert, gestichelt und gereizt wird. Benien schlägt folgende Möglichkeiten vor, darauf zu reagieren:

- auf provokante Äußerungen nicht eingehen
- den Angriff zurückweisen und die Gesprächsführung übernehmen (»Ich möchte nicht wieder beleidigt werden, ich schlage vor, dass wir zu dem letzten Punkt zurückkehren. Ist das ok?«)
- den anderen durch Ich-Botschaften mit den eigenen Gefühlen konfrontieren (»Ich fühle mich wieder angegriffen, so kann ich mich nur verteidigen, statt ruhig auf das Problem einzugehen«)
- bitten, den Angriff zu konkretisieren (»Du wirfst mir vor, rücksichtslos zu sein, an welche Situationen denkst du konkret?«)
- aktiv zuhören und erfassen, was hinter dem Angriff steht (»Du bist offenbar immer noch wütend auf mich, es hat dich aufgeregt, dass …«)
- Konsequenzen ankündigen (»Wenn du mich weiter so kränkst, sollten wir das Gespräch heute beenden. Ich fände es allerdings besser, wenn wir …«)
- den sachlichen Aspekt des Gesprächs in den Mittelpunkt rücken (»Darüber kann man diskutieren, die Äußerungen finde ich aber verletzend. In sachlicher Form würde ich gern auf diesen Punkt zurückkommen …«)

Führen diese Taktiken nicht zu einer weiteren Klärung, liegt das Problem vermutlich auf der Beziehungsebene, die geklärt werden muss, bevor man sich wieder auf die Sachebene konzentrieren kann.

Die Suche nach Lösungen sollte, nach der Zusammenfassung des bisher Erreichten, durch den vorangegangenen Prozess möglich gemacht werden. Wird vorschnell nach Lösungen gesucht, bleiben emotionale Differenzen im Verborgenen bestehen, und die Lösungen werden nicht gut umgesetzt. Bei der Zusammenfassung sollten sowohl Konsensergebnisse als auch weiterbestehende Unstimmigkeiten erwähnt werden. Danach sollen Wünsche ausformuliert werden, die in mögliche Lösungsrichtungen weisen. Das ist leichter gesagt als getan. Wünsche dürfen nicht mit Ansprüchen verwechselt werden, denn Wünsche erfüllt man lieber als Ansprüche. Wird ein Wunsch zurückgewiesen, führt das zu Gefühlen von Enttäuschung oder Traurigkeit. Werden Ansprüche nicht erfüllt, kommt es zu Anklagen und Schuldzuweisungen, und der Konflikt bricht erneut auf.

Gemeinsame
Lösungssuche

Um kreative Lösungsmöglichkeiten zu ermöglichen, kann man eine Art Brainstorming durchführen, das man auch schriftlich festhält. Das hat den Vorteil, dass zunächst alle möglichen Ideen geäußert werden können und dass man nicht Gefahr läuft, sich schon an dem ersten oder zweiten Vorschlag durch Diskussion festzubeißen.

Hat man Vorschläge gesammelt, erfolgt eine Bewertung dieser. Es wird ausgehandelt, was sinnvoll und realisierbar ist, wobei emotionale und sachliche Gründe ebenbürtig sind. Die herausgefilterten Möglichkeiten werden konkretisiert, indem man die Umsetzung verhandelt und vereinbart. Absprachen und Verantwortlichkeiten sollten sehr eindeutig formuliert werden, um späteren Missverständnissen vorzubeugen.

Zukunftsweisender Abschluss Am Ende werden die konkreten Lösungen zusammengefasst und durch Zustimmung vereinbart. Man kann sich darüber austauschen, ob man sich zu einem späteren Zeitpunkt darüber austauschen will, inwiefern sich die Lösung bewährt. Konfliktlösung ist ein Prozess, der dann eventuell wieder neue Fragen aufwirft. Das verhindert auch, dass sich einer der Konfliktpartner später erneut in eine ablehnende Haltung zurückzieht. Kommt es trotzdem wieder zu Unstimmigkeiten, ist das ein Indiz dafür, dass es noch Gründe, Ansichten, Wünsche usw. gab, die nicht ausgesprochen – und somit auch nicht geklärt wurden.

Zugegeben, alle diese Anregungen sind schwer umzusetzen. Der Lebensweg besteht aus vielen kleinen Schritten, das Leben aus vielen Jahren, Tagen, Stunden und Sekunden. Lebenslanges Lernen kann also viel bewirken.

12.6.1 Selbstreflexion

Wie reagieren Sie auf Kritik, Streit und Konflikte? Kreuzen Sie zutreffendes an:	ja	nein
Ich reagiere mit einem Gegenangriff, das ist die beste Verteidigung	☐	☐
Ich gebe kleinlaut bei	☐	☐
Ich tue so, als wäre ich nicht betroffen	☐	☐
Ich ziehe dritte Personen zur Hilfe hinzu	☐	☐
Ich gebe nach, vermittle aber, dass ich es nur tue, weil ich »der Klügere« bin	☐	☐
Ich beschwere mich bei meinem Vorgesetzten	☐	☐
Ich verschließe mich sofort	☐	☐
Ich lästere mit befreundeten Kollegen, um mich zu entlasten	☐	☐
Ich verteidige mich lautstark	☐	☐
Ich stehe über den Dingen	☐	☐
Ich versuche, eine sachliche Ebene zu finden	☐	☐
Ich ziehe mich zurück	☐	☐

	ja	nein
Ich gebe aus Prinzip keine Fehler zu	☐	☐
Ich mache meinem Streitpartner ähnliche Vorwürfe	☐	☐
Ich schlucke meinen Ärger hinunter	☐	☐
Ich lasse meine Gefühle an anderen aus	☐	☐
Ich suche den Fehler gleich bei mir selbst	☐	☐
Ich frage, was ich besser machen kann	☐	☐
Ich ziehe den Konflikt gleich auf eine betroffene emotionale Ebene	☐	☐
Ich versuche, vom Sachverhalt abzulenken	☐	☐
Ich frage nach, was meinen Kollegen genau stört	☐	☐

Sonstiges:

_____

_____

_____

Es gibt sehr viele unreflektierte, ungefilterte Reaktionen. Versuchen Sie doch, bei dem nächsten kleinen Streit einmal bewusst gewaltfreie Kommunikation anzuwenden. Sie könnten dem Angreifer z. B. entgegnen: »Du sprichst laut mit mir. Ich fühle mich angegriffen. Um das zu klären, brauche ich mehr Ruhe und Sachlichkeit. Lass uns eine Pause machen und darüber reden.« Reflektieren Sie die Reaktion Ihres Gegenübers. Wie hat sich die Konfliktsituation gelöst? Man kann sein Gesprächs- und Konfliktverhalten nicht einfach, schnell ändern. Aber man kann mutig sein und mit Neugier ausprobieren, ob andere Mechanismen vielleicht besser funktionieren.

Bewertung

Führen Sie sich eine konkrete Konfliktsituation aus dem Arbeitsalltag in Erinnerung, und beantworten Sie folgende Fragen:

Was war der äußere Anlass für den Konflikt?

_____

_____

Wie begann die Auseinandersetzung? Wie äußerten sich Ihre und die Gefühle des anderen?

_____

_____

Kam es anschließend zu einem Gespräch über den Vorfall? Wenn ja, welche unterschiedlichen Sichtweisen, Gefühle und Bedürfnisse wurden geäußert?

_____

_____

_____

Inwiefern kam es zu einer Lösung der Differenzen?

_____

_____

Welche Gefühle haben Sie nun, wenn Sie sich an den Vorfall erinnern? Wie schätzen Sie diese ein?

_____

_____

In welcher Weise halten Sie den Lösungsprozess für gelungen/nicht gelungen?

_____

_____

Würden Sie, nachdem Sie diesen Abschnitt über Konfliktlösung bearbeitet haben, an einem Punkt anders reagieren? An welchem?

_____

_____

Bewertung Auf theoretischer Ebene ist es natürlich viel einfacher, sich mit Konfliktlösung zu befassen, als in der Realität. Das schwierige ist ja gerade, dass beide Parteien von Gefühlen überschwemmt werden, die das konstruktive Nachdenken und Agieren erheblich behindern. Aber im Nachhinein Konfliktprozesse zu betrachten und das Verhalten aller Beteiligten zu hinterfragen, schult doch sehr, die eigentlichen Auslöser und Ursachen für Konflikte herauszubekommen. So packt man das Übel an der Wurzel.

12.7   Die Entdeckung des Humors

Der Humor, oder die Wissenschaft vom Lachen, hat einen Namen: Geletologie. Sie erforscht die Entstehung und Auswirkung von Humor. Psychologen, Stressforscher, Immunologen und Neurologen haben die therapeutische Wirkung von Humor und vom Lachen entdeckt und suchen nach Möglichkeiten, diese nützliche Veranlagung für prophylaktische oder therapeutische Zwecke zu erschließen. In diesem Abschnitt beziehe ich mich auf die zusammenfassenden Arbeiten von Proksch (Proksch 2011) sowie Hirsmüller und Schröder (Hirsmüller und Schröder 2012).

Humor bezeichnet eine Grundhaltung der heiteren Gelassenheit auch in schwierigen Situationen. Er äußert sich z. B. als Witz, Scherz, Anekdote, Aprilscherz, Kabarett, Fasching, Galgenhumor oder Parodie. Das Lachen ist die menschliche Fähigkeit, Humor auszudrücken. Lachen ist eine Reaktion auf eine erheiternde Situation. Gleichwohl setzen wir unser Lachen als Entlastungsreaktion nach überwundenen Gefahren oder zur Abwehr sozialer Konflikte ein.

Wie wirkt Humor?

Humor wirkt auf verschiedenen Ebenen. Auf psychischer Ebene trägt er dazu bei, in belastenden Situationen Distanz herzustellen. Für einen kurzen Moment ist man vom anstrengenden Geschehen abgelenkt und auf Abstand. Dadurch wird die Betroffenheit für einen Moment gemildert. Humor sorgt für eine kurze Entspannung, ein Lachen lässt uns durchatmen. Die meisten Menschen sind fähig, auch in belastenden Situationen komische Momente zu erkennen. Die Kommunikation darüber, ein gemeinsames Lachen, Schmunzeln, Kichern entlastet die Situation und stellt Zusammengehörigkeit her.

Daher kann Humor für alle Beteiligten im Pflegeprozess wie Medizin wirken, Kollegen, Patienten und Angehörige profitieren davon. Spaß und ein gewisses Maß an Albernheit bei der Arbeit lockert die gesamte Arbeitsatmosphäre auf, jedes angemessene Lachen kann man als kleines Geschenk betrachten.

Psychische Funktionen

Während meiner Ausbildung sollte ich einen Patienten waschen und zur OP am nächsten Tag vorbereiten. Er litt unter AVK mit starken Durchblutungsstörungen, die eine Amputation des linken Beines nötig machte. Während der Waschung sagte er verschmitzt: »Na, das linke Bein brauchen Sie ja nicht zu waschen – das kommt morgen ja sowieso ab!«. Ich war zunächst sehr verdutzt und unsicher, einen solchen Galgenhumor hatte ich bis dahin noch nicht kennengelernt. Dann musste ich aber doch schmunzeln, und die restliche Zeit, die wir zusammen verbrachten, erlebte ich als entspannt und leicht. Auch die Kollegen waren sehr belustigt über diese kleine Geschichte, die ich immer noch gern einmal berichte.

Wenn man als Pflegekraft ein wenig Humor mit ans Krankenbett und in den Arbeitsalltag heranträgt, eröffnet man allen damit ein sehr lebendiges, positives, hoffnungsvolles Gefühl, das einer Kapitulation entgegenwirkt. Das setzt natürlich etwas Fingerspitzengefühl voraus – je besser man einen Patienten oder Betreuten, die Angehörigen oder seine Kollegen kennt, umso eher weiß man, für welche Art von Humor sie zugänglich sind.

Schwarzer Humor und Galgenhumor sind in Pflegeeinrichtungen, bei Feuerwehr und Polizei ein wirksames Mittel, mit schwierigen und belastenden Situationen umzugehen. Lachen befreit und löst Blockaden. Man sollte sich diese Art Erleichterung nicht aus moralischen Gründen untersagen – vielmehr sollte man darauf achten, dass er nur im internen Kreise stattfindet. Angehörige, Fremde und Patienten können die Situationskomik als Nicht-Pflegende kaum richtig einschätzen.

Kommunikative Funktion Humor erleichtert die Kommunikation. Gerade bei der Pflege geht es häufig um die Überwindung von Sprachlosigkeit. Mit etwas Erfahrung und Einfühlsamkeit kann ein humorvoller Einstieg in schwierige Themen der Türöffner sein. Auch innerhalb des Teams dient Humor dazu, angstfreier und offener miteinander zu sprechen.

Soziale Funktion Eine Atmosphäre, in der Humor zugelassen wird, ist hilfreich für den Aufbau zwischenmenschlicher Beziehungen, Lächeln wird daher als »kürzeste Verbindung zwischen zwei Menschen« bezeichnet. Er fördert Kontakt, Vertrauen und Zusammengehörigkeit und dient der »Psychohygiene«. Die Ansicht, gemeinsame Probleme meistern zu können, wird durch Humor bestärkt. Eigene oder andere kleine Fehler und Missgeschicke mit wohlwollendem Humor zu betrachten und darüber zu lachen, trägt dazu bei, neue Lösungen und Gestaltungsmöglichkeiten für Situationen zu gewinnen.

Körperliche Funktion Auf physiologischer Ebene hat Lachen mehrere positive Auswirkungen. Es reduziert die Ausschüttung von Stresshormonen, es stärkt die Immunabwehr durch vermehrte Bildung von T-Zellen und Gamma Interferon, es setzt »Glückshormone« (Dopamin, Endorphine, Oxytocin) frei, es entspannt die Gesichtsmuskulatur, es aktiviert das Herz-Kreislauf-System, es befreit die oberen Atemwege, es fördert den Stoffwechsel allgemein, es senkt das Schmerzempfinden, und es bietet ein gutes Muskeltraining für den gesamten Körper. Manchmal löst es auch Spannungen, dass in ernsten Situationen anschließend endlich geweint werden kann (Hirsmüller & Schröder 2012).

Wie integriert man gesunden Humor in den Pflegealltag?

Zunächst einmal wäre zu erforschen, wie man selbst zum Thema Humor steht. Worüber kann man lachen oder nicht lachen, lacht man gern über andere oder über sich selbst (s. u.)? Suchen Sie nach Komik im Alltagsgeschehen, bitten Sie Kollegen oder Betreute, lustige Anekdoten zu erzählen oder andere erheiternde Dinge zu tun. Ein gewisses Fingerspitzengefühl in der Anwendung von Humor ist notwendigerweise erlernbar, denn Humor kann, an der falschen Stelle, zum falschen Zeitpunkt, im falschen Ton hervorgebracht auch sehr verletzend sein.

Auf einigen Pflegestationen oder in der Palliativmedizin ist es heutzutage schon üblich, Humorbücher anzulegen, in die jeder Patient etwas Lustiges einträgt, hineinklebt oder -zeichnet. Weiterhin gibt es in einigen Einrichtungen Sammlungen von Unterhaltungsmaterial, das besonders lustig ist und viele verschiedene Arten von Humor abdeckt, wie z. B Filme, Comics, Witze, Cartoons, Erzählungen, CDs, Hörbücher usw. Auch eine humorvolle Gestaltung der Einrichtung durch Bilder, Postkarten o. Ä. trägt zur Erheiterung bei.

12.7.1 Selbstreflexion

Sind Sie ein humorvoller Mensch? Beantworten Sie folgende Fragen (in Anlehnung an Hirsmüller & Schröder 2012):

Bei welcher Begebenheit haben Sie das letzte Mal richtig herzhaft gelacht?

_____

Was bringt Sie im Allgemeinen zum Lachen?

_____

Welche Erinnerungen aus Ihrer Kindheit sind besonders lustig?

_____

Welche Bedeutung hat Humor in Ihrer Familie?

_____

Kennen Sie lustige Gedichte, Sprüche oder Lieder? Welche?

_____

Welcher lustige Film ist Ihnen in Erinnerung?

_____

Welches Buch fanden Sie besonders witzig?

_____

Ich hoffe einmal, dass Ihnen nun einige Sachen eingefallen sind – Sie sind sicher kein humorloser Mensch. Wenn man sich etwas für die Situationskomik des alltäglichen Lebens sensibilisiert, wenn man bereit ist, nach witzigen Situationen zu suchen, bereichert man sich selbst und andere mit diesem positiven Verhalten.

Welche Situation bei der Arbeit war in letzter Zeit besonders witzig? Erinnern Sie sich:

_____

_____

_____

Mit welchen Kollegen können Sie am besten scherzen, und worauf führen Sie das zurück?

_____

_____

_____

Fallen Ihnen humorvolle Redewendungen ein, mit denen Sie augenzwinkernd Sprachlosigkeit oder bedrückende Situationen überwinden können? Auch berühmte Zitate können benutzt werden.

Einige Beispiele als Hilfestellung:

- Wir müssen jetzt aber auch nicht alle durcheinanderreden.
- Wie heißt es noch gleich: Schweigen ist Silber, Reden ist Gold?
- »Ich bin mit der Gesamtsituation unzufrieden«. (Kennen Sie den Spielfilm »Den Schuh des Manitu«?)
- »Houston, wir haben ein Problem.« (aus dem Spielfilm »Apollo 13«)
- »Viel Lärm um nichts – wenig Lärm um vieles?«
- »Manche Gefühle machen einen sprachlos, die bringt der Kopf nicht übers Herz.« (Ferstl)

_____

_____

_____

_____

_____

_____

Entwicklungsstufen des Humors (nach Hirsch 2001, in Hirsmüller und Schröder 2012)

Reflektieren Sie nun einmal, wo Sie sich selbst in Ihrem Umgang mit Humor sehen:	ja	nein
Es gibt Situationen, die ich nicht lustig finde, obwohl die anderen sich amüsieren	☐	☐
Ich lache besonders gern über die Missgeschicke anderer	☐	☐
Ich lache auch gern einmal über mich selbst	☐	☐
Auch andere dürfen mal über mich lachen, wenn es angebracht ist	☐	☐
Ich kann mit anderen gemeinsam über mich lachen	☐	☐

Erstrebenswert ist es sicherlich, wenn man in einigen Situationen auch einmal mit anderen gelassen über sein eigenes Missgeschick lachen kann, sofern dieses in einem einigermaßen vertrauensvollen Umfeld geschieht. Darin spiegelt sich eine gewisse Lockerheit und Gelassenheit im Leben an sich. Wenn man mit anderen gemeinsam lachen kann, verfügt man über Nachsicht, Fingerspitzengefühl, Menschenkenntnis, Lebenserfahrung, Mitgefühl und Menschenliebe. Lachen ist Lebensqualität.

Als Pädagogin bin ich selbstverständlich immer bestrebt, einen positiven Abschluss zu finden, den ich mit diesem Thema dankbar gefunden habe. Ich freue mich, dass Sie mir dem langen Weg durch das Buch bis hierhin gefolgt sind.

12.8　Literatur

Benien, K.: Schwierige Gespräche führen. Modelle für Beratungs-, Kritik- und Konfliktgespräche im Berufsalltag. Rororo, Reinbek, 2012

Cashdan, S.: Sie sind ein Teil von mir. Edition Humanistische Psychologie, Köln, 1990

Fengler, J.: Ausgebrannte Teams. Burnout-Prävention und Salutogenese. Klett-Kotta, Stuttgart, 2011

Fuhr, R.: Struktur und Dynamik der Berater-Klient-Beziehung. In: Pädagogische Beratung. Hrsg.: Krause/Fittkau/Fuhr/Thiel. UTB 2003

Hirsmüller, S./Schröder, M.: Wer's mit Humor trägt, macht's sich leichter. In: Müller, M./Pfister, D.: Wie viel Tod verträgt das Team? Vandenhoek & Ruprecht, Göttingen, 2012

Neuberger, O.: Mobbing: Übel mitspielen in Institutionen. Rainer Hampp Verlag, München, 1995

Nestmann, F.: Soziale Unterstützung. In: Windemuth, D.: Praxishandbuch psychische Belastungen im Beruf: vorbeugen – erkennen – handeln: Gentner, Stuttgart, 2014

Proksch, S.: Humor und Lachen in der Pflege. In: Kränzle, Schmid, Seeger: Palliativ Care. Springer, Berlin New York, Heidelberg, 2011

Rosenberg, B. M.: Gewaltfreie Kommunikation. Eine Sprache des Lebens. Gestalten Sie Ihr Leben, Ihre Beziehungen und Ihre Welt in Übereinstimmung mit Ihren Werten. Junfermann, Paderborn, 2013

Wiesner-Mantz, S.: Das ruhende Auge im Orkan. Pflegezeitschrift. Kohlhammer, Stuttgart, Jg. 67, Heft 2, 2014

Zwanzig, A.: Umgang mit Konflikten im Pflegeteam. Grin Verlag, München, 2005

13   Ausblick

Burnout ist ein Problem, das sehr viele Facetten aufweist, wie die Themenvielfalt der einzelnen Kapitel aufzeigt. Vielleicht haben Sie sich zuerst gefragt, was z. B. Persönlichkeitsentwicklung, Kommunikation, Bewältigungsstrategien von Patienten oder Beziehungen zu Kollegen mit Burnout zu tun haben. Ich hoffe, dass Sie den Zusammenhang erkannt haben – alle Begegnungen mit unseren Mitmenschen, die problematisch sind, kosten Kraft. Kraft, die man manchmal nicht hat. Jeder Mensch hat unterschiedliche Stärken und Schwächen und verschieden große Ressourcen. Diese Potenziale kann man aber nur optimal nutzen, wenn einem die Zusammenhänge klar werden, die das zwischenmenschliche Zusammensein erschweren.

Jedes der behandelten Themen ist an sich ein sehr komplexes Feld, in das ich in diesem Rahmen nur einführen konnte. Die angegebene Literatur enthält jedoch weiterführende Informationen für diejenigen, die sich für ein Gebiet besonders interessieren.

Der berufliche Alltag verändert und prägt Menschen. Es ist ein normaler Vorgang, dass man Arbeitsvorgänge im Laufe des Berufslebens rationalisiert und ökonomisiert. Erinnern Sie sich noch an die Zeit Ihrer Ausbildung? An manche Situationen ist man vor einiger Zeit ganz anders herangegangen, als man es heute tut.

Aber wo ist bei dieser Entwicklung die Grenze? Inwieweit ist eine Ökonomisierung der Handlungsweisen wünschenswert? Ab wann würde man sie als verringertes Engagement, wie es bei der Entstehung des Burnout-Syndroms beschrieben wurde, und ab wann schlichtweg als Faulheit bezeichnen? Die Antworten auf diese Fragen kann eigentlich nur jeder einzelne Leser für sich selbst finden, und dazu muss er bereit sein, über sie nachzudenken.

Noch einmal möchte ich erwähnen, dass Burnout nicht nur das Problem einzelner ist. Der individualistische Ansatz, mit dem Sie in diesem Buch gearbeitet haben, soll nicht darüber hinwegtäuschen, dass Burnout ebenso ein gesellschaftspolitisches Problem ist. Gesellschaftliche Anerkennung, Entlohnung, Arbeitsbedingungen, Fortbildung, Supervision und Arbeitszufriedenheit sind Themen, mit denen sich die entsprechenden Menschen in Führungspositionen auseinander setzen müssen, um Arbeitsausfälle aufgrund von Burnout zu verringern.

Aber als Einzelperson kann man an den herrschenden Strukturen nur bedingt etwas ändern.

Dieses Buch soll Mut machen, sich dem Thema Burnout frühzeitig zu stellen, bevor man sich mit seinem Beruf und in seinem Leben nicht mehr wohl fühlt. Wenn einem nämlich erst einmal zu viel Kraft abhanden gekommen ist, neigt man dazu, die Schuld für alles bei anderen oder im System zu suchen und sich somit von der Verantwortung frei zu sprechen, anstatt selbst etwas zu tun. Um dieser Neigung entgegenzuwirken ist es wichtig, dass Burnout-Prävention in Pflegeausbildungen und im Berufsalltag die Aufmerksamkeit bekommt, die diesem Thema zusteht.

Stichwortverzeichnis